基层医疗机构
医院感染管理工作手册

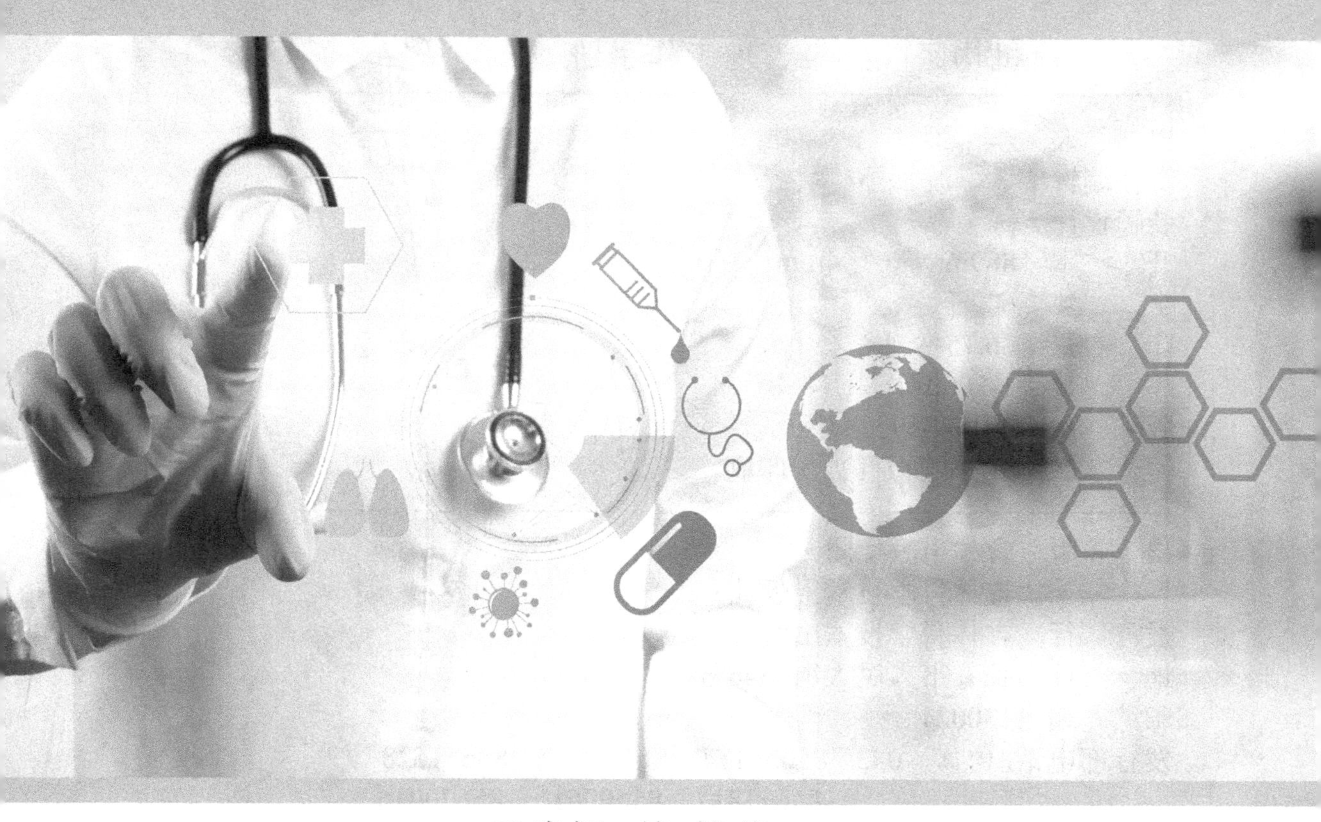

王清妍　等/编著

吉林科学技术出版社

图书在版编目（CIP）数据

基层医疗机构医院感染管理工作手册 / 王清妍等编著. -- 长春 : 吉林科学技术出版社, 2018.4（2024.1重印）
ISBN 978-7-5578-3807-2

Ⅰ.①基… Ⅱ.①王… Ⅲ.①医院－感染－卫生管理－手册 Ⅳ.①R197.323.4-62

中国版本图书馆CIP数据核字(2018)第075133号

基层医疗机构医院感染管理工作手册

出 版 人 李 梁
责任编辑 孟 波 孙 默
装帧设计 陈 磊
开 本 889mm×1194mm 1/16
字 数 642千字
印 张 26.75
印 数 1-3000册
版 次 2019年5月第1版
印 次 2024年1月第2次印刷

出 版 吉林出版集团
吉林科学技术出版社
发 行 吉林科学技术出版社
地 址 长春市人民大街4646号
邮 编 130021
发行部电话/传真 0431-85635177 85651759 85651628
85677817 85600611 85670016
储运部电话 0431-84612872
编辑部电话 0431-85635186
网 址 www.jlstp.net
印 刷 三河市天润建兴印务有限公司

书 号 ISBN 978-7-5578-3807-2
定 价 188.00元

前　言

近年来，我国医院感染预防与控制工作逐步规范，医院感染管理组织体系不断完善，但是，仍有部分基层医疗机构医院感染管理工作还停留在初级阶段，其中尤为突出的是医院感染管理人员长期未接受医院感染知识培训，或知识理念未及时更新，对国家颁布的法律法规、标准指南及规范性文件不了解，从而导致医院感染管理制度缺乏或不能落地等。本书以法律法规为基准，系统的介绍了医院感染管理在医院等级评审应知应会、常用术语和定义、管理制度、管理流程、应急预案、各级各类人员职责、基本知识、考核标准、专家共识、循证、应急演练以及常用工作表格等内容，相信对基层医疗机构的医院感染管理人员及其他医务人员有着重要的参考和指导作用。

由于编写时间仓促，精力、学识有限，缺点和错误在所难免，敬请各位同仁批评指正。

编者

2017 年 10 月

目 录

第一篇　医院评审应知应会篇

1、医院感染的定义？

医院感染是指病人在医院内获得的感染，包括在住院期间发生的感染和在医院内获得、出院后发生的感染，但不包括入院前已开始或者入院时已处于潜伏期的感染。医院工作人员在医院内获得的感染也属于医院感染。

对于无明确潜伏期的感染，规定在入院48h后发生的感染为医院感染。有明确潜伏期感染，自入院时起超过平均潜伏期后发生的感染为医院感染。

2、医院感染病例上报流程？

临床医生掌握医院感染诊断标准，在查房和护理病人时，对易感病人进行重点观察，发现医院感染病例时，主管医生必须在24小时内通过医院感染监测软件上报院感科，并记录在科室《医院感染病例登记本》或《医院感染控制工作手册》上，填写感染病例调查表放在出院病历的最前面。院感科专职人员负责对各科报表进行核对、统计分析与汇总。

3、医院感染暴发定义？

指在医疗机构或其科室的患者中，短时间内发生3例以上同种同源感染病例现象。具体报告要求（流程、例数、时限等）见医院规章制度。

4、疑似医院感染暴发？

指在医疗机构或其科室的患者中，短时间内出现3例以上临床症候群相似、怀疑有共同感染源的感染病例；或者3例以上怀疑有共同感染源或感染途径的感染病例现象。

5、手卫生的定义？

医务人员洗手、卫生手消毒和外科手消毒的总称。

6、洗手？

医务人员用肥皂（皂液）和流动水洗手，去除手部皮肤污垢、碎屑和部分致病菌的过程。

7、卫生手消毒？

医务人员用速干手消毒剂揉搓双手，以减少手部暂居菌的过程。

8、外科手消毒？

外科手术前医务人员用肥皂（皂液）和流动水洗手，再用手消毒剂清除或杀灭手部暂居菌和减少常居菌的过程。使用的手消毒剂可具有持续抗菌活性。

9、手卫生指征？

（1）直接接触病人前后，接触不同病人之间，从同一病人身体的污染部位移动到清洁部位时，接触特殊易感病人前后；（2）接触病人黏膜、破损皮肤或伤口前后，接触病人的血液、体液、分泌物、排泄物、伤口敷料之后；(3)穿脱隔离衣前后，摘手套后；(4)进行无菌操作前后，处理清洁、无菌物品之前，处理污染物品之后；(5)接触患者周围环境及物品后；(6)处理药物及配餐前。

10、洗手与卫生手消毒应遵循以下原则？

(1)当手部有血液或其他体液等肉眼可见的污染时，应用洗手液和流动水洗手。

(2)手部没有肉眼可见污染时，宜使用速干手消毒剂消毒双手代替洗手。

11、医务人员在下列情况时应先洗手，然后进行卫生手消毒？

(1)接触患者的血液、体液和分泌物以及被传染性致病微生物污染的物品后。

(2)直接为传染病患者进行检查、治疗、护理或处理传染患者污物之后。

12、使用速干手消毒剂消毒双手时遵循"小七步洗手法"

整个揉搓时间要求？不少于20～30秒。

13、查房、治疗、护理、检查时手卫生措施？

(1)集中查房时，病历车配备速干手消毒剂，单独诊查一个病人时，洗手或使用速干手消毒剂，一患一卫生手。

(2)集中治疗、护理时，治疗车配备速干手消毒剂，单独治疗、护理一个病人时，洗手或使用速干手消毒剂，一患一卫生手。

(3)医技科室人员为病人检查时，洗手或使用速干手消毒剂，一患一卫生手。

14、小七步洗手法步骤？

掌心相对揉搓；手心对手背沿指缝相互揉搓；掌心相对双手交叉揉搓；弯曲手指使关节在另一手心旋转揉搓；握住拇指旋转揉搓，交替进行；五指并拢在另一掌心旋转揉搓，交替进行；握住腕部旋转揉搓，交替进行。认真揉搓不少于20～30秒。口诀：内→外→夹→弓→大→立→腕。

15、大六步洗手方法步骤？

湿手→取皂液或肥皂→揉搓及其方法(六步或七步)→冲洗→干燥→护肤。

16、外科手消毒应遵循的原则？

(1)先洗手，后消毒。

(2)不同患者手术之间、手套破损或手被污染时应重新进行外科手消毒。

17、手的消毒效果监测？

卫生手清毒：监测的细菌菌落总数应≤$10cfu/cm^2$；外科手消毒：监测的细菌菌落总数应≤$5cfu/cm^2$；不能检出致病性微生物。

18、物体表面监测结果标准？

洁净手术室、其他洁净场所，非洁净手术室、产房、导管室、新生儿室、烧伤病房、重症监护病房、血液病房等；物体表面细菌菌落总数≤$5cfu/cm^2$。

儿科病房、母婴同室、治疗室、注射室、换药室、输血科、消毒供应室、血液透析室、急诊室、检验科、各类普通病室、感染性疾病科门诊及其病房等；物体表面细菌菌落总数≤$10cfu/cm^2$。

19、空气消毒效果监测标准？

洁净手术室和其他洁净场所：空气中的细菌菌落总数要求应遵循GB—50333。

非洁净手术室、导管室、新生儿室、重症监护病房、血液病房空气中的细菌菌落总数≤4cfu/(15min·直径9cm平皿)。

儿科病房、母婴同室、治疗室、注射室、换药室、输血科、消毒供应室、血液透析室、急诊室、检验科、各类普通病室、感染性疾病科门诊及其病房空气中的细菌菌落总数≤4cfu/(5min·直径9cm平皿)。

注意事项:采样前,关闭门、窗,在无人走动的情况下,静止10min后采样。

20、消毒液的监测标准?

(1)使用中灭菌用消毒液:无菌生长;

(2)使用中皮肤黏膜消毒液染菌量:≤10CFU/mL,

(3)其他使用中消毒液染菌量≤100CFU/mL。

(4)注意事项:采样后4h内检测。

21、隔离原则?

(1)在标准预防的基础上,医院应根据疾病的传播途径(接触传播、飞沫传播、空气传播和其它途径的传播),结合本院的实际情况,制定相应的隔离与预防措施。

(2)一种疾病可能有多种传播途径时,应在标准预防的基础上,采取相应传播途径的隔离与预防。

(3)隔离病室应有隔离标志,并限制人员的出入,黄色为空气传播的隔离,粉色为飞沫传播的隔离,蓝色为接触传播的隔离。

(4)传染病患者或可疑传染病患者应安置在单人隔离房间。

(5)受条件限制的医院,同种病原体感染的患者可安置于一室。

(6)建筑布局符合相关规定。

22、呼吸道传染病病区的隔离要求有哪些?

(1)应严格服务流程和三区的管理。各区之间界线清楚,标识明显。

(2)病室内应有良好的通风设施。

(3)各区应安装适量的非手触式开关的流动水洗手池。

(4)不同种类传染病患者应分室安置。

(5)疑似患者应单独安置。

(6)受条件限制的医院,同种疾病患者可安置于一室,两病床之间距离不少于1.1m。

23、普通病区的隔离要求有哪些?

(1)感染性疾病患者与非感染性疾病患者宜分室安置。

(2)受条件限制的医院,同种感染性疾病、同种病原体感染患者可安置于一室,病床间距宜大于0.8m。

(3)病情较重的患者宜单人间安置。

(4)病室床位数单排不应超过3床,双排不应超过6床。

24、多重耐药菌定义?

多重耐药菌(MDRO),主要是指对临床使用的三类或三类以上抗菌药物同时呈现耐药的细菌。多重耐药菌病人需采取的隔离方式是接触隔离,实施单间隔离或同种病原体感染患者同室隔离，无条件时进行床边隔离，血压计、听诊器等固定专用，消毒后备用。

25、常见多重耐药菌感染患者的隔离措施有哪些？

措施	耐甲氧西林/苯唑西林的金黄色葡萄球菌	耐万古霉素的金黄色葡萄球菌	其他多重耐药菌
患者安置	单间或同种病原同室隔离	单间隔离	单间或同种病原同室隔离
人员限制	限制，减少人员出入	严格限制，医护人员相对固定，专人诊疗护理	限制，减少人员出入
手部卫生	遵循 WS/T313	严格遵循 WS/T313	遵循 WS/T313
眼、口、鼻防护	近距离操作如吸痰、插管等戴防护镜	近距离操作如吸痰、插管等戴防护镜	近距离操作如吸痰、插管等戴防护镜
隔离衣	可能污染工作服时穿隔离衣	应穿一次性隔离衣	可能污染工作服时穿隔离衣
仪器设备	用后应清洁、消毒和/或灭菌	专用，用后应清洗与灭菌	用后应清洁、消毒和/或灭菌
物体表面	每天定期擦拭消毒，擦拭用布巾用后消毒	每天定期擦拭消毒，布巾专用，擦拭后消毒	每天定期擦拭消毒，擦拭用布巾用后消毒
终末消毒	床单位消毒	终末消毒	床单位消毒
标本运送	密闭容器运送	密闭容器运送	密闭容器运送
生活物品	无特殊处理	清洁、消毒后，方可带出	无特殊处理
医疗废物	防渗漏密闭容器运送，利器放入利器盒	双层医疗废物袋，防渗漏密闭容器运送，利器放入利器盒	防渗漏密闭容器运送，利器放入利器盒
解除隔离	临床症状好转或治愈	临床症状好转或治愈，连续两次培养阴性	临床症状好转或治愈

26、标准预防？

针对医院所有患者和医务人员采取的一组预防感染措施。包括手卫生，根据预期可能的暴露选用手套、隔离衣、口罩、护目镜或防护面屏，以及安全注射。也包括穿戴合适的防护用品处理患者环境中污染的物品与医疗器械。

标准预防基于患者的血液、体液、分泌物(不包括汗液)、非完整皮肤和黏膜均可能含有感染性因子的原则。

27、常见多重耐药菌？

常见多重耐药菌有：耐甲氧西林金黄色葡萄球菌（MRSA），耐万古霉素肠球菌（VRE），产超广谱β-内酰胺酶（ESBLs）细菌，耐碳青霉烯类抗菌药物肠杆菌科细菌（CRE）（如产Ⅰ型新德里金属β-内酰胺酶[NDM-1]或产碳青霉烯酶[KPC]的肠杆菌科细菌），耐碳青霉烯类抗菌药物鲍曼不动杆菌（CR-AB），多重耐药/泛耐药铜绿假单胞菌（MDR/PDR-PA）和多重耐药结核分枝杆菌（MDR-TB）等。

28、请说出我院多重耐药菌现状及本科室5种常见病原微生物名称？

应根据医院细菌耐药情况信息通报及本科室内实际情况整理本科室的答案，每季度统计都不一样。

29、多重耐药菌医院感染预防和控制制度及流程？

见《医院规章制度：标准预防、个人防护，隔离标识、下达医嘱、患者安置、手卫生，用物固定，垃圾处理，卫生宣教、解除隔离等》。

30、锐器伤预防措施？

戴手套操作；不双手回套针帽；针头放入锐器盒；不乱放针头；不徒手分离针头；不用手直接抓取污物；手术时不徒手传递锐器；锐器盒3/4满及时更换；锐器盒放置在适当的位置，适合的距离（38±6cm）和高度（92±8cm）。

31、被朊毒体、气性坏疽及突发原因不明的传染病病原体污染的诊疗器械、器具和物品的处理流程？

（1）朊毒体污染的处理流程：

1）疑似或确诊朊毒体感染的病人宜选用一次性诊疗器械、器具和物品，使用后应进行双层密闭封装焚烧处理。

2）可重复使用的污染器械、器具和物品，应先浸泡于1mol/L氢氧化钠溶液内作用60min后，再清洗、消毒、干燥、器械检查与保养、包装、灭菌。

3）注意事项：①使用的清洁剂、消毒剂应每次更换。②每次处理工作结束后，应立即消毒清洗器具，更换个人防护用品，进行洗手和手消毒。

（2）气性坏疽污染的处理流程：应先采用含氯消毒剂2000mg/L浸泡30min～45min，有明显污染物时应采用含氯消毒剂5000mg/L浸泡至少60min后，再清洗、消毒、干燥、器械检查与保养、包装、灭菌。

32、医疗机构使用的诊疗器械、器具与物品，应符合以下要求？

（1）进入人体无菌组织、器官、腔隙或接触人体破损皮肤、破损黏膜、组织的诊疗器械、器具和物品应进行灭菌；

（2）接触完整皮肤、完整黏膜的诊疗器械、器具和物品应进行消毒。

（3）消毒药械、一次性医疗器械和器具应当符合国家有关规定。一次性使用的医疗器械、器具不可重复使用。

33、消毒、灭菌方法的选择原则？

根据物品污染后导致感染的风险高低选择相应的消毒或灭菌的方法：

（1）高度危险性物品，应采用灭菌方法处理；

(2)中度危险性物品,应达到中水平消毒以上效果的消毒方法;

(3)低度危险性物品,宜采用低水平消毒方法,或作清洁处理;

(4)遇有病原微生物污染时,针对所污染病原微生物的种类选择有效的消毒方法。

34、灭菌方法选择?

(1)耐热、耐湿手术器械应首选压力蒸汽灭菌。

(2)不耐热、不耐湿手术器械应采用低温灭菌方法。

(3)不耐热、耐湿手术器械应首选低温灭菌方法,无条件时可采用灭菌剂浸泡灭菌。

(4)耐热、不耐湿手术器械　可采用干热灭菌方法。

35、高压灭菌锅生物监测?

每周进行生物监测,有植入物时每锅进行生物监测,非危急病人生命的紧急情况,不得在生物监测结果报告前提前放行、使用。外来手术器械(植入型器械)及植入物使用前必须进行快速生物监测,具可追溯性。

36、无菌物品储存有效期?

室温低于 24℃,湿度低于 70%时使用纺织品包装的无菌物品有效期宜为 14 天,未达到环境标准时,有效期宜为 7 天,医用一次性纸袋包装的无菌物品有效期宜为 1 个月,使用一次性医用皱纹纸、医用无纺布包装的无菌物品,有效期宜为 6 个月,使用一次性纸塑袋包装的无菌物品,有效期宜为 6 个月。硬质容器包装的无菌物品,有效期宜为 6 个月。

37、内镜监测要求?

各种消毒后的内窥镜(如胃镜、肠镜、气管镜、喉镜等)每季度进行生物学监测,灭菌后内镜每月进行生物学监测,不得检出致病性微生物。

38、灭菌质量追溯内容?

灭菌物品应有明显标志,详细注明打包者姓名、灭菌锅的锅次、锅号、灭菌物品名称、灭菌日期、失效期等六项信息,有效期内发放使用。

39、一次性医疗用品存放要求?

存放于阴凉干燥,通风良好的物架上,距地面高度 20－25 厘米,距墙壁 5－10 厘米,距天花板 50 厘米。

40、植入物管理要求?

对骨科内固定器材、心脏起搏器、血管内导管、支架等植入性或介入性的医疗器械,必须建立详细的使用记录。记录必要的产品跟踪信息,使产品具有可追溯性。器材条形码贴在病历上。

41、普通病房空气管理要求?

首选开窗自然通风,上、下午各一次,每次不少于 30 分钟,必要时空气消毒。

42、紫外线灯使用注意事项?

应保持紫外线灯表面清洁,每周用 75－80%的酒精擦拭,有灰尘、油污等随时擦拭,做好记录,消毒时室内必须处于无人状态。普通 30W 直管型紫外线灯,新灯管辐照强度不低于 $90uw/cm^2$;使用中紫外线灯辐照强度≥$70uw/cm^2$;30W 高强度紫外线灯的辐照强度≥$180uw/cm^2$。使用中紫外线灯强度至少每半年监测一次。

43、消毒剂浓度监测要求？

使用中含氯消毒剂、频繁使用的戊二醛应每日监测浓度，并做好记录。

44、G-I浓度试纸使用方法？

将试纸在消毒液中浸湿，半分钟内与标准色块比较，根据颜色变化，判断监测结果。

45、2%戊二醛浓度试纸使用方法？

将指示卡的指示色块完全浸没于戊二醛溶液中，停留约3秒，均匀沾湿后取出，将其侧边垂直在测试卡的吸水纸上轻轻划过，吸去多余的戊二醛溶液，然后水平放置，5～8分钟内观察测试卡的颜色变化，由白色变为均匀的黄色判为浓度合格

46、化学消毒法注意事项？

(1)不建议常规使用化学消毒剂对空气进行消毒。

(2)确需消毒时应在房间无人状态下使用，并关闭门窗。

(3)喷雾时按先上后下、先左后右、由里向外，先表面后空间，循序渐进的顺序依次均匀喷雾，注意遮挡易腐蚀的仪器设备。

(4)熏蒸时房间的温度和湿度应适宜，操作人员做好个人防护，消毒后注意开窗通风。

47、手术室管理要求？

手术室应当与临床科室等有关部门共同实施患者手术部位感染的预防措施，包括正确准备皮肤、有效控制血糖、合理使用抗菌药物以及预防患者在手术过程中发生低体温等。在实施手术过程中，必须遵守无菌技术原则，严格执行手卫生规范，实施标准预防，限制人员活动，每台手术参观人员不能超过4人，严禁无关人员入内。污染手术及传染病人手术禁止参观。手术间无影灯、手术床、器械车、壁柜表面及地面应在每天手术前、后用清水、消毒液各擦拭1次。每周进行彻底清洁1次。连台手术需要重新刷手、更换手术衣和手套。

48、中度危险性物品处理方法？

氧气湿化瓶、吸痰瓶每日更换、清洗、消毒。连续使用的氧气湿化瓶、早产儿暖箱的湿化器，必须每日消毒，干燥保存，湿化液应用灭菌水。蓝光箱、暖箱应当每日清洁并更换湿化液，一人用后一清洁，传染病患儿用后立即消毒，患儿连续使用时应当每周消毒一次，用后终末消毒。

49、呼吸管路、麻醉管路的使用管理要求？

一次性呼吸机管路不得重复使用。重复使用的呼吸机管路、麻醉管路、湿化瓶送供应室集中处置。吸氧管每周更换2次，呼吸机及麻醉机螺纹管每周更换1次，有明显分泌物污染时及时更换。

50、口腔科管理要求？

牙科综合治疗台及其配套设施应每日清洁、消毒，遇污染应及时清洁、消毒。凡接触病人体液、血液的修复、正畸模型等物品，送技工室操作前必须消毒。

51、职业防护？

在诊疗、护理操作过程中，有可能发生血液、体液飞溅到医务人员的面部时，医务人员应当：戴手套和戴有防渗透性能的口罩和防护眼镜。

52、医务人员的分级防护要求？

见医院规章制度：日常行为，防护用品使用与配备，一级、二级、三级防护，健康体检等。

53、血压计袖带消毒方法？

先清洁再用500mg/L含氯消毒剂浸泡30分钟后清水冲洗晾干，每周一次。

54、使用中的消毒液管理要求？

均应注明开启时间，有效期内使用，0.5%碘伏、75%酒精、安尔碘开启后有效期7天，速干手消毒剂洁肤柔开启后有效期1个月，自配消毒液应现用现配。

55、血液透析机器管理？

急诊病人按疑似病人使用专用机器专区透析。乙型肝炎患者必须专区专机进行隔离透析，感染病区的机器不能用于非感染患者的治疗。透析室护理人员应相对固定，护理HBV阳性患者的护理人员不可以同时护理HBV阴性的患者。

56、化学法灭菌？

更换灭菌剂时，用于浸泡灭菌物品的容器需进行灭菌处理。

57、一次性医疗用品？

科室应定期对储存的一次性医疗用品及无菌物品进行检查，根据科室使用量合理领取，即将到期的及时与医院库房联系并清理过期用品。

58、被服转运要求？

下送清洁被服及收取污染被服均使用密闭车辆，车辆分开使用，不得混用，并有明显清洁及污染被服的标志。收取污染被服车辆，用后用500mg/L含氯消毒液擦拭并做好记录。

59、急诊抢救设备及治疗用品管理要点？

应在有效期内使用，使用后按一人一用一消毒或灭菌处理并清洁干燥保存。

60、ICU每个床单位所用诊疗用品管理要点？

血压计、听诊器、床头物品、吸氧、吸痰装置等禁止与其他病人交叉使用。

61、输血科储血冰箱管理要点？

每周清洁消毒1次，并有记录。输血科工作人员上岗前应注射乙肝疫苗，定期检查乙型肝炎病毒抗体水平。

62、导管室使用的一次性医疗用品管理要点？

医院采购部门集中采购，科室不可以自选购入。一次性导管及相关附件应编号，记录使用情况，严禁重复使用。

63、穿刺前和留置血管内导管过程中是否建议常规使用抗菌药物预防导管相关血流感染？

不建议。

64、是否提倡常规使用抗菌药物作连续膀胱冲洗？　不可以。

65、产妇分娩后胎盘如何处理？

产妇分娩后胎盘应当归产妇所有。产妇放弃的胎盘，可以由医疗机构按照医疗废物进行处置。任何单位和个人不得买卖胎盘。如果胎盘可能造成传染病传播的，医疗机构应当及时告知产妇，按照《传染病防治法》、《医疗废物管理条例》的有关规定进行消毒处理，并按照医疗废物进行处置。

66、如何预防导管相关血流感染？

要点：手卫生，遵守最大无菌屏障，操作者着装要求，血管选择，消毒方法与范围，导管维护等。

67、如何预防导尿管相关尿路感染？

要点：手卫生，导尿管选择，遵守最大无菌屏障，消毒方法与顺序，导尿管维护，评估拔管等。

68、如何预防手术部位感染？

要点：术前皮肤准备方法，血糖调控，静态自净时间，手术间管理，外科手消毒，无菌操作，术中保温、手术技巧，术后换药等。

69、预防呼吸机相关性肺炎要点？

床头抬高，无菌吸痰，口腔护理，手卫生，病房管理，呼吸管路管理、合理使用抗菌药物等。

70、消毒隔离制度要点？

标准预防，无菌操作，手卫生，消毒水平，预检分诊，终末处理等。

71、卫生清洁制度要点？

环境表面清洁，医疗表面清洁，病房空气管理，织物管理，布巾、拖布规范使用等。

72、外来医疗器械（植入物）使用管理制度要点？

管理流程，交接，清洗消毒灭菌，送达时间，提前放行标准，灭菌监测与追溯，储存等。

73、物体表面清洁与消毒要点？

擦拭不同治疗车、诊疗工作台、仪器设备台面、床头柜、新生儿暖箱等物体表面使用清洁布巾或消毒布巾擦拭。擦拭不同患者单元的物品之间应更换布巾。各种擦拭布巾及保洁手套应分区域使用，用后统一清洗消毒，干燥备用。对于含有小量血液或体液等物质的溅污，可先清洁再进行消毒；对于大量的溅污，应先用吸湿材料去除可见的污染物，然后再清洗和消毒。

74、三级医院感染控制质量监测指标有哪些？

(1)医院感染率≤10%；(2)常规器械消毒灭菌合格率 100%；(3)清洁手术切口甲级愈合率≥97%；(4)清洁手术切口感染率≤1.5%；(5)医院感染漏报率≤10%。

75、什么是医疗废物？

指医疗卫生机构在医疗、预防、保健以及其他相关活动中产生的具有直接或者间接感染性、毒性以及其他危害性的废物。

76、医疗废物的分类？

感染性废物、损伤性废物、病理性废物、药物性废物、化学性废物。

77、使用后的一次性医疗器械是否属于医疗废物？

使用后的一次性医疗器械属于医疗废物。根据卫生部和国家环境保护总局联合下发的《医疗废物分类目录》(卫医发〔2003〕287 号)规定，使用后的一次性医疗器械，不论是否剪除针头，是否被病人体液、血液、排泄物污染，均属于医疗废物，均应作为医疗废物进行管理。

78、使用后的输液瓶、输液袋是否属于医疗废物？

使用后的各种玻璃（一次性塑料）输液瓶（袋），未被病人血液、体液、排泄物污染的，不属于医疗废物，但这类废物回收利用时不能用于原用途，用于其他用途时应符合不危害人体健康的原则。

79、包装物或者包装容器外表面被感染性废物污染时应如何处理？

应该对被污染处进行消毒或增加一层包装。

80、医疗废物封口、包装、存放要求？

盛装的医疗废物达到包装物或者容器的3/4时，应使用有效的封口方式，使包装紧实、严密，包装物或者容器贴标签，标签内容科室、日期、类别、重量、交接人。医疗废物按照类别分别置于防渗漏、防锐器穿透的专用包装物或者密闭容器内，应标有警示标识和警示说明。不得露天存放。暂时贮存不可超过2天，暂存点应设置明显的警示标识。

81、医疗废物中病原体的培养基、标本和菌种、毒种保存液等高危险废物管理要点？

在交医疗废物集中处置单位前应进行压力蒸汽灭菌，然后按感染性废物无害化处理。

82、医疗机构对医疗废物登记的内容有哪些？

登记内容应当包括医疗废物的来源、种类、重量或者数量、交接时间、处置方法、最终去向以及经办人签名等项目。登记资料至少保存3年。

83、医疗废物流失、泄漏、扩散和意外事故报告时限是多少？

在48小时内向所在地的县级人民政府卫生行政主管部门、环境保护行政主管部门报告。因医疗废物管理不当导致1人以上死亡或者3人以上健康损害，应在12小时内向所在地的县级人民政府卫生行政主管部门报告。

因医疗废物管理不当导致3人以上死亡或者10人以上健康损害，应当在2小时内向所在地的县级人民政府卫生行政主管部门报告。

84、医疗废物在运送过程中应注意哪些？

(1)运送医疗废物的专用运输工具不可用于运送其他物品。

(2)禁止任何单位和个人转让、买卖医疗废物。

(3)禁止在运送过程中丢弃医疗废物；禁止在非贮存地点倾倒、堆放医疗废物或者将医疗废物混入其他废物和生活垃圾。

(4)禁止邮寄医疗废物。

(5)禁止通过铁路、航空运输医疗废物。

(6)有陆路通道的，禁止通过水路运输医疗废物；没有陆路通道必需经水路运输医疗废物的，应当经设区的市级以上人民政府环境保护行政主管部门批准，并采取严格的环境保护措施后，方可通过水路运输。

(7)禁止将医疗废物与旅客在同一运输工具上载运。

(8)禁止在饮用水源保护区的水体上运输医疗废物。

85、对医疗机构产生的污水有何要求？

医疗卫生机构产生的污水、传染病病人或者疑似传染病病人的排泄物，应当按照国家规定严格消毒；达到国家规定的排放标准后，方可排入污水处理系统。

86、什么是安全注射？

指注射不伤及接受者和提供者，并且保障所产生的废物不对社会造成危害，因此要确保提供安全注射所需要的条件，并坚持遵守安全操作规程。

87、实现安全注射的措施有哪些?

(1)改善病人和医护人员的行为,降低过度注射,保障注射安全。

(2)提供安全注射装置和容器。

(3)加强损伤性废物的管理。

88、血源性病原体职业危害预防的最有效措施是什么?

尽量完全消除工作场所的危害,如尽量少用锐器或针具,取消所有不必要的注射,消除毛巾挂钩等不必要的锐器,以及采用无针系统进行静脉注射。

89、"清洁的医护才是更安全的"其具体内容是什么?

五个清洁:清洁的手、清洁的设备、清洁的操作、清洁的环境、清洁的产品。

90、抽出的药液、开启的静脉输入用无菌液体超过多少时间不得使用?

超过 2 小时不得使用。

91、灭菌后物品在何种情况下视为已被污染?

(1)手感潮湿或有水痕;(2)落地后;(3)与潮湿物接触;(4)存放的灭菌物品包装松散;(5)超过有效期。

92、已启封的溶媒、开封的无菌棉签、棉球应在多少时间内使用?

应 24 小时内使用。

93、预防手术切口感染对术前备皮有哪些新的要求?

(1)避免不必要的备皮(剃毛),除非毛发在切口部位。

(2)备皮方式:采用电动剃毛或剪毛。

(3)备皮时间:手术当日,最好术前即刻备皮。

94、为什么提倡尽量不剃毛?

因剃毛会不同程度地损伤局部皮肤,有助于细菌的聚集定植,而增加手术切口感染的几率。

95、何谓职业暴露?

指医务人员在从事诊断、治疗、护理、预防、检验等工作中,意外被病人的血液、体液污染了皮肤或黏膜,或被用于病人的锐器如针头、刀片及其他利器刺伤皮肤,有可能被病原体感染的情况。

医务人员职业暴露,又分感染性(生物性)职业暴露,物理性(放射性)职业暴露,化学性(如消毒剂、某些化学药品)职业暴露,及其他职业暴露。

96、职业暴露的途径有哪些?

经皮损伤(针刺、利器损伤)、经黏膜(眼、口、鼻)、经不完整皮肤(裂开、溃疡、擦伤)、长时间接触(完整的皮肤与血液、体液接触≥5 分钟)。其中针刺伤是职业暴露的最主要方式。

97、血源性病原体职业暴露报告及处置流程药店?

一挤,二冲,三消毒,四上报,五用药,六追踪。

98、常见经血传播性疾病有哪些?

答:常见经血传播性疾病有 HBV、HCV、梅毒、HIV 等。

99、如何正确选择与使用口罩？

(1)分类：纱布口罩或普通一次性无纺布口罩，外科口罩和医用防护口罩。

(2)方法：佩戴时颜色深的面朝外，金属条向上，调整系带或橡胶带松紧适宜，用双手食指同时按压金属条为鼻梁造型，调整密合性，完成时口罩必须覆盖鼻和下巴，紧贴面部。

(3)选择：普通一次性无纺布口罩适合一般诊疗活动，小包装必须有 YZB 字样。外科口罩能阻止血液、体液和飞溅物传播，是医护人员在有创操作过程中佩带的口罩，小包装必须有 YY-0469 字样，手术室工作或护理免疫功能低下患者、进行体腔穿刺等操作时应戴外科口罩，接触经空气传播或近距离接触经飞沫传播的呼吸道传染病患者时，应戴医用防护口罩。小包装必须有 GB-19083 字样。

100、如何选择使用手套？

应根据不同操作的需要，选择合适种类和规格的手套。

一次性手套只能一次性使用。接触患者的血液、体液、分泌物、排泄物、呕吐物及污染物品时，应戴清洁手套。进行手术等无菌操作、接触患者破损皮肤、粘膜时，应戴无菌手套。应正确戴、脱无菌手套。

（王清妍）

第二篇　术语和定义篇

一、医院感染

1、医院感染

住院患者在医院内获得的感染，包括在住院期间发生的感染和在医院内获得出院后发生的感染，但不包括入院前已存在或者入院时已处于潜伏期的感染。医院工作人员在医院内获得的感染也属医院感染。

2、医源性感染

在医学服务中，因病原体传播引起的感染。

3、医院感染管理

各级卫生行政部门、医疗机构及医务人员针对诊疗活动中存在的医院感染、医源性感染及相关危险因素进行的监测、预防、诊断和控制活动。

4、医院感染散发

医院感染在一定时期内处于其常年发病情况或常年发病水平。

5、医院感染流行

某地区、某医疗机构、某科室在某时期内医院感染发病率显著超过常年发病率水平。

6、医院感染暴发

在医疗机构或其科室患者中，短时间内发生 3 例以上（含 3 例）同种同源感染病例的现象。

7、疑似医院感染暴发

在医疗机构或其科室的患者中，短时间内出现 3 例以上临床症候群相似、怀疑有共同感染源的感染病例的现象；或者 3 例以上怀疑有共同感染源或共同感染途径的感染病例的现象。

8、医院感染聚集

在医疗机构或其科室的患者中，短时间内发生医院感染病例增多，并超过历年散发发病率水平的现象。

9、医院感染假暴发

疑似医院感染暴发，但通过调查排除暴发，而是由于标本污染、实验室错误、监测方法改变等因素导致的同类感染或非感染病例短时间内增多的现象。

10、内源性感染

来自患者身体某些部位的病原体引起的感染，如皮肤、鼻部、口腔、胃肠道、阴道等正常情况下有细菌定植的部位。

11、外源性感染

来自患者身体之外的病原体引起的感染，如患者所处的医疗环境、医疗护理设施、医疗器械及用品、患者接触的医务人员和探视者等。

12、全身炎症反应综合征 SIRS

任何致病因素作用于机体引起的全身性炎症反应。

13、定植

微生物在皮肤、黏膜、开放性伤口、分泌物或排泄物中存在，但并不引起临床症状和体征。

14、炎症

具有血管系统的活体组织对损伤因子（如病原体、理化因子、缺血、异常免疫等）所发生的防御反应。

15、脓毒症

脓毒症是由于机体对感染的反应失控引起的致命性器官功能障碍。

16、脓毒性休克

脓毒症患者在给予足量液体复苏后仍无法纠正的持续性低血压，常伴有灌注不良或低灌注，表现为乳酸酸中毒、少尿或急性意识状态改变等或器官功能障碍。

17、器械使用相关感染

患者在使用某种器械 48h（或 2 个日历日）后至停止使用该种器械后（如经气管插管使用呼吸机、留置导尿管、留置血管导管等）48h（或 2 个日历日）内出现的与该器械相关的感染，如果停止使用相关器械时间超过 48h（或 2 个日历日）后出现的相关感染，应有证据表明感染与该器械使用相关，使用该器械的当天为第一天。

18、留置导尿管

通过尿道插入并一端留置于膀胱，另一端与密闭尿液收集系统相连的导管。

19、导尿管相关尿路感染 CAUTI

患者留置导尿管 48h 后至拔除导尿管后 48h 内发生的与导尿管相关的尿路感染。

20、呼吸器

通过气管切开插管或气管插管等人工气道持续地辅助呼吸的设备。

21、呼吸机相关肺炎 VAP

建立人工气道（气管插管或气管切开）并接受机械通气 48h 后所发生的肺炎，包括发生肺炎 48h 内曾经使用人工气道进行机械通气者。

22、血管导管

经皮肤穿刺进入血管内，用于诊断、监测、治疗的导管。根据进入血管的不同分为动脉导管和静脉导管；静脉导管根据最终进入血管位置区分为中央静脉导管和外周静脉导管。

23、中央静脉导管

经锁骨下静脉、颈内静脉、股静脉置管，尖端位于上腔静脉或下腔静脉的导管。

24、经外周静脉置入中央静脉导管 PICC

经上肢贵要静脉、肘正中静脉、头静脉、肱静脉、颈外静脉（新生儿可通过下肢大隐静脉、头部颞静脉、耳后静脉等）穿刺置管，尖端位于上腔静脉或下腔静脉的导管。

25、中央血管导管

末端位于或接近于心脏或下列大血管之一的，用于输液、输血、采血、血流动力学监测的血管导管。这些大血管包括：主动脉、肺动脉、上腔静脉、下腔静脉、头臂静脉、颈内静脉、锁骨下静脉、髂外静脉、股静脉。

26、脐导管

通过脐动脉或脐静脉插入中央血管的导管装置。

27、中央导管相关血流感染 CLABSI

患者在留置中央导管 48h 后至拔出中央导管后 48h 内发生的原发性、且与其它部位存在的感染无关的血流感染。

28、手术部位感染 SSI

患者在手术后一定时间段内发生在切口或手术深部器官或腔隙的感染，如切口感染、脑脓肿、腹膜炎等。

29、表浅切口感染

患者发生于手术后 30d 内，仅限于切口的皮肤和皮下组织的感染。

30、深部切口感染

无植入物的手术于手术后 30d 内，有植入物（如人工心脏瓣膜、人造血管、机械心脏、人工关节等）的手术于手术后一年内，患者发生的与手术有关并涉及切口深部软组织（深筋膜和肌肉）的感染。

31、器官（或腔隙）感染

无植入物的手术于手术后 30d 内，有植入物（如人工心脏瓣膜、人造血管、机械心脏、人工关节等）的手术于手术后 90 日内，患者发生的与手术有关（除皮肤、皮下、深筋膜和肌肉以外）的器官或腔隙的感染。

32、正常菌群

存在于人体体表和与外界相通的腔道内的一定种类与数量的细菌，通常情况下对人体无害，有些还有利的微生物群。

33、菌群失调

微生境内正常微生物群发生的定量或/和定性的异常变化。

34、血源性病原体

存在于血液和某些体液中的能通过血液体液传播、引起人体疾病的病原体，例如乙型肝炎病毒（HBV）、丙型肝炎病毒（HCV）和人免疫缺陷病毒（HIV）等。

35、原发性血流感染

患者发生的与身体其他部位已经存在的感染无关的经血培养证实的血流感染。

36、继发性血流感染

患者发生的与身体其他部位已经存在的感染相关的经血培养证实的血流感染。

37、医院感染监测

长期、系统、连续地收集并分析医院感染在一定人群中的发生、分布及其影响因素，同时将监测结果报送和反馈给有关部门和科室，为医院感染的预防、控制和管理提供科学依据。

38、医院感染发病率

一定时间内住院患者和医务人员中发生医院感染新发病例(例次)的频率。通常只统计住院患者的发病率。

$$\text{医院感染(例次)发病率}=\frac{\text{新发医院感染病例(例次)数}}{\text{观察期间危险人群人数}}\times100\% \quad\cdots\cdots(1)$$

39、患者千日医院感染发病率

是一种累计暴露时间内的发病密度，指单位住院时间内住院患者新发医院感染病例(例次)的频率，单位住院时间通常用1000个患者住院日表示。

$$\text{患者日医院感染发病率}=\frac{\text{住院患者新发医院感染病例(例次)数}}{\text{观察期间患者住院日数}}\times1000‰ \quad\cdots\cdots(2)$$

40、医院感染罹患率

一种特殊的发病率，一般用于小范围或短时间的暴发，用于衡量一段时间内住院患者中发生医院感染新发病例频率的一种方式。一段时间可以日、周、月或一个流行期为时间单位。

$$\text{医院感染罹患率}=\frac{\text{罹患医院感染病例(例次)数}}{\text{观察期间危险人群人数}}\times100\% \quad\cdots\cdots(3)$$

41、医院感染患病率

一定时间段内住院患者中存在医院感染的频率。

$$\text{医院感染患病率}=\frac{\text{一定时间段内新旧医院感染病例(例次)数}}{\text{观察期间实际调查的住院患者人数}}\times100\%\cdots\cdots(4)$$

42、全院综合性监测

连续不断地对所有临床科室的全部住院患者和医务人员进行医院感染及其有关危险因素的监测。

43、目标性监测

针对感染高危人群、高发部位、高危因素等开展的医院感染监测，如重症监护病房医院感染监测、手术后肺炎监测、血液透析相关感染监测、手术部位感染监测、抗菌药物临床应用与细菌耐药性监测等。

44、轮转监测

周期性、有组织地在一个特定时期监测某一个特定部门，医院的所有区域在连续的时间间隔内均被轮流监测。医院中的每个临床科室一年中至少应被监测1次。

45、回顾性调查

通过查阅患者出院病历，了解其住院期间是否发生医院感染及相关因素的调查。

46、前瞻性监测

从患者入院时即开始观察其是否发生医院感染及相关危险因素的方法。

47、手术

指患者在手术室接受外科医师至少在其皮肤或黏膜上切开一个切口，包括腹腔镜手术，并在患者离开手术室前缝合切口。

48、美国麻醉师学会(ASA)患者身体状况评分

在手术前由麻醉医师根据ASA患者身体状况分类方法，对患者身体状况的评分。在感染预防中被看作手术部位感染的基本危险因素之一，身体状况由强到弱分为：1、2、3、4、5级。

49、手术部位感染危险指数

用于预测手术患者获得手术部位感染危险性的分值，范围为0～3分，通过ASA评分、切口污染程度和手术持续时间三方面综合评价。

50、清洁切口(Ⅰ类切口)

手术部位无炎症，也不进入人体呼吸道、消化道、泌尿道和生殖道的切口。

51、清洁-污染切口(Ⅱ类切口)

上、下呼吸道，上、下消化道，泌尿生殖道手术，或经以上器官的手术，如经口咽部手术、胆道手术、子宫全切除术、经直肠前列腺手术，以及开放性骨折或创伤手术等手术切口进入人体呼吸道、消化道、泌尿道和生殖道，但采取措施没有意外污染；涉及胆道、阑尾、阴道、咽喉的手术切口且没有感染证据或明显的手术意外时也在此列。

52、污染切口(Ⅲ类切口)

造成手术部位严重污染的手术，包括：手术涉及急性炎症但未化脓区域；胃肠道内容物有明显溢出污染；新鲜开放性创伤但未经及时扩创；无菌技术有明显缺陷如开胸、心脏按压者由于事故造成的开放的新鲜伤口；包括手术中无菌操作存在重大缺陷(如开胸心脏按压)的手术、胃肠道内容物外溢、切口部位有急性非化脓性炎症的手术切口。

53、感染切口(Ⅳ类切口)

有失活组织的陈旧创伤手术；已有临床感染或脏器穿孔的手术。

二、实验室与抗菌药物

1、病原体

能引起疾病的微生物和寄生虫的统称。微生物，包括病毒、细菌与细菌性微生物(衣原体、立克次体、支原体、螺旋体)、真菌朊毒体(prion)；寄生虫主要有原虫和蠕虫。

2、细菌生物被膜

相对单个分散状态的细菌生存形式而言的一种独特的细菌生存形式，指细菌黏附于固体或腔道表面，形成微菌落并分泌细胞外多糖蛋白复合物，将自己包裹其中形成的膜状物。

3、实验室生物安全

对所在实验室的风险因子进行评估并制定相应的预防措施，避免危险生物因子造成实验室人员及相关人员暴露，防止向实验室外扩散并导致危害的综合措施。

4、高效空气过滤器HEPA

通常以0.3μm微粒为测试物，在规定的条件下滤除效率高于99.97%的空气过滤器。

5、生物安全柜BSC

具备气流控制及高效空气过滤装置的操作柜，可有效降低实验过程中产生的有害气溶胶对操作者和环境的危害。

6、菌落形成单位 CFU

由单个菌体或聚集成团的多个菌体在固体培养基上生长繁殖所形成的集落。

7、抗菌药物

包括抗生素和人工化学合成的抗微生物药物，不包括抗病毒药物。一般是指具有杀菌或抑菌活性的药物，主要供全身应用（包括口服、肌内注射、静脉注射、静脉滴注等，部分也可用于局部）的各种抗生素（如青霉素）、磺胺类、异烟肼、咪唑类、硝咪唑类、喹诺酮类、呋喃类化学药物等。

8、抗生素

由细菌、放线菌、真菌等微生物经培养而得到的某些产物，或用化学半合成法制造的相同或类似的物质，在一定浓度下对病原体有抑制和杀灭作用，如β-内酰胺类、氨基糖苷类、糖肽类抗生素等。

9、抗菌药物敏感试验 AST

测定抗菌药物在体外对病原微生物有无抑制作用及抑制作用大小的方法。普遍使用的有两种方法，即 MIC 法（最低抑菌浓度法）和 K-B 法（纸片琼脂扩散法）。

10、最低抑菌浓度 MIC

抑菌试验中能抑制受试细菌生长的最低浓度。MIC50 是指在同一批实验中能抑制 50％的受试菌株生长所需的 MIC，同一批实验中能抑制 90％受试菌株所需的 MIC，称为 MIC90。

11、最低杀菌浓度 MBC

杀菌试验中能杀灭受试细菌的最低浓度。

12、多重耐药细菌 MDRO

对通常敏感的抗菌药物中的 3 类或 3 类以上抗菌药物同时不敏感的细菌。

13、全耐药细菌 PDRO

对通常敏感的抗菌药物全部不敏感的细菌。

14、泛耐药细菌

对通常敏感的抗菌药物除 1～2 种（如多黏菌素、替加环素）敏感外全部不敏感的细菌。

15、抗菌药物使用率

在一定时间内的出院患者中使用抗菌药物的百分率。通常不包括抗寄生虫药物、抗病毒药物、抗结核药物和局部使用抗菌药物等。

16、抗菌药物横断面使用率

特定时间段（如 1d、1w）内住院患者中使用抗菌药物的比率。

17、抗菌药物联合使用

患者在 24h 内同时使用一种以上的抗菌药物，给药途径包括口服、肌内注射和静脉使用。

18、病原学检查

为明确感染病原采取的各种检查，包括微生物培养与分离，微生物抗原、抗体、核酸的检测，病理学检查及标本涂片染色检查等。

19、治疗性使用抗菌药物

治疗初步诊断为细菌性感染者以及经病原检查确诊为细菌性感染者应用的抗菌药物；也

包括治疗由真菌、结核分枝杆菌、非结核分枝杆菌、支原体、衣原体、螺旋体、立克次体及部分原虫等病原体所致的感染者应用的抗菌药物。

20、预防性使用抗菌药物

为预防具有某些高危险因素的患者发生某种感染而使用抗菌药物。

21、约定日剂量 DDD

某种抗菌药物的成人每日常用剂量。

22、治疗日数 DOT

患者使用某种药物治疗的日数(每满 24 小时算 1 日)。

23、浓度依赖性抗菌药物

药物作用强弱主要与药物血液浓度相关的抗菌药物。

24、时间依赖性抗菌药物

药物作用强弱主要与药物浓度维持在一定水平的时间相关的抗菌药物。

三、隔离技术与清洁消毒

1、感染源

病原体存在、繁殖并排出病原体的宿主或场所。

2、传播途径

病原体从感染源传播至易感者的途径。

3、易感人群

对某种感染性疾病(包括传染病)缺乏免疫力的人群。

4、感染链

感染传播的三个环节,即感染源、传播途径和易感人群。

5、潜伏期

从病原体侵入人体起,至出现临床症状或发现有临床感染诊断意义的检测阳性结果为止的时间段。

6、传染病的基本特征

有特定的病原体,有传染性,有流行病学特征,有感染后免疫。

7、气溶胶

悬浮于气体介质中的粒径为 0.001μm～100μm 的固态或液态微小粒子所形成的相对稳定的分散体系。

8、产生气溶胶的操作

能产生气溶胶的操作,例如气管插管及相关操作、心肺复苏、支气管镜检、吸痰、咽拭子采样、尸检以及采用高速设备(如钻、锯、离心等)的操作等。

9、空气传播

带有病原微生物的微粒子(小于等于 5μm)通过空气流动导致的疾病传播。

10、经空气传播疾病

由悬浮于空气中、能在空气中远距离传播(>1m),并长时间保持感染性的飞沫核传播的一类疾病。包括专性经空气传播疾病(如:开放性肺结核)和优先经空气传播疾病(如:麻疹和水痘)。

11、飞沫传播

带有病原微生物的飞沫核(大于 5μm),在空气中短距离(1m 以内)移动到易感人群的口、鼻黏膜或眼结膜等导致的传播。

12、接触传播

通过手、媒介物直接或间接接触病原体导致的传播。

13、负压病区(房)

通过特殊通风装置,使病区(房)的空气由清洁区向污染区流动,使病区(房)内的压力低于室外压力。负压病区(房)排出的空气需经处理,确保对环境无害。病室与外界压差宜为－30Pa,缓冲间与外界压差宜为－15Pa。

14、标准预防

基于患者的血液、体液、分泌物(不包括汗液)、非完整皮肤和黏膜均可能含有感染性因子的原则,针对医院所有患者和医务人员采取的一组预防感染措施。包括手卫生,根据预期可能的暴露选用手套、隔离衣、口罩、护目镜或防护面屏,以及安全注射;也包括穿戴合适的防护用品处理患者所在环境中污染的物品与医疗器械。

15、隔离

采用各种方法与技术,防止病原体从患者及携带者传播给他人的措施。

16、感染媒介物

医院环境或生活和工作环境中被病原体污染了的固体、气体和液体物质,也包括污染的人体体表和表浅体腔和昆虫、动物,病原体借此传播至易感人群。

17、纱布口罩

用纱布制成的保护呼吸道免受有害粉尘、气溶胶、微生物及灰尘伤害的防护用品。

18、外科口罩

符合 YY0469 要求,由临床医务人员在有创操作过程中所佩戴的,为接受处理的患者及实施有创操作的医务人员提供防护,阻止血液、体液和飞溅物传播的口罩。

19、医用防护口罩

符合 GB 19083 要求,可滤过空气中的微粒,阻隔飞沫、血液、体液、分泌物等的自吸过滤式防尘医用防护口罩。它能阻止经空气传播的直径小于等于 5μm 感染因子或近距离(小于 1m)接触经飞沫的传播。医用防护口罩的使用包括密合性测试、培训、型号的选择、医学处理和维护。

20、护目镜

防止患者血液、体液等具有感染性的物质溅入人体眼部的用品。

21、防护面罩(防护面屏)

防止患者血液、体液等具有感染性的物质溅到人体面部的用品。

22、隔离衣

用于保护医务人员免受血液、体液和其他感染性物质的污染，或用于保护患者避免感染的防护用品。

23、防护服

符合 GB 19082 要求，用于为临床医务人员在工作时接触到具有潜在感染性的患者血液、体液、分泌物等提供阻隔、防护作用的医用一次性防护服。

24、清洁区

在病区、实验室等区域中指定和划分出的专门区域，该区域不允许进行任何医疗、实验活动，任何患者及标本不应进入。包括医务人员的值班室、卫生间、男女更衣室、浴室以及储物间、配餐间等。

25、潜在污染区

位于清洁区与污染区之间，有可能被患者血液、体液和病原微生物等物质污染的区域。包括医务人员的办公室、治疗室、护士站、患者用后的物品，医疗器械等的处理室、内走廊等。

26、污染区

有病原体存在的区域。如病区、实验区等区域中患者接受诊疗、接收患者标本或开展实验操作的区域，以及暂存和处理被患者血液、体液、分泌物、排泄物污染物品的场所。包括病室、处置室、污物间以及患者入院、出院处理室等。

27、两通道

进行传染病诊治的病区中和其他区域中的清洁通道(医务人员及清洁物品通道)和污染通道(患者及污染物品通道)。医务人员通道和出入口设在清洁区一端，患者通道和出入口设在污染区一端。

28、缓冲间

进行传染病诊治的病区中或其他医疗区域中，设于清洁区与潜在污染区之间、潜在污染区与污染区之间设立的两侧均有门的小室，同时可作为医务人员的准备间。

29、负压病区(房)

通过负压通风装置，使病区(病房)的空气由清洁区向污染区流动，病区(病房)内的压力低于病区外压力的病区(房)。

30、空气传播隔离

减少感染因子经空气传播危险性的隔离方式。

31、飞沫隔离

减少感染因子经飞沫传播危险性的隔离方式。

32、接触隔离

减少感染因子经接触传播危险性的隔离方式。

33、环境表面清洁

消除环境表面污物的过程。

34、清洁工具

用于清洁和消毒的工具，如擦拭布巾、地巾和地巾杆、盛水容器、手套(乳胶或塑胶)、洁具车等。

35、清洁单元

邻近某一患者的相关高频接触表面为一个清洁单元，如该患者使用的病床、床边桌、监护仪、呼吸机、微泵等视为一个清洁单元。

36、高频接触表面。

37、患者和医务人员手频繁接触的环境表面

如床栏、床边桌、呼叫按钮、监护仪、微泵、床帘、门把手、计算机等。

38、污点清洁与消毒

对被患者的少量体液、血液、排泄物、分泌物等感染性物质小范围污染的环境表面进行的清洁与消毒处理。

39、消毒湿巾

以非织造布、织物、无尘纸或其他原料为载体，纯化水为生产用水，适量添加消毒剂等原材料，制成的具有清洁与消毒作用的产品，适用于人体、一般物体表面、医疗器械表面及其他物体表面。

40、A_0 值

评价湿热消毒效果的指标，指当以 Z 值表示的微生物杀灭效果为 10K 时，温度相当于 80°C 的时间（秒）。A_0 值 600 是复用清洁工具消毒的最低要求。

41、隔断防护

医疗机构内部改建、修缮、装修等工程实施过程中，采用塑料、装饰板等建筑材料作为围挡，以完全封闭施工区域，防止施工区域内的尘埃、微生物等污染非施工区域内环境表面的措施。

42、人员卫生处理

对被污染或可能被污染的人员进行人体、着装、随身物品等方面的清洁与消毒过程。

43、清洁工具的复用处理

对使用过或污染后的复用清洁工具进行清洗与消毒的处理过程。

44、低度风险区域

基本没有患者或患者只作短暂停留的区域。如行政管理部门、图书馆、会议室、病案室等。

45、中度风险区域

有普通患者居住，患者体液、血液、排泄物、分泌物对环境表面存在潜在污染可能性的区域。如普通住院病房、门诊科室、功能检查室等。

46、高度风险区域

有感染或定植患者居住的区域以及对高度易感患者采取保护性隔离措施的区域，如感染性疾病科、手术室、产房、重症监护病区、移植病房、烧伤病房、早产儿室等。

47、床单位消毒

对患者住院期间、出院、转院、死亡后所用的床及床周围物体表面进行的清洁与消毒。

48、终末消毒

传染源离开疫源地后，对疫源地进行的一次彻底的消毒.如传染病患者出院、转院或死亡

后，对病室进行的最后一次消毒。

49、呼吸道传染病病区患者安置及床间距要求？

不同种类传染病患者应分室安置。疑似患者应单独安置。受条件限制时，同种疾病患者可安置于一室，两病床之间距离不少于1.1m。

50、感染性疾病病区患者安置及床间距要求？

不同种类的感染性疾病患者应分室安置；每间病室不应超过4人，病床间距应不少于1.1m。

51、普通病区患者安置及床间距要求？

感染性疾病患者与非感染性疾病患者宜分室安置。受条件限制时，同种感染性疾病、同种病原体感染患者可安置于一室，病床间距宜大于0.8m。病情较重的患者宜单人间安置。病室床位数单排不应超过3床；双排不应超过6床。

52、急诊科(室)床间距要求？

急诊观察室床间距应不小于1.2m。

53、隔离原则？

(1)在标准预防的基础上，医院应根据疾病的传播途径(接触传播、飞沫传播、空气传播和其它途径的传播)，结合本院的实际情况，制定相应的隔离与预防措施。

(2)一种疾病可能有多种传播途径时，应在标准预防的基础上，采取相应传播途径的隔离与预防。

(3)隔离病室应有隔离标志，并限制人员的出入，黄色为空气传播的隔离，粉色为飞沫传播的隔离，蓝色为接触传播的隔离。

(4)传染病患者或可疑传染病患者应安置在单人隔离房间。

(5)受条件限制的医院，同种病原体感染的患者可安置于一室。

四、手卫生与职业防护

1、手卫生

为医务人员洗手、卫生手消毒和外科手消毒的总称。

2、洗手

医务人员用皂液和流动水洗手，去除手部皮肤污垢、碎屑和部分致病菌的过程。要求采用六步法洗手，并持续1min～2min。

3、卫生手消毒

医务人员用速干手消毒剂按六步揉搓法消毒双手，减少手部暂居菌的过程。

4、外科手消毒

外科手术前医务人员用皂液(软肥皂)和流动水清洗手及手臂，再用手消毒剂清除或者杀灭手部暂居菌和减少常居菌的过程。使用的手消毒剂可具有持续抗菌活性。

5、外科洗手

手术人员用肥皂(皂液)在流动水下借助毛刷或双手相互揉搓去除手部及手臂皮肤污垢和

大部分暂居菌的过程。

6、外科手消毒剂

用于外科手术前医务人员手部皮肤消毒，以减少手部皮肤常居菌和清除暂居菌的消毒剂，包括冲洗型和免冲洗型。

7、手卫生依从性

应该实施手卫生的次数与实际实施的比例。

8、皮肤常居菌

能从大部分人体皮肤上分离出来的微生物，是皮肤上持久的固有寄居菌，不易被机械的摩擦清除。如凝固酶阴性葡萄球菌、棒状杆菌类、丙酸菌属、不动杆菌属等。一般情况下不致病，在一定条件下能引起导管相关感染和手术部位感染等。

9、皮肤暂居菌

寄居在皮肤表层，寄居时间短，常规洗手容易被清除的微生物。直接接触患者或被污染的物体表面时可获得，可随时通过污染的手传播，与医院感染密切相关。

10、手消毒剂

用于手部皮肤消毒，能减少手部皮肤细菌的消毒剂，如乙醇、异丙醇、氯己定、碘伏溶液等。

11、含酒精速干手消毒剂

含有醇类和护肤成分的手消毒剂。包括水剂、凝胶和泡沫型。

12、免冲洗手消毒剂

消毒后不需用水冲洗的手消毒剂，主要用于外科手消毒。包括水剂、凝胶和泡沫型。

13、手卫生设施

用于洗手与手消毒的设施，包括洗手池、水龙头、流动水、皂液（软肥皂）、干手用品、手消毒剂等。

14、手消毒效果应达到的细菌总数要求是多少？

卫生手清毒，监测的细菌菌落总数应≤$10cfu/cm^2$；外科手消毒，监测的细菌菌落总数应≤$5cfu/cm^2$。

15、洗手与卫生手消毒应遵循的原则？

当手部有血液或其他体液等肉眼可见的污染时，应用肥皂（皂液）和流动水洗手；手部没有肉眼可见污染时，宜使用速干手消毒剂消毒双手代替洗手。

16、洗手指征？

直接接触每个患者前后，从同一患者身体的污染部位移动到清洁部位时。

接触患者黏膜、破损皮肤或伤口前后，接触患者的血液、体液、分泌物、排泄物、伤口敷料等之后。

穿脱隔离衣前后，摘手套后。

进行无菌操作、接触清洁、无菌物品之前。

接触患者周围环境及物品后。

处理药物或配餐前。

17、外科手消毒应遵循的原则？

先洗手，后消毒。

不同患者手术之间、手套破损或手被污染时，应重新进行外科手消毒。

18、外科手消毒的注意事项？

不应戴假指甲，保持指甲和指甲周围组织的清洁。

在整个手消毒过程中应保持双手位于胸前并高于肘部，使水由手部流向肘部。

洗手与消毒可使用海绵、其他揉搓用品或双手相互揉搓。

术后摘除外科手套后，应用肥皂（皂液）清洁双手。

用后的清洁指甲用具、揉搓用品如海绵、手刷等，应放到指定的容器中；揉搓用品应每人使用后消毒或者一次性使用；清洁指甲用品应每日清洁与消毒。

19、大六步洗手法步骤？

湿手→取皂液或肥皂→揉搓及其方法（六步或七步）→冲洗→干燥→护肤。

20、小七步洗手法步骤？

掌心相对揉搓；手心对手背沿指缝相互揉搓；掌心相对双手交叉揉搓；弯曲手指使关节在另一手心旋转揉搓；握住拇指旋转揉搓，交替进行；五指并拢在另一掌心旋转揉搓，交替进行；握住腕部旋转揉搓，交替进行。认真揉搓至少20秒。口诀：内→外→夹→弓→大→立→腕。

21、安全注射

对接受注射者无害，使实施注射操作的医护人员不暴露于可避免的危险，注射后的废弃物不对环境和他人造成危害。

22、个人防护用品PPE

用于保护医务人员避免接触感染性因子的各种屏障用品。包括口罩、手套、护目镜、防护面罩、防水围裙、隔离衣、防护服等。

23、医务人员感染性职业暴露

医务人员在从事职业活动中，通过眼、口、鼻及其他粘膜、破损的皮肤或非胃肠道接触含血源性病原体的血液或其他潜在传染性物质的意外事件。

24、非胃肠道暴露

劳动者在从事职业活动中，通过胃肠道外（如针刺、咬伤、擦伤和割伤等）的途径穿透皮肤或黏膜屏障接触血源性病原体的意外事件。

25、病原体污染

工作和生活环境、物体内或其表面存在含血源性病原体的血液、耐药细菌或者其他潜在传染性病原体的状态。

26、接触（暴露）后预防

在发生感染性职业暴露后所立即采取的一整套预防措施，包括应急处理、报告登记，对暴露源、暴露者的危险度评估，并根据评估结果采取相应的处置，包括检验、接种疫苗、预防性治疗与随访等。

27、血液体液暴露

医务人员从事诊疗、护理等工作过程中意外被患者的血液、体液污染了皮肤或者黏膜，或者被血液、体液污染了的针头及其他锐器刺破皮肤。

五、医疗废物

1、医疗废物的定义？

是指医疗卫生机构在医疗、预防、保健以及其他相关活动中产生的具有直接或者间接感染性、毒性以及其他危害性的废物。

2、医疗废物包括哪几类？

感染性废物、损伤性废物、病理性废物、药物性废物、化学性废物。

3、感染性废物？

具有引发感染性疾病传播危险的医疗废物。

4、损伤性废物？

能够刺伤或者割伤人体的废弃的医用锐器。

5、病理性废物？

诊疗过程中产生的人体废弃物和医学实验动物尸体等。

6、药物性废物？

变质或者被污染的废弃的药品。

7、化学性废物？

具有毒性、腐蚀性、易燃易爆性的废弃的化学物品。

8、使用后的一次性医疗器械是否属于医疗废物？

根据卫生部和国家环境保护总局联合下发的《医疗废物分类目录》(卫医发〔2003〕287号)规定，使用后的一次性医疗器械，不论是否剪除针头，是否被病人体液、血液、排泄物污染，均属于医疗废物，均应作为医疗废物进行管理。

9、使用后的输液瓶是否不属于医疗废物？

使用后的各种玻璃(一次性塑料)输液瓶(袋)，未被病人血液、体液、排泄物污染的，不属于医疗废物，不必按照医疗废物进行管理，但这类废物回收利用时不能用于原用途，用于其他用途时应符合不危害人体健康的原则。

10、医疗机构的医疗废物在暂时要求是什么？

医疗卫生机构应当建立医疗废物暂时贮存设施、设备，不得露天存放医疗废物；医疗废物暂时贮存的时间不得超过2天。

11、医疗废物交接登记内容应当包括哪些？

医疗废物的来源、种类、重量或者数量、交接时间、处置方法、最终去向以及经办人签名等项目。

12、医疗废物交接登记资料至少保存几年？

三年。

13、医疗废物的包装要求？

盛装的医疗废物达到包装物或者容器的3/4时，应当使用有效的封口方式，使包装物或者容器的封口紧实、严密。

六、医用织物

1、医用织物

医院内可重复使用的纺织品，包括患者使用的衣物、床单、被罩、枕套；工作人员使用的工作服、帽；手术衣、手术铺单；病床隔帘、窗帘以及环境清洁使用的布巾、地巾等。

2、感染性织物

医院内被隔离的感染性疾病（包括传染病、多重耐药菌感染/定植）患者使用后，或者被患者血液、体液、分泌物（不包括汗液）和排泄物等污染，具有潜在生物污染风险的医用织物。

3、脏污织物

医院内除感染性织物以外的其他所有使用后的医用织物。

4、清洁织物

经洗涤消毒等处理后，外观洁净、干燥的医用织物。

5、洗涤

利用洗涤设备、洗涤剂（粉），在介质（水或有机溶剂）中对使用后医用织物进行清洗的过程。

6、分拣

在洗涤消毒作业场所的污染区内，对脏污织物按使用对象及洗涤消毒工艺需求进行人工清点分类的操作过程。

7、洗衣房

医院内专门洗涤消毒医用织物的场所。

8、织物周转库房

选择社会化洗涤服务机构的医院所设置的，洁污分开，用于接收使用后医用织物和发放洗涤消毒后医用织物的场所。

9、清洁区

洗衣房内用于经洗涤消毒后医用织物的暂存、整理、烘干、熨烫、储存、发放的区域，以及织物周转库房内用于清洁织物的储存、发放的区域。

10、污染区

洗衣房内用于使用后未经洗涤消毒处理医用织物的接收、分拣、洗涤、消毒的区域，以及织物周转库房内用于脏污或感染性织物的接收、暂存的区域。

11、卫生隔离式洗涤供干设备

利用隔离技术，将双门卧式洗衣机或烘干机安装在污染区与清洁区之间，使洗涤物由位于污染区一侧的舱门装入，洗涤完毕后从位于清洁区一侧的舱门取出的专用洗涤设备。

12、完全隔离屏障

洗衣房污染区与清洁区之间设置的全封闭式、实质性隔断，除分别开设通道门供人员进出和物品由污到洁运送外，两区之间空气不能对流。

13、部分隔离屏障

在医用织物洗涤消毒作业场所清洁区内设置的半封闭式隔断，其高度与宽度适应操作需要，空间空气可以对流。

14、水溶性包装袋

以高分子、多聚糖等为原材料，具有防透水和在特定温度水中自行分裂、溶解特性，用于盛装感染性织物，具有双层加强结构，并印有生物危害警告标志的一次性塑料包装袋。

七、感染高风险科室和部门

手术室

1、手术部(室)

由手术间及其辅助用房组成，集中承担医院手术患者服务的独立部门。

2、手术间

对患者实施手术操作的房间。

3、洁净手术间

设置空气净化系统，达到GB 50333要求的手术间。

4、隔离手术间

实施污染手术或为传染性、感染性疾病患者手术的房间。

5、负压手术间

设独立空气净化系统，室内空气静压低于相邻相通环境空气静压，实施空气或呼吸道传播性疾病手术的房间。

6、普通手术间

未设置空气净化系统，室内空气采用其它清洁消毒方法，卫生指标应达到我国GB 15982要求的房间。

7、限制区

为维持手术区域较高的环境卫生洁净程度，对人流、物流的进入进行严格限制的区域，包括手术间、刷手区和无菌物品存放间等。

8、半限制区

为维持手术区域一定的环境卫生洁净程度，对人流、物流进行限制的区域，包括术前准备间、器械间和麻醉恢复间。

9、非限制区

无特殊洁净度要求的工作区域，包括办公区、休息区、更衣区和患者准备区(间)。

10、空气过滤器

以机械阻挡、阻隔(如网、孔)方式将空气中的微粒截留在滤料上的装置。

11、粗效空气过滤器

按GB/T 14295规定的方法检验，对粒径≥2um微粒1次通过的计数效率≥50%的过滤器。

12、中效空气过滤器

按 GB/T 14295 规定的方法检验，对粒径≥0.5um 微粒的 1 次通过的计数效率＜70%的过滤器。

13、高中效空气过滤器

按 GB/T 14295 规定的方法检验，对粒径≥0.5um 微粒，70%≤计数效率＜95%的过滤器。

14、亚高效空气过滤器

按 GB/T 14295 规定的方法检验，对粒径≥0.5um 微粒，95%≤计数效率＜99.9%的过滤器。

15、高效空气过滤器

按 GB/T 13554 规定的方法检验，额定通风量下，钠焰法效率在 99.9%～99.999%，初阻力在 190Pa～250Pa 之间的过滤器。

16、空气洁净度

洁净环境内单位体积空气中含大于和等于某一粒径的悬浮微粒的允许数量。

17、刷手服

外科手术前进行外科洗手时所穿着的专用洁净服装。

18、手术衣

进行外科手术时医务人员所穿着的专用无菌服装，其性能要求应符合 YY/T0506.2－2009 的规定。

19、个人防护设备 PPE

医务人员用于保护自身免受患者血液、体液或组织暴露所致感染风险的专用服装或设备，包括手套、口罩、防水围裙、防水袖套、面罩、眼罩和具备换气装置的个人防护装置。

20、皮肤准备

手术前对患者皮肤进行清洁、消毒或使用专用工具去除手术区毛发的过程。

血液透析

1、连续性肾替代治疗 CRRT

通过体外循环血液净化方式连续、缓慢清除水及溶质的一种血液净化治疗技术，以替代肾脏功能。

2、血液透析器复用

使用过的血液透析器经过冲洗、清洁、消毒等一系列处理程序并达到规范要求后再次应用于同一患者进行透析治疗的过程。

3、消毒液浓度反跳

由于消毒液容易渗透到血液透析器的固体成分上，当用溶液清洗消毒液时，溶液中消毒液的浓度可以很低；如果停止冲洗，由于血液透析器内的消毒液从固体成分向透析器内溶液弥散，透析器内溶液中残留消毒剂的浓度会反跳升高，并因此进入人体引起消毒液相关反应。

CSSD

1、消毒供应中心 CSSD

医院内承担各科室所有重复使用诊疗器械、器具和物品清洗、消毒、灭菌以及无菌物品供应的部门。

2、CSSD集中管理

CSSD面积满足需求，重复使用的诊疗器械、器具和物品回收至CSSD集中进行清洗、消毒或灭菌的管理方式；如院区分散、CSSD分别设置，或现有CSSD面积受限，已在手术室设置清洗消毒区域的医院，其清洗、消毒或灭菌工作集中由CSSD统一管理，依据WS310.1～WS310.3进行规范处置的也属集中管理。

3、去污区

CSSD内对重复使用的诊疗器械、器具和物品，进行回收、分类、清洗、消毒(包括运送器具的清洗消毒等)的区域，为污染区域。

4、检查包装及灭菌区

CSSD内对去污后的诊疗器械、器具和物品，进行检查、装配、包装及灭菌(包括敷料制作等)的区域，为清洁区域。

5、无菌物品存放区

CSSD内存放、保管、发放无菌物品的区域，为清洁区域。

6、去污

去除被处理物品上的有机物、无机物和微生物的过程。

7、植入物

放置于外科操作形成的或者生理存在的体腔中，留存时间为30d或者以上的可植入性医疗器械。

注：本标准特指非无菌、需要医院进行清洗消毒与灭菌的植入性医疗器械。

8、外来医疗器械

由器械供应商租借给医院可重复使用，主要用于与植入物相关手术的器械。

9、清洗

去除医疗器械、器具和物品上污物的全过程，流程包括冲洗、洗涤、漂洗和终末漂洗。

10、冲洗

使用流动水去除器械、器具和物品表面污物的过程。

11、洗涤

使用含有化学清洗剂的清洗用水，去除器械、器具和物品污染物的过程。

12、漂洗

用流动水冲洗洗涤后器械、器具和物品上残留物的过程。

13、终末漂洗

用经纯化的水对漂洗后的器械、器具和物品进行最终的处理过程。

14、超声波清洗器

利用超声波在水中振荡产生“空化效应”进行清洗的设备。

15、清洗消毒器

用于清洗消毒诊疗器械、器具和物品的设备。

16、闭合

用于关闭包装而没有形成密封的方法。例如反复折叠，以形成一弯曲路径。

17、密封

包装层间连接的结果。

注：密封可以采用诸如粘合剂或热熔法。

18、闭合完好性

闭合条件能确保该闭合至少与包装上的其他部分具有相同的阻碍微生物进入的程度。

19、包装完好性

包装未受到物理损坏的状态。

20、湿热消毒

利用湿热使菌体蛋白质变性或凝固，酶失去活性，代谢发生障碍，致使细胞死亡。包括煮沸消毒法、巴斯德消毒法和低温蒸汽消毒法。

21、A0 值

评价湿热消毒效果的指标，指当以 Z 值表示的微生物杀灭效果为 10K 时，温度相当于 80°C 的时间(秒)。

22、湿包

经灭菌和冷却后，肉眼可见包内或包外存在潮湿、水珠等现象的灭菌包。

23、精密器械

结构精细、复杂、易损，对清洗、消毒、灭菌处理有特殊方法和技术要求的医疗器械。

24、管腔器械

含有管腔，其直径≥2mm，且其腔体中的任何一点距其与外界相通的开口处的距离≤其内直径的 1500 倍的器械。

25、可追溯

对影响灭菌过程和结果的关键要素进行记录，保存备查，实现可追踪。

26、灭菌过程验证装置 PCD

对灭菌过程具有特定抗力的装置，用于评价灭菌过程的有效性。

27、清洗效果测试物

用于测试清洗效果的产品。

28、大修

超出该设备常规维护保养范围，显著影响该设备性能的维修操作。

示例 1：压力蒸汽灭菌器大修如更换真空泵、与腔体相连的阀门、大型供汽管道、控制系统等。

示例 2：清洗消毒器大修如更换水泵、清洗剂供给系统、加热系统、控制系统等。

29、小型蒸汽灭菌器

体积小于 60L 的压力蒸汽灭菌。

30、快速压力蒸汽灭菌

专门用于处理立即使用物品的压力蒸汽灭菌过程。

口腔科

1、口腔器械

用于预防、诊断、治疗口腔疾患和口腔保健的可重复使用器械、器具和物品。

2、牙科小器械

规格较小的牙科器械，如各种型号车针、根管器具等。

3、牙科手机

用来向牙科工具或器具传递（带转换或不带转换）工作所需能量的手持工具夹。

4、根管器具

用来对根管进行探查、穿透、预备或充填的器具，如根管锉、根管扩大器、根管光滑髓针等。

5、牙洁治器

专门设计和（或）用于清除牙齿表面牙垢的手动或电动牙科器械。

6、高度危险口腔器械

穿透软组织、接触骨、进入或接触血液或其他无菌组织的口腔器械。

7、中度危险口腔器械

与完整黏膜相接触，而不进入人体无菌组织、器官和血流，也不接触破损皮肤、破损黏膜的口腔器械。

8、低度危险口腔器械

不接触患者口腔或间接接触患者口腔，参与口腔诊疗服务，虽有微生物污染，但在一般情况下无害，只有受到一定量的病原微生物污染时才造成危害的口腔器械。

9、小型压力蒸汽灭菌器自动控制型

由电加热产生蒸汽或外接蒸汽的自动控制，其灭菌室容积不超过60L的小型自动控制蒸汽灭菌器，以下简称小型灭菌器。

10、A类空腔负载

单端开孔负载，其长度（L）与孔直径（D）的比率大于等于1，小于或等于750（1＜L/D＜750）并且长度不大于1500mm（L＜1500mm），或者两端开孔负载其长度与孔直径的比率大于等于2，小于或等于1500之间（2＜L/D＜1500）并且长度不大于3000mm（L＜3000mm），而且不属于B类空腔负载。

示例：牙科手机属于A类空腔负载器械。

11、B类空腔负载

单端开孔负载，其长度（L）与孔直径（D）的比率大于等于1，小于或等于5（1＜L/D＜5）而且孔径不小于5mmCD＞5mm）；或者两端开孔负载其长度与孔直径的比率大于等于2，小于或等于10（2＜L/D＜10）而且孔径不小于5mm（D＞5mm）。

12、工艺变量

灭菌工艺的条件，其变化会影响杀灭微生物的效果。

13、验证

通过提供客观证据，对规定要求是否已得到满足的认定。

内镜室

1、软式内镜

用于疾病诊断、治疗的可弯曲的内镜。

2、清洗

使用清洗液去除附着于内镜的污染物的过程。

3、漂洗

用流动水冲洗清洗后内镜上残留物的过程。

4、终末漂洗

用纯化水或无菌水对消毒后的内镜进行最终漂洗的过程。

5、清洗液

按照产品说明书，将医用清洗剂加入适量的水配制成使用浓度的液体。

6、环境表面

医疗机构建筑物内部表面和医疗器械设备表面，前者如墙面、地面、玻璃窗、门、卫生间台面等，后者如监护仪、呼吸机、透析机、新生儿暖箱的表面等。

（韩月欣）

第三篇　医院感染管理制度篇

目　录

30.流感样症状患者医院感染预防控制制度
31.无菌技术操作原则
32.消毒隔离工作多部门协作制度
33.治疗准备室消毒隔离措施
34.治疗室消毒隔离措施
35.内镜室医院感染管理制度
36.血液透析室医院感染管理制度
37.重症监护室医院感染管理制度
38.口腔科医院感染管理制度
39.产房医院感染管理制度
40.检验科医院感染管理制度
41.消毒供应室医院感染管理制度
42.手术室医院感染管理制度
43.介入导管室医院感染管理制度
44.新生儿病室医院感染监控和报告制度
45.烧伤病房医院感染管理制度
46.理疗室医院感染管理制度。
47.重点环节、重点人群与高危因素医院感染管理与监测计划
48.医院职业安全监测制度
49.2017 年医院感染监测计划
50.医用消毒剂管理规定
51.手术前皮肤准备管理规定
52.职业暴露发生后相关费用报销规定
53.关于产妇分娩后胎盘处理的规定
54.压力蒸汽灭菌器使用管理规定
55.对物业公司有关事项的管理规定
56.医疗废物处理管理规定
57.污水处理管理规定
58.床单位臭氧消毒器使用管理规定
59.集中空调通风系统清洗消毒管理规定
60.患者与陪护探视者感染防控须知
61.常见多重耐药菌感染患者消毒隔离措施
62.手足口病患者消毒隔离措施
63.霍乱患者消毒隔离措施
64.艾滋病、梅毒患者消毒隔离措施
65.洗涤中心医院感染管理制度
66.洗涤中心卫生管理制度
67.医院隔帘清洗消毒管理规定

文件编号：YG－ZD－001	制定时间：1995.8
制定部门：医院感染管理科	第一次修订：2013.5
文件名称：医院感染管理制度	第二次修订：2016.6
依据来源：医院感染管理办法	

医院感染管理制度

一、完善医院感染管理三级网络，成立医院感染管理委员会、医院感染管理科和各科室医院感染管理小组，配备医院感染管理专职人员，各级各类人员履行各自在医院感染管理中的职责。

二、医院感染管理科负责医院感染管理日常工作，具体负责全院医院感染预防控制工作的技术指导、管理与监督。

三、科室医院感染管理小组，由科主任、护士长、兼职医师和兼职护士组成，管理小组应制定适合本科室的医院感染预防控制制度，并组织实施。

四、制定医院感染监测计划，并由医院感染管理科具体组织实施、监督和评价。

五、医务人员掌握医院感染诊断标准，落实医院感染病例报告制度，发现医院感染病例及时上报，并行病原学检验及药敏实验，积极查找感染源，积极治疗病人，防止蔓延。

六、严格执行清洁、消毒灭菌、隔离和无菌技术操作规程等医院感染管理的各项规章制度。

七、加强感染性疾病科、口腔科、手术室、重症监护室、新生儿病房、产房、内窥镜室、血液透析室、检验科和消毒供应室等重点科室和部门的医院感染管理与监测。

八、医院感染管理科协同有关科室监控抗菌药物临床应用情况，对不合理使用抗菌药物的行为及时予以干预，提高抗菌药物临床合理应用水平。

九、执行医务人员手卫生规范，落实多重耐药菌定植和感染病人的消毒隔离措施。

十、定期进行环境卫生学监测和消毒、灭菌效果监测。

十一、医院感染管理科每年进行医院感染现患率等调查时，各临床科室应派医务人员给予支持。对重点科室或部门进行目标性监测时，相关科室与部门的兼职人员应积极配合。

十二、医院进行新建、改建或扩建时，由医院感染管理委员会对设计进行卫生学审定，做到布局流程合理，符合卫生学标准。

十三、严格一次性使用无菌医疗用品及消毒药械的全程管理。

十四、严格污水和医疗废物的管理，污水达标排放，严格医疗废物的分类、包装、交接、登记、运送和暂存管理，防止流失、泄漏、扩散等情况发生。

十五、定期对全院各级各类医务人员进行医院感染知识培训，医院感染专职人员每年参加医院感染的继续教育和学术交流活动。

十六、及时汇总医院感染监测信息，通过OA、医院感染监测系统、书面等形式反馈给医务人员。

（王清妍）

文件编号:YG－ZD－002	制定时间:1995.8
制定部门:医院感染管理科	第一次修订:2013.5
文件名称:消毒隔离制度★	第二次修订:2016.6
依据来源:医疗机构消毒技术规范、隔离技术规范、医院感染管理办法	

消毒隔离制度

一、一般消毒隔离

(一)医务人员进行诊疗操作时均应严格遵守操作规程,在标准预防的基础上,采取相应传播途径的隔离与预防。

(二)医务人员工作时间应穿工作服,进入治疗室应衣帽整洁,进行无菌操作时还应佩戴口罩。禁止穿工作服去会议室、餐厅等场所。

(三)执行手卫生管理制度,接触两个病人之间应洗手,接触病人分泌物、排泄物或直接为传染病人检查治疗后应先洗手再进行卫生手消毒。

(四)接触传染病人应穿戴合适的防护用品,具体参照分级防护管理规定。

(五)传染病人污染的环境、被服等必须严格消毒,其排泄物、引流物应当按照国家相关规定严格消毒;达到国家规定的排放标准后,方可排入污水处理系统。

(六)进入人体组织、无菌器官的医疗器械、器具和物品必须达到灭菌水平;接触皮肤、粘膜的医疗器械、器具和物品必须达到消毒水平;各种用于注射、穿刺、采血等有创操作的医疗器具必须一用一灭菌。

(七)根据物品的性能,选择物理或化学方法进行消毒灭菌。能耐高压蒸汽灭菌的物品首选压力蒸汽灭菌,腔镜、精密仪器可选择低温等离子灭菌,不能用物理方法灭菌的可以选择化学法。

(八)化学灭菌或消毒,可根据不同情况分别选择灭菌剂、高效消毒剂、中效消毒剂和低效消毒剂。使用化学消毒剂必须了解其性能、作用、使用方法、影响灭菌或消毒效果的因素等,配制时注意有效浓度,并按要求进行监测。更换灭菌剂时必须对浸泡灭菌物品的容器进行消毒灭菌处理。

(九)开启的无菌溶液需在2h内使用,启封抽吸的各种溶媒应注明启用时间,使用时间不得超过24h。灭菌物品包一经打开,必须注明开启日期和时间,使用时间不得超过24h。一次性医疗用品不得重复使用。

二、门诊消毒隔离

（一）普通门诊、儿科门诊、急诊科室实行预检分诊制，发现或疑为传染病以及已确定传染病者，应转到感染性疾病科治疗。

（二）感染性疾病科、肠道门诊、呼吸发热门诊等应做到诊室、人员、时间、器械固定。挂号、候诊、取药、病历、化验、注射等与普通门诊分开。肠道门诊设专用厕所。

（三）急诊抢救室的平车、轮椅、诊察床等每日定时清洁，被血液、体液污染时随时消毒处理。

三、病房消毒隔离

（一）病人私人衣物应存放入科室的库房内。

（二）感染病人与非感染病人分开安置，同类病原体感染病人可同一病房收治，特殊感染病人单独安置。

（三）病房内保持整洁，定时通风换气，必要时用循环风紫外线消毒器进行空气消毒，地面湿式清洁，污染时随时消毒。

（四）床上用品应保持清洁卫生，每周更换 1 次，有污染时随时更换。禁止在病房和走廊内清点污染被服，被褥、床垫、枕芯等用床单位臭氧消毒器消毒处理。

（五）病床湿式清扫，一床一套，一桌一巾，一人一换。

（六）地面湿式清扫，保持清洁，每天至少清洁 1 次，必要时进行消毒处理。

（七）药杯、体温计、网套等用后立即消毒处理，干放备用，湿化瓶、止血带由消毒供应室统一清洗消毒。

（八）拖布标识清楚，分开使用，一房一换或一个拖布一次清洁面积不超过 $20m^2$。拖布、布巾用后清洗消毒，悬挂晾干。

（九）病人出院、转院、死亡后应对床单位进行终末处理。

（王清妍）

文件编号：YG－ZD－003	制定时间：1995.8
制定部门：医院感染管理科	第一次修订：2013.5
文件名称：卫生清洁制度★	第二次修订：2016.6
依据来源：医疗机构消毒技术规范、医院隔离技术规范	

卫生清洁制度

一、医院的环境卫生表面清洁（地面、墙面、桌面等）由物业公司负责，医院环境医疗表面清洁（医疗仪器、治疗台、工作台、推车、治疗车等）由各科室医务人员负责。

二、病房卫生湿式清扫，随时保洁，每周大扫除一次，总务科负责工作指导，定期组织检查，对存在的问题及时反馈与整改。

三、清洁医疗表面的布巾应做到清洁一个单位物品一清洗，不得一块布巾连续擦拭两个不同的医疗表面，不同区域的布巾应做到专区专用（治疗室－白色、办公室－黄色、医疗设备－蓝色、无菌橱－绿色、污染区－红色）。

四、一般的低危医疗仪器（听诊器、血压计等）日常首先进行清洁，之后可以使用低效或中效消毒剂处理，血压计袖带无明显污染时应每周清洗消毒一次。

五、地面和各物体表面无明显污染时，采用湿式清洁。当受到患者血液、体液等明显污染时，先用吸湿材料去除可见的污染物，再进行清洁和消毒。

六、拖布分开使用，每个病房一换，或者清洁面积不超过 $20m^2$，标识清楚，布巾实行一人一桌一巾，清洗拖布和布巾的水池以高低区分，或者分开容器清洁消毒，悬挂晾干。隔离病房清洁用品必须专用。

七、病人床单、被套等床上用品应一人一换，患者住院时间长时，应每周更换，有污染时随时更换。

八、被芯、枕芯、褥子、病床隔帘、床垫等应定期清洗与消毒，遇污染应及时更换、清洗与消毒。甲类及按甲类管理的乙类传染病患者、不明原因病原体感染患者等使用后的上述物品应进行终末消毒。

九、病人出院、转院、死亡后均应用清水彻底清洁床单元，必要时进行终末消毒处理，30min 后用清水清除残余消毒剂。

十、禁止在病房和走廊内清点污染被服。

十一、病房每日开窗通风 2 次，每次不少于 30min，必要时使用循环风紫外线空气消毒器进行消毒。

（韩月欣）

文件编号：YG－ZD－004	制定时间：1995.8
制定部门：医院感染管理科	第一次修订：2013.5
文件名称：医务感染监测制度	第二次修订：2016.6
依据来源：医院感染监测规范、医院感染诊断标准、医院感染管理办法、消毒卫生标准	

医院感染监测制度

一、全院综合性监测：专职人员监控医院感染监测软件感染病例预警情况，到临床科室查看运行病历并进行床旁调查，及时发现医院感染病例，督促医师及时上报。每月抽查10％－20％的出院病历，核查有无漏报、错报、漏填情况，计算医院感染发病率。

二、外科手术部位感染监测：通过监测手术病人，计算手术部位感染发病率，了解抗菌药物使用及病原学送检情况等。

三、ICU医院感染监测：对ICU病房连续开展目标性监测，落实呼吸机相关性肺炎、导管相关血流感染、导尿管相关尿路感染等感染预防控制措施。

四、新生儿病房医院感染监测：对新生儿病房每年开展不少于6个月的目标性监测，落实新生儿病房感染预防控制措施。

五、细菌耐药性监测：专职人员通过LIS系统监测及时发现多重耐药菌发生情况，并对消毒隔离措施的落实情况进行追踪。微生物室负责将分离到的细菌和药物敏感结果进行统计分析，每季度或半年一次向全院反馈。

六、临床抗菌药物使用调查：利用医院感染监测软件统计抗菌药物治疗前病原学送检率。与药剂科合作通过查阅病历了解抗菌药物使用情况，促进抗菌药物的合理应用，预防耐药菌产生。

七、现患率调查：对住院病人每年至少开展一次现患率调查，为准确掌握医院感染现状，判断变化趋势，采取针对性干预措施及干预效果评价提供基础。

八、环境卫生学及消毒灭菌效果监测（附：环境卫生学及消毒灭菌效果监测项目和监测频次表）。

环境卫生学及消毒灭菌效果监测项目和监测频次表

项目	监测内容	监测频率
手术室	空气（同一级别手术间每月至少检测一次，每个洁净房间每年至少监测一次） 物体表面、医务人员手	每月一次 每季一次
重症监护病房、血液病房、烧伤病房、感染科性疾病科、介入导管室、产房、母婴同室、消毒供应室、口腔门诊、急诊科、内窥镜室、检验科、CCU、门诊手术室、流产室、新生儿病房、	空气、物体表面、医务人员手	每季一次

续表

项目	监测内容	监测频率
神经外科、妇科、关节创伤外科、脊柱创伤外科、胸外科、泌尿外科、胃肠外科、肝胆外科、五官科病房、眼科门诊、耳鼻喉门诊、神经内科、肾病风湿免疫科、消化内科、心内科、内分泌血液内科、放疗科、呼吸内科、康复医学科注射室、高压氧、儿科、产科、皮肤科、病理科、针灸室、手足外科、中医高压氧科	空气、物体表面、医务人员手	抽查、自查
输血科	储血冰箱空气、储血冰箱内壁	每季一次
血液透析室	空气、物体表面、机器表面、医务人员手 透析液、透析用水细菌监测 内毒素监测	每月一次 每月一次 每季一次
内镜	消毒后内镜(胃镜、肠镜、支气管镜等)	每季一次
灭菌器	压力蒸汽灭菌器生物监测 过氧化氢等离子体灭菌器生物监测 灭菌植入型器械生物监测	每周一次 每日一次 每批次一次
医疗用水	口腔用水、内镜漂洗用水、新生儿洗澡用水等	每季一次
灭菌剂	使用中的灭菌剂的生物监测	每月一次
消毒剂	使用中的消毒剂的生物监测	重点科室 每季一次 普通科室抽查
紫外线灯管	强度监测(新进灯管每根监测,使用中灯管每半年一次,灯管强度接近 $70uw/cm^2$ 的每季一次)	半年一次
化脓菌监测	烧伤病房　重症监护病房	每季一次
沙门氏菌监测	新生儿病房　母婴室	每季一次

监测过程中如有特殊情况随时增加监测频次,怀疑医院感染暴发或疑似暴发与医院环境有关时,进行目标微生物检测。

(韩月欣)

文件编号：YG－ZD－005	制定时间：2001.7
制定部门：医院感染管理科	第一次修订：2013.5
文件名称：医院感染病例监测及医院感染暴发报告制度★	第二次修订：2016.6
依据来源：医院感染诊断标准、医院感染暴发报告及处置规范、医院感染管理办法、医院感染监测规范	

医院感染病例监测及医院感染暴发报告制度

一、临床医师应掌握医院感染诊断标准，主管医师发现散发病例应于24h内通过医院感染监测软件上报医院感染管理科，同时填写《医院感染病例调查表》附在病历上。确诊为传染病的医院感染，按《传染病防治法》的有关规定报告和处理。

二、各科室院感兼职医师承担本科室医院感染病例诊断、预防与控制的指导工作，应做好相关登记，定期对感染资料进行汇总分析。

三、科室主管医师加强医院感染病人的筛查，防止或减少漏报，漏报率必须低于10%。

四、科室出现各种特殊感染如朊毒体、气性坏疽及突发不明原因传染病时，科室应立即告知医院感染管理科。

五、医院感染有流行趋势或暴发时，科室应立即报告医院感染管理科，医院感染管理科立即报告分管领导，同时进行现场调查。

六、经调查证实发生以下情形时，医院应当于12h内向所在地的县级卫生行政部门报告，并同时向所在地疾病预防控制机构报告。(1)5例以上医院感染暴发；(2)由于医院感染暴发直接导致患者死亡；(3)由于医院感染暴发导致3人以上人身损害后果。

七、发生以下情形时，医院应当按照《国家突发公共卫生事件相关信息报告管理工作规范(试行)》的要求2h内向所在地县级卫生行政部门报告，并同时向所在地疾病预防控制机构报告。(1)10例以上的医院感染暴发事件；(2)发生特殊病原体或者新发病原体的医院感染；(3)可能造成重大公共影响或者严重后果的医院感染。

八、发生的医院感染属于法定传染病的，医院应当按照《中华人民共和国传染病防治法》和《国家突发公共卫生事件应急预案》的规定进行报告和处理。

九、微生物室检出多重耐药菌感染时，应及时告知临床科室。某病区短期内出现3例或3例以上同种病原体感染时，应及时电话告知医院感染管理科和相关临床科室。

十、专职人员通过前瞻性调查和目标性监测，到科室查阅住院病历、床旁调查等，及时发现医院感染病例并督促报告。

十一、专职人员每月对全院感染资料进行汇总、分析、反馈，临床科室应积极查找感染原因、采取有效控制措施。

(巩汉香)

文件编号：YG－ZD－006	制定时间：2009.5
制定部门：医院感染管理科	第一次修订：2013.5
文件名称：医务人员手卫生管理制度★	第二次修订：2016.6
依据来源：医务人员手卫生规范、消毒卫生标准	

医务人员手卫生管理制度

一、掌握洗手和手消毒指征，掌握正确的洗手方法。

二、执行标准预防，正确使用手套等防护用品。

三、医院应配备必要的手卫生设施和符合国家有关规定的手消毒剂。

四、进行无菌操作前后，接触伤口、导管前后，穿脱隔离衣前后，均应严格流水洗手。

五、连续诊疗间，如果手无可见的污染，可使用速干手消毒液揉搓直至干燥。

六、双手直接接触感染病人及其污物，应先流水洗手，再使用速干手消毒剂消毒双手。

七、处理污物前及进行微生物实验室操作前应戴好手套，脱手套后洗手，若手直接接触到污物，应立即洗手与卫生手消毒。

八、工作人员进行手术操作、进入体腔的侵入性操作时，护理 $WBC<1.0\times10^9/L$ 的病人时应戴无菌手套。接触以传播为主的不同种传染病人，有明确耐药菌产生的病人时，以及处理被血液、体液严重污染的物品时需戴清洁手套。

九、戴手套不能代替洗手，一次性手套不能重复使用，护理同一病人从污染到清洁部位或手套破损及不同的病人之间应更换手套。

十、定期对重点部门进行手卫生消毒效果的监测，当怀疑医院感染流行暴发与医务人员手卫生有关时，应及时进行采样监测。

十一、保持指甲周围组织的健康，指甲长度与手指长度平齐，无美甲，不戴假指甲，不留长指甲，工作时间不戴戒指、手链等饰品。

十二、手消毒效果监测的细菌菌落总数应达到如下要求：卫生手消毒 $\leqslant10cfu/cm^2$；外科手消毒 $\leqslant5cfu/cm^2$；且不得检出致病菌。

（王焕娟）

文件编号：YG－ZD－007	制定时间：2005.7
制定部门：医院感染管理科	第一次修订：2013.5
文件名称：医务人员职业防护管理制度	第二次修订：2016.6
依据来源：医务人员艾滋病病毒职业防护工作指导原则、血源性病原体职业防护导则	

医务人员职业防护管理制度

一、医务人员应当按照标准预防的原则严格执行各项操作规程和消毒隔离制度，以防受到感染。

二、定期对医护人员进行健康教育和防护知识培训，增强自我保护意识。

三、定期为医务人员体检，按危险程度发放补贴。

四、工作时间必须衣帽整洁，不得穿工作服去会议室、餐厅等场所。

五、房间有人时不得使用紫外线灯进行照射消毒。

六、配制消毒液时应注意穿戴合适的防护用品，防止溅入眼内和皮肤黏膜上，一旦溅入立即应用大量清水冲洗。

七、采血、注射时应做到一人一巾一带，避免交叉感染。

八、禁止将使用后的一次性针头双手重新盖帽，如需盖帽只能用单手技术；禁止用手直接接触污染的针头、刀片等锐器，使用后的锐器应直接放入耐刺、防渗透的利器盒中，且利器盒应置于适宜的位置和高度。

九、检验科病原体的培养基、标本等高危险废物，在交医疗废物暂存处前应当就地高压灭菌处理。

十、安全有效地分类处理医疗废物，严禁用手直接抓取污物，尤其是不能将手伸入到垃圾袋中向下压挤废物，以免被锐器刺伤。

十一、进行有可能接触病人血液、体液的诊疗操作时必须戴手套，脱去手套后立即洗手或者手消毒。在为疑似感染患者和感染患者进行医疗操作时，或手部发生破损时，戴双层手套。

十二、手术时应佩戴外科口罩；有可能发生血液、体液飞溅时，应戴手套、具有防渗透性能口罩和防护眼镜；有可能发生血液、体液大面积飞溅或者有可能污染医务人员的身体如进行器械、内镜等清洗时，应穿戴具有防渗透性能的隔离衣或者围裙、防护面屏等。

十三、手术过程中传递锐器应使用容器，锐利一端朝向自己，防止损伤他人。

十四、在进行侵袭性诊疗、护理操作过程中，要保证充足的光线，并特别注意防止被针头、缝合针、刀片等锐器刺伤或者划伤。

十五、工作时如不慎被污染的针头和医疗器械刺伤，应及时进行处理，必要时进行疫苗注射，同时填写“职业暴露个案调查表”上报医院感染管理科，并定期随访。

十六、医院对员工职业暴露所发生的相关医疗费用按照规定进行报销。

附：医务人员分级防护管理规定

一、基本防护（一级防护）：

（一）适用对象：在医院传染病区、发热门急诊以外的从事诊疗工作的医护技人员。

（二）防护配备及要求：白大衣、工作裤、工作鞋、戴工作帽和一次性无纺布口罩。按照标准预防的原则，洗手和手消毒。

二、加强防护（二级防护）

（一）防护对象：进入传染病诊室、留观室、病区的医务人员（传染病流行期），可能接触病人体液或污染物品的医、护、技、工勤等人员，转运传染病人的医务人员和司机。

（二）防护配备及要求：进入传染病区；进行有创操作和可能被病人的体液及其它污染物污染的操作时穿隔离衣；进行可能被病人的体液喷溅的操作时戴防护镜；进入传染病区时戴外科口罩（或3M口罩）加鞋套；必要时戴面罩；手部皮肤破损、可能被体液污染的操作时戴手套。按照标准预防的原则，洗手和手消毒。

三、严密防护（三级防护）

（一）防护对象：给传染病人进行有创操作，如气管切开、气管插管、吸痰等操作时；为传染病人进行尸解时。

（二）防护配备及要求：在加强防护的基础上可增加使用负压面罩或其它有效的防护用品。上岗前必须经过严格培训与训练，执行标准预防，洗手和手消毒。

四、一般防护：（2009年甲型H1N1流行期间新增加）

（一）适用对象：普通门（急）诊、普通病房的医务人员。

（二）防护配备及要求：穿工作服、戴外科口罩。遵守标准预防的原则，认真执行手卫生。

（巩汉香）

文件编号：YG－ZD－008	制定时间：2008.5
制定部门：医院感染管理科	第一次修订：2013.5
文件名称：医务人员感染性职业暴露报告及处置流程	第二次修订：2016.6
依据来源：医务人员艾滋病病毒职业防护工作指导原则、血源性病原体职业防护导则	

医务人员感染性职业暴露报告及处置流程

一、职业暴露的防护采取标准预防的原则，不论是否有明显的血迹污染或是否接触非完整的皮肤与粘膜，均认定病人的血液、体液、分泌物、排泄物具有传染性，接触上述物质者，必须采取防护措施。

二、登记报告

(一)医务人员发生血液、体液等感染性职业暴露后应及时进行处理并填写“职业暴露个案登记表”，经科主任或护士长签字确认后，24h 内(艾滋病职业暴露应立即上报)按不良事件报告医院感染管理科和质控科备案。

(二)登记内容包括发生时间、地点及经过、暴露方式、部位及损伤程度、暴露源种类、处理方法及经过、是否实施预防性用药等。

三、应急处理

(一)发生职业暴露后，暴露者应保持镇静，锐器伤时，应迅速敏捷的按常规脱去患侧手套，健侧手立即从近心端向远心端挤压受伤部位，或在伤口旁轻轻挤压，尽可能挤出伤处的血液，相对减少受污染的程度，用肥皂水和流动水进行冲洗，冲洗时间不少于 5min，禁止进行伤口的局部按压。

(二)血液、体液溅污或浸泡所致的污染，迅速脱去衣帽、口罩等，流水冲洗被污染的部位，粘膜受污染时反复用生理盐水冲洗。

(三)伤口冲洗后，立即用 0.5％碘伏消毒，伤口较深时，请外科医生协助处理，包扎伤口。

四、预防用药与追踪

(一)推荐性预防用药遵循暴露者知情同意的原则。

(二)医院感染管理科接到报告后立即评估职业暴露情况并指导预防用药。确定暴露源是否具有传染性(乙肝、丙肝、梅毒等)及职业暴露当事人免疫情况，如未进行检测须立即抽取源患者及职业暴露当事人血液进行检查。若暴露源为 HIV 阳性，应由疾控中心专家对职业暴露当事人进行评估，并指导预防用药。

(三)根据暴露源及职业暴露当事人情况，医院感染管理科在 24 小时内提出处置建议。

(四)职业暴露当事人按要求进行疫苗接种和采血检验，并负责追踪确认检验结果和服用药物，配合医生进行定期监测随访。

(五)医院有关知情人应为职业暴露当事人严格保密，不得向无关人员泄露职业暴露当事人的情况。

(六)职业暴露当事人确诊为传染病者，按《传染病防治法》管理、上报和住院治疗。

五、医院感染管理科定期汇总资料上报分管院长，每半年一次，上报当地市疾病控制中心。

(巩汉香)

文件编号：YG－ZD－009	制定时间：1995.8
制定部门：医院感染管理科	第一次修订：2003.5
文件名称：医疗废物管理制度	第二次修订：2013.5
依据来源：医疗废物管理条例、医疗废物管理办法、医疗废物分类目录、卫生部(2005)292号文件、医疗废物专用包装物、容器标准和警示标识规定、卫生部关于产妇分娩后胎盘处理问题的批复[2005]123号	第三次修订：2016.6

医疗废物管理制度

一、医院成立医疗废物管理领导小组，专(兼)职人员履行职责，具体工作由总务科和物业公司负责，医院感染管理科负责督导检查，对存在的问题及时反馈与整改，确保医院产生的医疗废物无害化处理。

二、物业公司安排指定专人负责医疗废物的回收工作，回收人员需要经过医疗废物、职业防护、手卫生等知识培训，考核合格后方可上岗。

三、医疗废物应放于黄色医疗废物专用包装袋内，锐器置于专用利器盒内，利器盒放置位置和高度应便于就近丢弃。放入包装袋或利器盒内的医疗废物不得取出。

四、医疗废物袋应专袋专用，不得用其装放非医疗废物。

五、各科室监控小组成员负责检查、督促、落实本科室医疗废物的管理工作，做到就地分类收集、包装紧实、严密，封口有效，标签清楚，装载量不超过包装袋或容器的3/4。

六、药物性废物由药剂科统一回收、集中处置。

七、输血器、血袋单独收集，由输血科统一回收处理。

八、医疗废物中病原体的培养基、标本等高危险废物就地高压灭菌后再按照感染性废物处理。

九、包装物或者容器的外表面被感染性废物污染时，应当对被污染处进行消毒处理或者增加一层包装。

十、医疗废物暂存处有明显的“禁止吸烟、饮食”等警示标识。禁止任何科室和个人转让、买卖医疗废物，禁止在非收集、非暂存地点倾倒、堆放医疗废物，禁止将医疗废物混入其他废物和生活垃圾。

十一、医疗废物不得露天存放，按规定时间、路线密闭运送，防止其流失、泄漏、扩散和意外事故的发生。

十二、做好医疗废物收集的登记工作，实行二级或三级签字交接，科室的医疗废物由各科的护士与保洁员或医疗废物专职回收人员交接，外运的医疗废物由专职回收人员与回收运输单位做好交接工作，认真填写和保存转移联单，登记资料至少保存3年。

十三、感染性和病理性医疗废物科室存放不得超过24h，损伤性医疗废物科室存放不得超过48h，化学性废物收集至容器装载量的3/4时，及时通知医疗废物专职回收人员。暂存房医疗废物存放时间不得超过48h。

十四、医疗废物回收人员应作好自身职业安全防护，每年体检。运送工具每日清洁消毒，医疗废物运出后及时对周转箱及其周围环境进行清洁消毒。

十五、发生医疗废物流失、泄漏、扩散等环境污染事故时，按照环境污染事故应急预案处理。

（李　晶）

文件编号:YG－ZD－010	制定时间:2003.6
制定部门:医院感染管理科	第一次修订:2013.5
文件名称:医院感染知识培训制度	第二次修订:2016.6
依据来源:卫生部【2008】130号文件、三级综合医院评审标准实施细则	

医院感染知识培训制度

一、对新上岗职工、进修人员、实习人员进行医院感染基本知识的岗前教育,考核合格后方可上岗。

二、对临床医护人员、保洁员、后勤人员进行消毒隔离、手卫生、职业防护、医疗废物等医院感染知识培训,每年1—2次,并考核。

三、临床、医技科室定期组织医院感染知识学习,有签到,有内容,有考试,有评价。

四、对口腔科、内镜室、血液透析室、手术室、产房、消毒供应室、ICU等重点部门进行与本职工作相关的医院感染预防与控制知识培训或考试。

五、对临床医护人员、检验人员及相关人员进行多重耐药菌危险因素、流行病学及感染预防和控制知识培训。

六、根据上级主管部门的要求,对新颁布的法律法规、规范、指南等进行培训。

七、对发热门诊、感染性疾病科、呼吸科等科室进行新发传染病医院感染预防控制方面的培训。

八、医院职工平时以自学为主提高专业知识水平。专职人员每年参加全国、省市级的医院感染方面的学习班1—2次。

九、每年编写《医院感染管理简报》4期,通过医院感染监测系统将医院感染管理信息、新知识、新动向及时传递给医务人员,提高员工的感控意识。

十、医务人员参加预防、控制医院感染相关知识的继续教育每年不少于6学时,新上岗人员、进修人员、实习人员进行医院感染知识的岗前培训时间不得少于3学时。

（李　晶）

文件编号：YG－ZD－011	制定时间：2001.8
制定部门：医院感染管理科	第一次修订：2013.5
文件名称：消毒药械和一次性医疗器械、器具使用管理制度	第二次修订：2014.3
依据来源：消毒管理办法、医院感染管理办法、医疗器械监督管理条例、一次性使用无菌医疗器械监督管理办法、医疗器械临床使用安全管理规范、消毒产品标签说明书管理规范、WS310.2－2016《CSSD 清洗消毒及灭菌技术操作规范》	第三次修订：2017.2

消毒药械和一次性医疗器械、器具使用管理制度

一、医院所使用的消毒剂、消毒器械、一次性医疗用品等必须由采购部门统一集中采购，使用科室不得自行购入。

二、医院采购一次性使用无菌医疗用品，直接从生产企业购入的，应索取省级以上药品监督管理部门颁布的《医疗器械生产企业许可证》、《医疗器械产品注册证》和《营业执照》，从经销单位购入的，除索取以上证件外，还应索取《医疗器械经营企业许可证》、《授权书》，证件必须加盖原企业印章。

三、进口的一次性导管等无菌医疗用品应具有国务院药品监督管理部门颁发的《医疗器械产品注册证》。并查验生产企业经过消毒产品检验机构检验合格后出具的检验报告（全国范围内有效，有效期六个月）复印件。消毒药械应查验《卫生许可证》和《卫生许可批件》。

四、严格执行一次性无菌医疗用品的采购、验收制度，订货合同、发货地点及货款汇寄帐号应与生产企业/经营企业相一致，并查验每箱（包）产品的检验合格证、生产日期、消毒或灭菌日期及产品标识和失效期等，进口的一次性导管等无菌医疗用品应具有灭菌日期和失效期等中文标识。

五、医院保管部门专人负责建立登记帐册，记录每次订货与到货的时间、生产厂家、供货单位、产品名称、规格、数量、单价、产品批号、消毒或灭菌日期、失效期、出厂日期、卫生许可证号、供需双方经办人姓名等。

六、存放一次性无菌医疗用品的库房应通风干燥，距离地面高度≥20cm，距离墙≥5cm，距离天花板≥50cm。每日紫外线消毒 2 次，每次 30min。不得将包装破损、失效和霉变的产品发放至使用科室。

七、使用后一次性无菌医疗用品参照医院《医疗废物管理制度》执行，禁止重复使用和回流市场。

八、各科室统一从消毒供应室领取一次性无菌医疗用品，自行从设备科领取的要查验证件。

九、三个月内即将到期的一次性医疗用品应由设备科联系厂家更换，若不能更换则到期后

应作为医疗废物处理,不允许重新消毒灭菌后使用。

十、在使用过程中发现不合格产品或质量可疑产品时,如小包装破损、标识不清、过期、淘汰、无医疗器械注册证、无医疗器械产品合格证的一次性无菌医疗用品,应立即停止使用、封存。留存样品报医院感染管理科,并及时报告当地食品药品监督管理部门,不得擅自退货、换货处理。

十一、使用中病人若发生异常反应,须将发生时间、病人临床表现、结局、一次性器具生产单位、生产日期、批号等填报医院感染管理科、设备科。匿情不报造成严重后果者责任自负。

十二、医院感染管理科应履行对一次性使用医疗器械、器具、消毒药械相关证明进行审核的职能,证件合格方可购入,并加强日常监督,发现问题及时反馈相关科室,并依据医院《奖惩管理制度》进行处罚。

十三、对骨科内固定器材、心脏起搏器、血管内导管、支架等植入性或介入性的医疗器械,必须建立详细的使用记录,记录必要的产品跟踪信息,器械名称、关键性技术参数及唯一性标识信息(器材条形码)应当记录保存到病历中,使产品具有可追溯性。

(王常芳)

文件编号：YG－ZD－012	制定时间：2001.8
制定部门：医院感染管理科	第一次修订：2014.2
文件名称：医院新建、改建、扩建医疗设施卫生学审定制度	第二次修订：2016.6
依据来源：医疗感染管理办法	

医院新建、改建、扩建医疗设施卫生学审定制度

一、医院新建、改建、扩建医疗用房在设计之前，应报医院感染管理委员会。

二、医院感染管理委员会组织有关人员对新建、改建、扩建医疗用房图纸进行卫生学审定，原则上应符合医院感染管理和满足医疗服务流程的需要。

三、医疗用房卫生要求：

(一)采光、通风良好。

(二)建筑结构应呈弧形角度，有利于卫生清洗。

(三)室内不设地漏，地面以耐腐蚀易清洁材料为宜，有防蝇设施。

(四)在适当位置设置足够的洗手设施，最好配备非手触式水龙头。

(五)墙面、房顶应光滑，便于清洁、消毒，不脱颗粒。

(六)清洁区、污染区和潜在污染区划分明确。

(七)设置污洗间，有卫生工具的清洁、消毒、晾干、保存设施。

(八)设置污物间，用于存放医疗废物和生活垃圾。

(九)有取暖、制冷设备，不宜用电扇吹风。

(十)病员或工作人员的公用卫生间不设坐式便盆，以免交叉感染。

四、各类区域按照其面积与高低留置紫外线消毒灯的线路。

五、施工过程中严格依据审查完毕的图纸进行施工，如房间功能、布局流程发生改变或出现设计变更应报医院感染管理委员会审查同意后方可施工。

六、施工前，封闭施工现场附近的所有病房门窗及现场临近的通道，现场采用湿式施工，减少灰尘产生。

七、新建、改建、扩建完成后，由医院感染管理委员会验收合格后方可投入使用。

（王常芳）

文件编号：YG－ZD－013	制定时间：2013.8
制定部门：医院感染管理科	第一次修订：2016.6
文件名称：医院感染管理委员会工作制度	
依据来源：医疗感染管理办法	

医院感染管理委员会工作制度

一、认真贯彻医院感染管理法律法规及技术规范、标准，制定本医院预防和控制医院感染的规章制度、医院感染诊断标准并监督实施。

二、根据预防医院感染和卫生学要求，对医院的建筑设计、重点科室建设的基本标准、基本设施和工作流程进行审查并提出意见。

三、研究并确定医院感染管理工作计划，并对计划的实施进行考核和评价。

四、研究并确定医院感染重点部门、重点环节、重点流程、危险因素以及采取的干预措施，明确各有关部门、人员在预防和控制医院感染工作中的责任。

五、研究并制定发生医院感染暴发及出现不明原因传染性疾病或者特殊病原体感染病例等事件时的控制预案。

六、建立会议制度，定期研究、协调和解决有关医院感染管理方面的问题。

七、根据医院病原体特点和耐药现状，配合药事管理与药物治疗学委员会提出合理使用抗菌药物的指导意见。

八、每年至少召开二次会议，会议时间一般安排在1月和7月，委员履行各自职责，为医院感染管理质量的提高献计献策，并着重讨论研究和解决医院感染工作中的重点或难点问题，遇到紧急情况随时组织召开会议。

九、委员会会议出席人员不得少于委员会总人数的2/3，会议由主任委员或副主任委员主持，每位参加会议的委员必须签到，如有特殊情况不能参加的，须提前向主任委员或秘书请假。

十、应做好会议记录，会后由医院感染管理科负责编写会议纪要，并向有关部门通报。

十一、其他有关医院感染管理的重要事宜。

（刘玉芳）

文件编号：YG－ZD－014	制定时间：2012.10
制定部门：医院感染管理科	第一次修订：2013.5
文件名称：医院空气净化管理制度	第二次修订：2016.6
依据来源：医院空气净化管理规范、医疗机构消毒技术规范	

医院空气净化管理制度

一、医院和科室应根据《医院空气净化管理规范》WS/T368－2012 的要求，配备适宜的空气净化设备。

二、根据本科室特点，选择合适的空气净化方法。

（一）手术室采用空气洁净技术。

（二）感染高风险部门可根据季节、室外风力、空气质量和气温，适时进行自然通风外，选用循环风紫外线空气消毒器或静电吸附式空气消毒器进行空气消毒。

（三）一般部门可根据季节、室外风力、空气质量和气温，适时进行自然通风或采用集中空调通风系统，根据需要采用紫外线灯照射消毒或机械通风。

三、空气洁净技术维护与保养要求

（一）空气处理机组、新风机组应定期检查，保持清洁。

（二）新风机组粗效滤网宜每 2d 清洁一次；粗效过滤器宜 1～2 个月更换一次；中效过滤器宜每周检查，3 个月更换一次；亚高效过滤器宜每年更换。发现污染和堵塞及时更换。

（三）末端高效过滤器宜每年检查一次，当阻力超过设计初阻力 160Pa 或已经使用 3 年以上时宜更换。

（四）排风机组中的中效过滤器宜每年更换，发现污染和堵塞及时更换。

（五）定期检查回风口过滤网，宜每周清洁一次，每年更换一次。如遇特殊污染，及时更换，并用消毒剂擦拭回风口内表面。

（六）设专门维护管理人员，遵循设备的使用说明进行保养与维护；并制定运行手册，有检查和记录。

四、循环风紫外线空气消毒器与静电吸附式空气消毒器的使用与维护

（一）使用中的空气消毒器必须取得卫生部消毒产品许可批件。

（二）遵循卫生部消毒产品卫生许可批件批准的产品使用说明，在规定的空间内正确安装使用。

（三）消毒时必须关闭门窗，进、出风口不应有覆盖、遮挡。

（四）应遵循产品的使用说明定期进行检修、维护与保养，并记录。用湿布清洁机器时，须先切断电源。

五、紫外线消毒的注意事项

（一）使用紫外线进行空气消毒时，室内必须处于无人状态，关闭门窗，房间内应保持清洁

干燥，减少尘埃和水雾，照射时间≥30min。温度<20℃或>40℃时，或相对湿度>60%时，应适当延长照射时间。

（二）紫外线灯采取悬吊式或移动式直接照射。安装时紫外线灯（30w 紫外线灯，在 1.0m 处的强度>70$\mu W/cm^2$）应≥1.5W/m^3。

（三）灯管必须保持清洁，每周用 75－80%的酒精擦拭，发现灯管表面有灰尘、油污时，应及时擦拭。

（四）定期监测使用中的紫外线灯辐射强度，低于 70uw/cm^2 时不得使用。新灯管强度不得低于 90uw/cm^2。

六、化学消毒法

不建议常规使用化学消毒剂对空气进行消毒，确需消毒时应在房间无人状态下使用，并关闭门窗。喷雾时按先上后下、先左后右、由里向外，先表面后空间，循序渐进的顺序依次均匀喷雾，注意遮挡易腐蚀的仪器设备。熏蒸时房间的温度和湿度应适宜，操作人员做好个人防护，消毒后注意开窗通风。

七、集中空调通风系统的卫生管理参照《中央空调系统清洗消毒管理规定》执行。

八、每季度对高危风险科室（包括产房、人流室、内镜室、消毒供应室、口腔科门诊、检验科等）开展空气质量监测；洁净手术室根据 GB50333－2013 的要求进行空气质量监测；怀疑医院感染流行、暴发与空气污染有关时应随时进行监测。

九、空气净化及卫生要求：

（一）洁净手术室空气中的细菌菌落总数应符合 GB50333－2013 的要求。

（二）产房、ICU、新生儿室、烧伤病房、血液病病区空气中的细菌菌落总数≤4cfu/（15min・直径 9cm 平皿）。

（三）儿科病房、母婴同室、妇产科检查室、人流室、治疗室、注射室、换药室、输血科、消毒供应室、急诊室、化验室、各类普通病室、门诊诊室空气中的细菌菌落总数≤4CFu/（5min・直径 9cm 平皿）。

（刘玉芳）

文件编号：YG－ZD－015	制定时间：1995.8
制定部门：医院感染管理科	第一次修订：2013.5
文件名称：传染病消毒隔离制度	
依据来源：传染病防治法、医院隔离技术规范、医疗机构消毒技术规范	

传染病消毒隔离制度

一、传染病区设在一单独的区域，远离儿科、产科、ICU 等病房，有单独的出入门。

二、污染区、潜在污染区、清洁区分区明确，布局流程合理，有医务人员通道和病人通道，有非手接触式流动水洗手等设施。

三、传染病人按病种分开安置，每间病室不超过 4 人，疑似病人单间安置，有明显的隔离标志，黄色为空气传播的隔离，粉色为飞沫传播的隔离，蓝色为接触传播的隔离。

四、严格执行消毒隔离制度，坚持做好预防性消毒、随时消毒和终末消毒。

五、医务人员在诊查不同的病人间应严格洗手和/或手消毒。

六、配备足够的防护用品，医务人员掌握隔离与防护知识。

七、定期对空气、物体表面和医护人员手进行卫生学监测。

八、医疗废物和生活垃圾均用双层医疗废物专用袋严密包装后交医疗废物暂存处专职人员。甲类和按甲类传染病管理的乙类传染病人的排泄物、引流物应当按照国家规定严格消毒，达到国家规定的排放标准后，方可排入污水处理系统。

九、被朊毒体、气性坏疽及突发不明原因传染病病原体污染的诊疗器械、器具按照 WS/310.2－2009 进行处理。

十、保持病房通风良好，必要时进行空气消毒。

十一、严格陪护探视制度。甲类和按甲类传染病管理的传染病患者严禁陪护和探视。

（李　晶）

文件编号:YG－ZD－016	制定时间:2011.12
制定部门:医院感染管理科	第一次修订:2013.5
文件名称:呼吸机相关肺炎感染预防控制制度	
依据来源:重症监护病房(ICU)医院感染管理指南(2008版)、医疗机构重症加强治疗病房设置与管理规范(2008版)	

呼吸机相关肺炎感染预防控制制度

一、加强呼吸道管理,保持呼吸道通畅,无禁忌证时床头抬高30°－45°,协助患者翻身、拍背、体位引流,及时清除呼吸道分泌物。

二、吸痰时应严格执行无菌操作,坚持经口插管的原则,必须经鼻插管者,插管时间应小于48h。及时吸引插管气囊上方的分泌物,避免分泌物误吸。

三、重视口腔卫生,每2h－6h进行口腔护理一次。

四、及时从呼吸机管路中清除冷凝水,注意在清除冷凝水过程中保持呼吸机管路的密闭,不可将冷凝水倾倒在地上。

五、湿化器、湿化瓶中须使用无菌水,每日更换一次,重复使用的呼吸机管路、湿化瓶、湿化器用后送消毒供应室统一清洗消毒处理,湿化瓶每日更换1次,呼吸机螺纹管每周更换1－2次,有分泌物污染时及时更换。

六、接触患者前后,接触患者呼吸设备和病房内物品均应进行手卫生,接触患者呼吸道分泌物或污染物品均应戴手套,更换管道前后均应洗手并严格执行无菌操作。

七、呼吸机的外表面,每天清水擦拭一次,有污染时用500mg/L含氯消毒剂或75%酒精及时擦拭,待用的呼吸机每周擦拭消毒一次。

八、建立人工气道的患者,应每天进行评估,尽早撤机和拔管,减少插管天数。

九、合理使用抗菌药物,以药敏结果指导抗菌药物应用。

十、严格探视制度,若被探视者为隔离病人,探视者穿一次性隔离衣,一人一用一换,探视呼吸道感染病人,戴一次性口罩。探视病人前后洗手或进行卫生手消毒。对于疑似有高传染性的感染疾病如禽流感、SARS等,应避免探视。

十一、加强预防呼吸机相关性肺炎相关院感知识的培训。

(李　晶)

文件编号:YG－ZD－017	制定时间:2011.12
制定部门:医院感染管理科	第一次修订:2013.5
文件名称:导管相关血流感染预防与控制制度	
依据来源:导管相关血流感染预防与控制技术指南、医疗机构消毒技术规范	

导管相关血流感染预防与控制制度

一、严格执行无菌技术原则,熟练掌握操作规程。置管前应对环境进行清洁消毒,置管时遵守最大限度的无菌屏障要求。置管部位铺大无菌单,置管者戴帽子、口罩、无菌手套,穿无菌手术衣。

二、选择适宜的皮肤消毒剂,掌握正确的皮肤消毒方法和范围。

三、选择适宜的静脉置管穿刺点,成人首选锁骨下静脉,避免使用颈静脉和股静脉。

四、患皮肤病、呼吸道疾病及携带和感染多重耐药菌的医务人员不得进行置管操作。

五、医务人员在置管、拔管及导管护理时均应严格执行手卫生规范。

六、定期更换置管穿刺点覆盖的敷料,无菌纱布1次/2天,无菌透明敷料1－2次/周,如果纱布或敷料出现潮湿、松动、可见污染时应立即更换。

七、保持导管连接端口的清洁,注射药物前,用75%酒精或含碘消毒剂进行消毒,待干后方可注射药物,如有血迹污染时,立即更换。

八、紧急情况下置管,若不能保证有效地无菌原则,应在48h内尽快拔出导管,更换穿刺部位严格无菌操作重新置管,并做相应处理。

九、告知病人在沐浴或擦身时,注意导管维护,不要把导管淋湿或浸入水中。

十、严格保证输注液体的无菌。

十一、每天对保留导管的必要性进行评估,不需要时应当尽早拔除导管,减少导管留置时间。

十二、医务人员加强导管相关血流感染的监测,当怀疑患者发生导管相关感染,患者出现静脉炎、导管故障时,应及时拔出导管,必要时进行导管尖端的微生物培养。

十三、置管不宜常规更换,特别是不应当为预防感染而定期更换中央静脉导管和动脉导管。

（李　晶）

文件编号:YG—ZD—018	制定时间:2011.12
制定部门:医院感染管理科	第一次修订:2013.5
文件名称:导尿管相关尿路感染预防与控制制度	
依据来源:导尿管相关尿路感染预防与控制技术指南、医疗机构消毒技术规范	

导尿管相关尿路感染预防与控制制度

一、置管前充分评价留置导尿管的必要性,选择适宜型号、材质的导尿管,以最大限度的降低尿道损伤和尿路感染。

二、医务人员在置管、拔管及尿管护理时均应严格执行手卫生规范。

三、严格遵守无菌技术操作原则留置导尿管,保持最大的无菌屏障,动作轻柔,避免损伤尿道粘膜。

四、妥善固定尿管,保证集尿袋高度低于膀胱,注意保持集尿系统密闭、通畅和完整,活动或搬运时夹闭引流管,防止逆行感染。

五、无菌方法留取尿标本,尽量减少导尿管与集尿管分离及频繁采集标本。

六、保持尿道口清洁,留置导尿管期间每日清洁或冲洗尿道口,消毒液现用现配。

七、每天评估插管必要性,尽早拔出导尿管,缩短留置时间,同时避免频繁更换留置导尿管,以免增加感染机会。

八、医务人员加强导尿管相关尿路感染的监测,当出现尿路感染时,应及时更换导尿管,并留取尿液进行微生物病原学送检。

九、不宜常规使用含消毒剂或抗菌药物的溶液进行膀胱冲洗或灌注以预防尿路感染。

十、对长期留置导尿管的患者,拔出导尿管时,应当训练膀胱功能。

(李　晶)

文件编号：YG－ZD－019	制定时间：2011.12
制定部门：医院感染管理科	第一次修订：2013.5
文件名称：手术部位感染预防与控制制度	
依据来源：外科手术部位感染预防与控制技术指南、医疗机构消毒技术规范、GB－50333	

手术部位感染预防与控制制度

一、严格遵循无菌技术操作原则和医务人员手卫生规范。

二、尽量缩短患者术前住院时间，有效控制糖尿病患者的血糖水平，重视术前患者抵抗力，纠正水电解质的不平衡、贫血、低蛋白血症等。

三、正确准备手术部位皮肤，避免不必要的术前备皮。必须备皮时建议选择不损伤皮肤的脱毛或剪毛方法，在手术当天或手术室内进行，严格消毒手术部位的皮肤。

四、有明显皮肤感染或者感冒、流感等呼吸道疾病，以及携带或感染多重耐药菌的医务人员，在治愈前不应该参加手术。

五、保持手术间适宜的温度、湿度和压差，配备保温设施，术中注意保持患者体温正常，防止低体温，冲洗液宜使用37℃的0.9%氯化钠注射液，需要局部降温的特殊手术执行具体专业要求。

六、严格按照抗菌药物合理使用的有关规定，掌握预防性应用抗菌药物的指征和围术期用药的时机，合理、规范使用抗菌药物。

七、进入手术室洁净区域的物品、药品应当拆除外包装后存放，各种设施、设备应当进行表面的清洁处理。

八、确保手术环境清洁卫生，工作区域应每24h清洁消毒一次，当天手术全部完毕后，应当对手术间及时进行清洁消毒处理。连台手术间隔时间满足各等级用房自净时间要求静态净化(特别洁净15min，标准洁净25min，一般洁净30min，准洁净40min)。手术中各区域的门保持关闭，手术间按使用要求保持正压，静压差达到规定要求后进行手术。按要求对过滤网等进行清洗、更换和保养，以确保净化效果。

九、不同类别的手术安置在相应级别的洁净手术间进行，传染病人手术安置在隔离手术间进行，医务人员严格执行隔离技术规范。

十、出入手术室应当严格遵循手术室管理规定和工作流程，锁气室的门不可同时处于开放状态，手术过程中手术间的门应当关闭，尽量减少人员出入，避免不必要的走动和交谈。进入手术室人员按要求更换手术室专用工作衣、鞋、帽和口罩。

十一、认真执行外科手消毒程序，戴无菌手套，必要时戴双层手套，手术过程中手术衣、口罩、帽子潮湿应立即更换，手套意外破损应重新进行外科手消毒后更换无菌手套。

十二、手术使用的医疗器械、器具以及各种敷料必须达到灭菌水平；接触病人的麻醉用品等应一人一用一消毒或灭菌。

十三、术中操作者应动作轻柔，努力提高手术技巧，避免在术者背后传递器械和物品，坠落在手术床边缘以下或者手术器械台平面以下的器械和物品应当视为污染，用容器传递锐器，以防意外。

十四、必须进行引流的手术切口，应首选密闭负压引流，保持引流通畅，争取尽早拔管。

十五、定时观察切口情况，出现分泌物时应及时行病原学送检，根据药敏结果选用抗菌药物。

十六、换药时应严格遵守换药流程，先换清洁伤口、再换感染伤口、最后换隔离伤口。特殊感染病人如朊毒体、气性坏疽、不明原因传染病等应严格进行隔离并做好自我防护。

（丁　丽）

文件编号：YG－ZD－020	制定时间：2013.3
制定部门：医院感染管理科	第一次修订：2013.5
文件名称：皮肤软组织感染预防控制制度	
依据来源：医疗机构消毒技术规范、三级综合医院评审标准实施细则	

皮肤软组织感染预防控制制度

一、保护皮肤的屏障功能。对皮肤屏障功能障碍者，尽量避免不必要的创伤、检查和治疗，护理时避免推、拉动作，擦洗后外用保湿润肤剂，积极治疗原发皮肤病，防止长期应用超强度糖皮质激素。危重症病人应加强皮肤护理，勤翻身，防止褥疮产生。

二、积极控制感染源。积极治疗基础疾病，注意个人卫生，提高机体抵抗力。糖尿病、手足癣感染、皮肤疖、痈、蜂窝织炎，应及早控制。

三、加强感染监控。对于褥疮病人、严重烧伤病人等应及时发现感染早期症状，及时行分泌物送检，做到早发现，早隔离，早治疗。

四、合理选用抗菌药物。无菌手术或皮肤功能障碍的患者，不主张常规应用抗菌药物预防，如手术创面大，或发生皮肤感染的机会增加时，可酌情使用，以外用药为主，减少抗菌药物应用，防止耐药菌产生。

五、重视手卫生。接触病人前后注意洗手，接触病人破损的皮肤粘膜时应戴无菌手套，床上用品保持清洁，定期更换。

（王常芳）

文件编号：YG－ZD－021	制定时间：2010.7
制定部门：医院感染管理科	第一次修订：2013.5
文件名称：下呼吸道感染预防控制制度	
依据来源：三级综合医院评审标准实施细则、重症监护病房(ICU)医院感染管理指南(2008版)	

下呼吸道感染预防控制制度

一、感染病人与非感染病人分开安置，病房定时开窗通风，对传染性呼吸道感染病人，按标准预防执行，必要时置于单间。

二、对粒细胞减少症等严重免疫功能抑制患者，应进行保护性隔离，包括安置于单间，医务人员进入病室时须戴口罩、帽子等，必要时循环风紫外线消毒器进行空气消毒。

三、慎重使用抑制意识的药物如镇静药，麻醉药等。

四、安置昏迷病人于避免误吸的体位，如无禁忌证，应将床头抬高30－45°，平卧时头偏向一侧，绝对卧床病人每2h翻身、拍背1次。慎重给吞咽异常的病人经口喂食，以防误吸。

五、手术病人术前做好卫生宣教，训练有效的咳嗽排痰方式，病情许可时给病人半卧位，鼓励手术后病人早期下床活动。

六、严格掌握气管插管或切开适应证，优先考虑无创通气，对气管插管或切开病人，及时清除插管气囊以上的分泌物，气管内导管采取高压蒸汽灭菌处理，定时更换。每天评估是否可以撤机和拔管，尽量减少机械通气和插管天数。

七、呼吸机螺纹管和湿化器每周更换1－2次，有明显分泌物污染时及时更换，湿化器内使用无菌水，每天更换。

八、冷凝器应始终保持在最低位，冷凝水应作为污水及时倾倒，不可使冷凝水流向患者气道。

九、做吸入治疗的雾化器，不同病人之间或同一病人使用超过24h，要进行高水平消毒处理，无菌水冲洗，干燥保存，雾化液必须无菌。

十、一次性吸痰管不得重复使用，湿化瓶与湿化液每日更换，湿化瓶由消毒供应室清洗消毒，湿化液应为无菌水。

十一、注意患者口腔卫生，实施正确的口腔护理，可用口腔护理液冲洗，每2～6h一次。

十二、严格按照卫生部《内镜清洗消毒技术操作规范》清洗、消毒支气管镜及喉镜。

十三、严格执行无菌操作规程、消毒隔离制度和手卫生制度。

（王常芳）

文件编号：YG－ZD－022	制定时间：2010.10
制定部门：医院感染管理科	第一次修订：2013.5
文件名称：外来医疗器械（植入物）使用管理制度★	第二次修订：2017.2
依据来源：WS310.1－2016《CSSD 管理规范》、WS310.2－2016《CSSD 清洗消毒及灭菌技术操作规范》、WS310.3－2016《CSSD 清洗消毒及灭菌效果监测标准》	

外来医疗器械（植入物）使用管理制度

一、外来器械使用前应由本院 CSSD，遵照 WS310.2 和 WS310.3 的规定清洗、消毒、灭菌与监测；使用后应经 CSSD 清洗消毒方可交还。

二、外来器械应固定 2－3 家，不得随意更换，以方便清洗人员掌握器械的结构、基本性能和操作方法。经常使用的外来器械建议厂家放在医院灭菌备用，并配备足量合格的硬质容器盒。

三、外来器械无论是否急症必须送消毒供应室进行处理。不得使用小于 60L 的高压蒸汽灭菌器或快速压力蒸汽灭菌器以及低温等离子灭菌器（除非有特别说明）来消毒灭菌外来器械和植入物。

四、临床需要使用外来医疗器械时，应保证足够的处置时间，择期手术最晚应于术前日 15 时前将器械送达 CSSD，急诊手术应及时送达。

五、应与器械供应商签订协议，提供植入物与外来医疗器械的说明书（内容应包括清洗、消毒、包装、灭菌方法与参数）应建立诊疗器械、器具和物品交接与质量检查及验收制度，并设专人负责；

六、应加强对 CSSD 人员关于植入物与外来医疗器械处置的培训。

七、应建立植入物与外来医疗器械专岗负责制，人员应相对固定。

八、手术室负责灭菌后的外来器械的储存，不得接受任何外来器械常规处理工作，只负责术中污染器械或术中需要增加的个别器械的处理，消毒灭菌记录中注明病人姓名、住院号，备注消毒理由等信息，以便追溯。

九、临床科室使用外来器械时应由主管医生填写“外来器械清洗消毒灭菌登记表”，极少数危及生命的紧急急症需要在 3h 内进行手术时，经患者所在科室主任同意，主管医生填写“急诊手术外来器械清洗消毒灭菌申请单”，器械商将登记表交消毒供应室，经审核后给予清洗、消毒和灭菌，申请单保存备查。

十、外来器械送消毒供应室处理时，由消毒供应室护士与器械商交接，根据产品目录核对编号和品牌，清点查对无误后，双方签字。

十一、外来器械应每锅进行生物监测，生物监测合格后方可放行，如果病人情况危急生命，如出现休克等，可以爬行卡和化学 PCD 合格作为提前放行的依据，有结果后及时通报使用部门。

十二、择期手术和非危及生命的骨折，医生不宜使用“急诊手术外来器械清洗消毒灭菌申请单”，消毒供应室不得提前放行。

十三、外来器械每次灭菌前均应做到手工或机械或超声酶洗、润滑，必要时除锈，灭菌时放置爬行卡和生物指示剂，外贴六项指示卡，包装标识应具有可追溯性，灭菌前注明物品名称、包装者、灭菌器编号、灭菌锅次、灭菌日期、失效日期等内容。

十四、器械商提供的包布应一用一清洗，或使用合格的一次性无纺布等材料进行包装。

十五、各科室应做好器械清洗、消毒和灭菌的登记工作，清洗消毒记录至少保存6个月，灭菌记录至少保存3年。

十六、消毒供应室灭菌后的外来器械应由消毒供应室护士和手术室护士交接，不得由器械商传递，以免造成污染。

十七、医务人员在植入物使用前，应严格核对，认真检查包装的完好性，有效性，标识齐全，进口产品必须配有中文标识，且字迹清楚。

十八、手术科室应黏贴保存六项指示卡于病历中，并注明外来器械，以方便追溯。

十九、不得为手术病人使用非医院灭菌及来路不明的灭菌器械。

二十、设备科建立介入诊疗器材购入、使用登记账册，保证器材来源符合要求，可追溯。取出的植入物作为感染性医疗废物处理，手术室（介入导管室）做好记录。

二十一、医院购入的外来器械（植入物）应查看证件和有关资料，核对编号和品牌，符合《医疗器械监督管理条例》的要求，从取得《医疗器械生产许可证》的生产企业或取得《医疗器械经营许可证》的经营企业购进合格的医疗器械，并验明产品合格证、进口注册证、准销证等卫生权威机构的认可证明，不得使用未经注册、过期失效或淘汰的医疗器械。

（孙建玲）

文件编号：YG－ZD－023	制定时间：2013.5
制定部门：医院感染管理科	
文件名称：多重耐药菌管理联席会议制度	
依据来源：三级综合医院评审标准实施细则、医院感染管理办法	

多重耐药菌管理联席会议制度

一、多重耐药菌（MDRO）管理联席会议成员由医院感染管理科、医务科、护理部、药剂科、检验科、ICU、呼吸科、神经外科、血液病房、烧伤病房等科室负责人组成。

二、MDRO管理联席会议每半年召开一次，紧急情况可随时召开。

三、联席会议由医院感染管理科牵头主持，并负责收集议题。

四、微生物室负责提交MDRO趋势及抗菌药物敏感性报告，提供预警信息。

五、药剂科根据抗菌药物敏感性报告及医院有关规定提出MDRO抗菌药物临床应用分析及建议。

六、联席会议形成的决议由医院感染管理科提交，医院感染管理委员会审议，并督导落实。

（张　雨）

文件编号：YG－ZD－024	制定时间：2013.3
制定部门：医院感染管理科	第一次修订：2013.5
文件名称：多重耐药菌管理多部门协作制度	
依据来源：卫生部【2008】130号文件、三级综合医院评审标准实施细则	

多重耐药菌管理多部门协作制度

一、临床科室在诊断多重耐药菌感染患者和定植患者后，应严格落实多重耐药菌消毒隔离措施，防止多重耐药菌院内播散。

二、微生物室发现MDRO目标菌病例应及时通报患者所在科室，临床科室对诊断为医院感染的多重耐药菌感染病例，按照医院多重耐药菌感染应急预案进行报告。如发生医院感染暴发流行时，则按照医院医院感染暴发应急预案的要求报告。

三、检验科应按照WS/T 312－2009《细菌耐药性监测》规范，监测临床分离细菌耐药性发生情况，统计分析微生物室分离的细菌和药物敏感结果，每季度对全院及重症监护室的多重耐药菌进行统计分析，分析结果向全院反馈。

四、医院感染管理科针对微生物实验室报告的多重耐药菌的情况，及时到科室指导落实消毒隔离措施，做好协调工作。

五、药剂科应根据细菌耐药动态监测结果，指导临床医生合理使用抗菌药物，并向药事管理与药物治疗学委员会提出严重耐药的抗菌药物的有效控制措施。

六、科室主任和护士长负责落实多重耐药菌各项监测、预防、控制措施的执行情况，医院感染管理科定期检查监督，多重耐药住院病人外出检查或者转科时，应及时告知相关科室，并做好记录。

七、将多重耐药菌监测、预防、控制措施执行情况纳入科室质量考核，对造成多重耐药菌医院感染暴发产生不良后果的，按医院《奖惩管理制度》进行处罚。

（张　雨）

文件编号：YG－ZD－025	制定时间：2009.3
制定部门：医院感染管理科	第一次修订：2013.5
文件名称：多重耐药菌医院感染预防控制制度★	
依据来源：医疗机构消毒技术规范、医院隔离技术规范、卫生部【2008】130号文件、【2011】5号文件	

多重耐药菌医院感染预防控制制度

一、及早发现多重耐药菌感染患者和定植患者，首选单间隔离，如无条件时可同种病原体同室隔离，限制陪护和探视，医务人员相对固定，尽量减少人员出入。

二、病房或床头牌上以及病历夹上有明显的蓝色隔离标识，医嘱单上有执行接触隔离的长期医嘱。

三、严格遵守无菌技术操作规程，执行标准预防，减少感染危险因素。

四、根据临床微生物检测结果，合理选择抗菌药物，避免细菌耐药性的产生。

五、执行手卫生管理制度，严格洗手和手消毒，接触伤口、分泌物、引流液等污物时戴手套，脱手套后洗手和/或手消毒。

六、注意个人防护，吸痰等操作时戴外科口罩，近距离操作戴防护镜，可能污染工作服时穿隔离衣，离开房间时脱去隔离衣。

七、仪器设备、血压计、体温表、止血带等固定专用，布巾、拖布专用，每次用后清洁和消毒。各物体表面每天定时擦拭消毒。轮椅、担架等一用一清洁和消毒。

八、病人的标本应密闭运送，防止外溢，运送者做好个人防护。

九、用后的医疗器械用双层黄色塑料袋密闭包装，并注明多重耐药菌名称交消毒供应室处理，病人用物经过清洁、消毒后，方可带出病房。

十、病人用后的被服用双层黄色塑料袋密闭包装，并注明多重耐药菌名称交洗衣房，按照先消毒再清洗的流程进行处理。

十一、病人生活垃圾和医疗废物置于双层医疗废物袋内，防渗漏密闭运送，利器置于利器盒内。

十二、对病人及家属进行卫生宣教，特别是手卫生知识，病室或病床应配有速效手消毒液，方便取用。

十三、病人离开隔离病房进行诊疗时，应先通知该诊疗科室，以便落实感染预防控制措施。

十四、病人临床症状好转或治愈，或连续2次培养阴性（每次间隔>24h）方可解除隔离。

十五、病人出院后，床单位应进行严格的终末消毒。

（巩汉香）

文件编号：YG－ZD－026	制定时间：2013.1
制定部门：医院感染管理科	
文件名称：细菌耐药预警机制	
依据来源：抗菌药物管理办法【2011】75号	

细菌耐药预警机制

做好细菌耐药监测工作，定期发布细菌耐药信息，建立细菌耐药预警机制，针对不同的细菌耐药水平，采取不同应对措施。对接受抗菌药物治疗患者，微生物检验样本送检率不得低于30％。

一、对主要目标细菌耐药率超过30％的抗菌药物，应及时将预警信息通报医务人员。

二、对主要目标细菌耐药率超过40％的抗菌药物，应慎重经验用药。

三、对主要目标细菌耐药率超过50％的抗菌药物，应参照药敏试验结果选用。

四、对主要目标细菌耐药率超过75％的抗菌药物，应暂停该类抗菌药物的临床应用，根据追踪细菌耐药监测结果，再决定是否恢复其临床应用。

（巩汉香）

文件编号:YG－ZD－027	制定时间:2013.5
制定部门:医院感染管理科	第一次修订:2017.2
文件名称:医院感染暴发报告信息核查机制	
依据来源:医院感染暴发报告及处置管理规范、医院感染管理办法、WS/T524－2016 医院感染暴发控制指南	

医院感染暴发报告信息核查机制

核查机制主要是对临床科室上报的医院感染暴发或疑似暴发的信息进行进一步核查,以此来核实诊断,确认暴发,避免错报浪费资源。

一、首先确认是否为感染,应根据患者的症状、体征并结合临床医生的诊断来综合考虑是否为感染。如患者不存在感染,而确实培养出同一病原体,则应查清该病原体是污染还是定植。

二、如患者确实为感染,应根据患者的发病时间、症状和体征出现时间及疾病的潜伏期来判定是否为医院感染,如为医院感染,则需调查医院感染可能的感染源和感染途径,并通过其病例出现的规律来判断是人传人(不同病例间隔时间约为该疾病的潜伏期)还是同一暴露源所引起(短时间内大量病例出现)。

三、如确实存在医院感染,应统计医院感染病例数是否达到规范规定的暴发定义。

(一)医院感染发病例数为 3 例或 4 例,条件允许情况下可用脉冲场凝胶电泳(PFGE)检测其同源性,如 3 例或以上的病原体具有同源性则可确定为医院感染暴发,应按《医院感染暴发报告及处置管理规范》进行上报。

(二)医院感染发病例数为 3 例或 4 例,但未能培养出病原体,则只能定义为疑似医院感染暴发。

(三)医院感染发病例数为 5 例及以上,即可定义为疑似医院感染暴发病例,应按《医院感染暴发报告及处置管理规范》进行上报。

四、有关定义

(一)医院感染暴发:指在医疗机构或其科室的患者中,短时间内发生 3 例以上同种同源感染病例的现象。

(二)疑似医院感染暴发:指在医疗机构或其科室的患者中,短时间内出现 3 例以上临床症候群相似、怀疑有共同感染源的感染病例;或者 3 例以上怀疑有共同感染源或感染途径的感染病例现象。

(三)医院感染聚集:在医疗机构或其科室的患者中,短时间内发生医院感染病例增多,并超过历年散发发病率水平的现象。

(四)医院感染假暴发:疑似医院感染暴发,但通过调查排除暴发,而是由于标本污染、实验室错误、监测方法改变等因素导致的同类感染或非感染病例短时间内增多的现象。

(王海鹰)

文件编号：YG－ZD－028	制定时间：2013.3
制定部门：医院感染管理科	
文件名称：多重耐药菌感染防治措施培训制度	
依据来源：[2008]130 号文件、[2011]5 号文件	

多重耐药菌感染防治措施培训制度

为加强医院多重耐药菌感染控制工作，使全院医护人员掌握多重耐药菌的相关知识，提高多重耐药菌的诊断、监测、预防和控制水平，强化医护人员对多重耐药菌的感控意识，及时了解多重耐药菌防控相关国内外新观点、新方法，制定全院在职医护人员预防多重耐药菌感染控制知识培训制度。

一、感染管理专职人员

接受多重耐药菌控制相关法律、法规、指南、标准的培训；掌握多重耐药菌的流行病学、感染危险因素、耐药机制、诊断、治疗、预防与控制的方法；接受多重耐药菌新进展、耐药新机制、相关的消毒、隔离方法、防控措施的培训；了解本院多重耐药菌的流行趋势、危险因素等相关知识，为指导医院多重耐药菌的感染控制工作作好充分准备。培训方式：参加各级卫生行政部门组织的相关培训班及学术活动，学习各种专业文献。

二、微生物室工作人员

掌握多重耐药菌最新的检测技术、正确判定方法及实验室感染控制知识，掌握多重耐药菌流行病学、感染危险因素，接受预防与控制院内多重耐药菌的制度与措施的培训，掌握职业卫生防护与职业暴露处置知识。培训方式：参加继续教育项目、讲课、座谈、网络教育等，培训时间每年不少于 4 学时。

三、医护人员

学习多重耐药菌流行病学、感染危险因素、耐药机制方面的知识；掌握多重耐药菌的诊断、治疗、预防和控制措施；加强合理使用抗菌药物、消毒隔离、手卫生、个人防护、医疗废物等相关知识的培训。培训方式：参加继续教育项目、新上岗人员岗前培训、兼职监控员培训、座谈、观看宣传教育片、网上学习、专家共识、面对面指导、科内学习等，每年不少于 4 学时。

四、工勤人员

不断强化多重耐药菌感染病人所处环境的消毒、清洁流程、医疗废物处置、手卫生知识、个人防护的相关知识的培训。培训方式：讲课、座谈、观看宣传教育片，现场面对面指导等，每年不少于 2 次，新上岗人员由保洁公司主管负责培训。

（巩汉香）

文件编号：YG－ZD－029	制定时间：2010.6
制定部门：医院感染管理科	第一次修订：2013.5
文件名称：非结核分枝杆菌医院感染预防控制制度	
依据来源：医疗机构消毒技术规范、卫生部【2008】130号文件、【2010】88号文件、【2011】5号文件	

非结核分枝杆菌医院感染预防控制制度

一、临床科室加强对慢性呼吸道疾患和免疫功能低下病人的监测，及早发现非结核分枝杆菌感染患者。

二、发现非结核分枝杆菌感染病人，科室应立即上报医院感染管理科，并加隔离标识。属于医院感染的按照相关规定上报，并根据疾病的传播途径采取相应隔离措施。

三、发生聚集性、难治性手术部位或注射部位医院感染时应当及时进行非结核分枝杆菌的病原学检测及抗菌药物敏感性、耐药模式的监测，根据监测结果指导临床选用抗菌药物，有效控制非结核分枝杆菌医院感染。

四、切实做好医疗器械、器具和物品的消毒灭菌工作，耐高温耐湿的器械、器具首选高压蒸汽灭菌，不耐高温、高压的腔镜等器械应选择低温等离子体灭菌，尽量避免用化学消毒剂浸泡消毒。

五、氧气湿化瓶、湿化器、麻醉呼吸管路、呼吸气囊等用后交消毒供应室集中清洗消毒，湿化瓶、雾化器、呼吸机、集水瓶、婴儿暖箱的湿化装置等应当使用无菌水，各种抽吸的输注药液或者溶媒等开启后应当注明时间，规范使用，避免患者之间共用，无菌液体开启后超过24h不得使用。

六、加强对使用中的消毒剂浓度的监测，确保其使用方法、浓度、使用时间等符合消毒技术规范的要求。

七、注射、插管及各种侵袭性操作时应严格执行无菌技术操作规程。

八、遵守手卫生规范，执行标准预防。

（刘玉芳）

文件编号：YG－ZD－030	制定时间：2009.6
制定部门：医院感染管理科	第一次修订：2013.5
文件名称：流感样症状患者医院感染预防控制制度	
依据来源：医院隔离技术规范、甲型H1N1流感医院感染控制技术指南(2009版)、人感染H7N9禽流感医院感染预防与控制技术指南(2013版)	

流感样症状患者医院感染预防控制制度

一、医院设有预检分诊处和二次分诊台，患者体温≥38℃，伴有流涕、咳嗽等流感样症状应到指定的发热门诊就诊，集中隔离治疗。

二、隔离病房应有隔离标识，对流感疑似患者采取单间隔离，隔离观察室的门必须随时保持关闭，不设陪护。患者病情允许时佩戴外科口罩，在咳嗽或者打喷嚏时用卫生纸遮掩口鼻。患者的活动限制在隔离观察室内进行。

三、在实施标准预防的基础上，采取飞沫隔离与接触隔离措施。发热门诊的医务人员佩戴外科口罩。留观病房的医务人员佩戴医用防护口罩，治疗护理集中进行，尽量减少进出隔离观察室次数。

四、执行手卫生管理制度，在预检分诊处、发热门诊、病人出入口等位置配置手消毒液，方便取用。接触患者前后及时正确的进行手卫生。

五、根据危险程度分级穿戴合适的防护用品，在规定的区域内穿脱防护用品。

六、空气消毒可采用自然通风，循环风紫外线空气消毒器或无人情况下采用紫外线照射消毒。必要时采用化学消毒剂喷雾，关闭门窗30min－60min(3%过氧化氢20ml/m^3)，消毒完毕打开门窗彻底通风。

七、各物体表面、地面应保持清洁，可选用500mg/L的含氯消毒剂溶液定时消毒，有污染时随时去污与消毒。清洁消毒工作应当分区进行，布巾、拖把标识清楚，分区使用，分开消毒，悬挂晾干。

八、用后的防护眼镜、防护面罩等可使用500mg/L的含氯消毒剂或75%的乙醇浸泡30min后，清洗，干燥后备用。重复使用的布制防护用品用双层黄袋包装，注明科室名称，密闭交洗衣房先用500mg/L的含氯消毒剂浸泡30min再专机清洗。患者使用物品与医务人员使用物品应当分开清洗、消毒。

九、听诊器、温度计、血压计等医疗器具实行专人专用。非专人专用的医疗器具用于其他患者前，应当进行彻底清洁与消毒。

十、呼吸治疗装置在使用前应达到高水平消毒，螺纹管尽可能使用一次性使用物品，重复使用的呼吸管路和湿化瓶，使用后用双层黄袋包装，注明感染性疾病名称，密闭交消毒供应室处理。设备表面可使用75%乙醇擦拭消毒2遍。

十一、氧气瓶在移出隔离观察室前，用500mg/L的含氯消毒剂擦拭消毒外表面。

十二、患者使用后的痰盂浸泡于1000mg/L含氯消毒剂中，作用30min，清水冲洗，干燥备用，使用的一次性痰杯，用后按医疗废物处理。

十三、患者使用的床单、被套等物品每周更换，有污染时随时更换，污染的被服用双层黄袋密闭包装交洗衣房先消毒再清洗处理。

十四、患者的排泄物、分泌物、呕吐物可以直接排入污水系统，当排泄物、呕吐物等污染地面时，应先用吸湿材料去除可见的污染物，然后再进行清洗和消毒。传染病流行期间，加强污水排放的监测。

十五、隔离时间至患者体温正常2天或病后7天，密切接触者医学观察4天。或根据其具体传染程度而定。

十六、患者出院、转院、死亡后应及时对房间和环境物品进行终末消毒处理。床垫可使用床单位臭氧消毒器消毒。

十七、医务人员在接诊、救治和护理病人时，应做好个人防护。每日接受体温监测和流感样症状排查。

十八、发热门诊产生的医疗废物和生活垃圾均应作为感染性废物处理，采用双层黄色医用废物袋，分层封扎，由医疗废物专职人员回收。

（张　雨）

文件编号：YG－ZD－031	制定时间：1995.8
制定部门：医院感染管理科	第一次修订：2013.5
文件名称：无菌技术操作原则	
依据来源：医院感染管理办法、医疗机构消毒技术规范	

无菌技术操作原则

一、执行无菌技术操作应在清洁无尘的环境下进行，尽量限制人员流动，不可与整理床铺、打扫卫生同时进行，治疗室定时通风和空气消毒。

二、执行无菌技术操作时应衣帽整洁，操作前要修剪指甲、洗手并将手擦干、戴口罩。

三、无菌物品与非无菌物品应分别放置；无菌物品不可暴露在空气中，必须保存在无菌包或无菌容器内。

四、夹取无菌物品时，必须使用无菌持物钳或无菌镊。

五、进行无菌操作时，未经消毒的手、臂不可接触无菌物品或穿越无菌区。操作者应与无菌区保持一定的距离（20cm 以上），操作时，手臂保持在腰部以上，不得面对无菌区说笑、咳嗽、打喷嚏等。

六、无菌物品一经使用后，必须重新灭菌处理后方可再用；从无菌容器内取出的物品，虽未使用，也不可再放回无菌容器内，疑有污染或已有污染时，不得使用。

七、无菌包外应注明物品名称、灭菌日期、失效日期等，并按日期先后顺序排列，先期先用。

八、一套无菌物品，只能供一个病人使用，以免发生交叉感染。

九、盛放消毒液的容器每周高压灭菌 2 次。高压灭菌后干放的无菌持物钳或无菌镊，一经打开应注明日期时间，使用放置不超过 4 小时。

（王常芳）

文件编号：YG－ZD－032	制定时间：2013.5
制定部门：医院感染管理科	
文件名称：消毒隔离工作多部门协作制度	
依据来源：三级综合医院评审标准实施细则、医院感染管理办法	

消毒隔离工作多部门协作制度

一、多部门合作促进预防和控制医院感染措施的实施，提高医院感染管理质量。

二、明确各部门职责，由医院感染管理科牵头，护理部、医务科、总务科、设备科及各科室协调统一，保证各项措施得以实施。

三、定期监督检查医院感染各项制度、措施的落实情况，定期召开联席会议，及时发现问题并落实到各个部门进行整改。

四、充分发挥各职能部门行政管理作用，加强常态管理。

五、督促医护人员自觉提高执行各项操作规程的防控意识，及时上报医院感染病例。

六、多部门互相协作，多维度管理，建立长效机制，提高医院感染管理质量。

（丁　丽）

文件编号：YG－ZD－033	制定时间：1995.8
制定部门：医院感染管理科	第一次修订：2013.5
文件名称：治疗准备室消毒隔离措施	第二次修订：2014.3
依据来源：医院感染管理办法、医疗机构消毒技术规范、医院空气净化管理规范、基层医疗机构医院感染管理基本要求、病区医院感染管理规范 WS/T510－2016	第三次修订：2017.2

治疗准备室消毒隔离措施

一、布局合理，清洁区、污染区分区明确，标志清楚，灭菌物品按照灭菌日期依次放入专柜，过期重新灭菌。无菌液体放置符合要求。

二、严格执行无菌技术操作规程，衣帽整洁，仅允许本岗位医务人员佩戴口罩进入，室内不得存放个人物品。

三、无菌物品必须一人一用一灭菌。

四、静脉用药现用现配，抽出的药液、开启的静脉输入用无菌液体须注明时间，超过 2h 不得使用；启封抽吸的各种溶酶超过 24h 不得使用，最好采用小包装。

五、磨口瓶每周更换 2 次，使用中的碘酒、酒精密闭保存，有效期内使用，碘伏、酒精开启后有效期最长不超过 7 天，含醇的速干手消毒液开启后有效期 1 个月。

六、镊子筒干放，开启后有效期为 4h；频繁使用的无菌敷料罐应每天更换并灭菌；灭菌物品棉棒、棉球、纱布等一经打开，使用时间最长不得超过 24h，提倡使用小包装。

七、治疗车上的物品应摆放有序，上层为清洁区，下层为污染区，利器盒放置于治疗车的侧面。进入病室的治疗车应配有速干手消毒剂。

八、坚持每日清洁、消毒制度。室内环境保持整洁，定时开窗通风，紫外线照射每日 2 次，每次 30min，作好记录，各物体表面及地面每日用清水擦拭 2 次，定期用 500mg/L 有效氯消毒液擦拭，有污染时随时消毒。

九、用后的体温计、网套等用 500－1000mg/L 有效氯消毒液浸泡，作用 30min；传染病人污染的用品用 2000mg/L 有效氯消毒液浸泡或擦拭，作用 60min。然后清水冲净，备用。止血带、湿化瓶、呼吸气囊等用后交消毒供应室统一处理。

十、医疗废物的处理参照《医疗废物管理制度》执行。

（崔　岩）

文件编号：YG－ZD－034	制定时间：1995.8
制定部门：医院感染管理科	第一次修订：2013.5
文件名称：治疗室消毒隔离措施	第二次修订：2014.3
依据来源：医院感染管理办法、医疗机构消毒技术规范、医院空气净化管理规范、基层医疗机构医院感染管理基本要求、病区医院感染管理规范 WS/T510－2016	第三次修订：2017.2

治疗室消毒隔离措施

一、清洁区、污染区划分明确，灭菌物品按照灭菌日期依次放入专柜，过期重新灭菌。

二、门诊可分别设置Ⅰ类(清洁性)治疗室和Ⅱ类(污染性)治疗室。Ⅰ类治疗室进行清洁性治疗，如腰穿、骨穿、胸穿、关节腔内注射、鞘内注射、导尿、清洁换药等。Ⅱ类治疗室进行感染性治疗，如感染性伤口换药等。

三、病房可将Ⅰ类治疗室和Ⅱ类治疗室设置为同一室，清洁性治疗优先，与感染性治疗分时段进行。

四、入室应衣帽整洁，操作时戴口罩。

五、室内环境保持整洁，每日紫外线消毒 2 次，每次 30min，记录完整，各物体表面及地面每日用清水擦拭 2 次，定期用 500mg/L 有效氯消毒液擦拭，有污染时随时消毒。

六、接触病人前、后洗手或行卫生手消毒。

七、每个容器内只能放一把无菌镊子或持物钳，容器及镊子或持物钳干放，有效期 4h。

八、严格无菌操作，接触伤口的物品必须无菌。治疗车的物品应摆放有序，上层放置清洁与无菌物品，下层放置使用后物品；治疗车应配备速干手消毒剂，每天进行清洁与消毒，遇污染随时进行清洁与消毒。换药时，按清洁伤口、感染伤口、隔离伤口依次进行，污染敷料和无菌敷料不得放在同一器皿中。

九、感染性疾病患者重复使用的诊疗器械、器具用双层黄色包装袋包装并标明感染性疾病名称，交消毒供应室按照 WS 310.2－2009 的要求进行处理。

十、甲类以及按照甲类传染病管理的乙类传染病人的引流液、体液等应当按照国家规定严格消毒，达到国家规定的排放标准后，方可排入污水处理系统。

十一、各类引流瓶、胃肠减压器等重复使用的器具先清洁再用 500mg/L 有效氯消毒液浸泡 30min 后灭菌水冲净干燥备用，或者交消毒供应室统一清洗消毒处理，有效期 7 天。

十二、如遇金葡菌、厌氧菌、铜绿假单胞菌及其他耐药菌等感染的传染性伤口，换药时应注意遵循标准预防，执行接触隔离；换药时间相对集中，放在最后换药；换药须在隔离室中进行；尽量使用一次性换药器械。

十三、接触患者创口分泌物的纱布、布垫等敷料、一次性医疗用品、切除的组织如坏死肢体等双层封装，按感染性医疗废物处理，参照《医疗废物管理制度》执行。

（丁　丽）

文件编号：YG－ZD－035	制定时间：2005.9
制定部门：医院感染管理科	第一次修订：2013.5
文件名称：内镜室医院感染管理制度	第二次修订：2017.2
依据来源：医疗机构消毒技术规范、内镜清洗消毒技术操作规范、软式内镜清洗消毒技术规范	

内镜室医院感染管理制度

一、医院按照《内镜清洗消毒技术操作规范》的要求设立候诊区、诊疗室、清洗消毒室、内镜与附件储存库（柜）等，配备诊疗床、吸引器、治疗车、消毒槽等基本设备。

二、从事内镜工作的医务人员应具备内镜清洗消毒方面的知识，接受相关的医院感染知识培训和继续教育，严格遵守操作规程。

三、灭菌内镜的诊疗应当在达到手术标准的区域内进行，按照手术区域的要求进行管理。

四、不同部位的内镜的诊疗工作应分室进行，上消化道、下消化道内镜的诊疗工作不能分室进行的，应当分时间段进行，不同部位内镜的清洗消毒工作的设备应当分开。

五、清洗消毒流程应做到由污到洁，应将操作规程以文字或图片方式在清洗消毒室适当的位置张贴。

六、进入人体无菌组织、器官，或接触破损皮肤、破损黏膜的软式内镜及附件应进行灭菌；

七、与完整黏膜相接触，而不进入人体无菌组织、器官，也不接触破损皮肤、破损黏膜的软式内镜及附属物品、器具，应进行高水平消毒；

八、与完整皮肤接触而不与黏膜接触的用品宜低水平消毒或清洁。

九、内镜使用后宜每次清洗前测漏；条件不允许时，应至少每天测漏1次。

十、内镜干燥后应储存于内镜与附件储存库（柜）内，每周清洁消毒1次，遇污染时应随时清洁消毒。

十一、每日清洗消毒工作结束，应对清洗槽、漂洗槽等彻底刷洗，并采用含氯消毒剂、过氧乙酸或其他符合国家相关规定的消毒剂进行消毒。

十二、禁止使用非流动水对内镜进行清洗，内镜漂洗应使用纯化水，并保证细菌总数＜10cfu/100ml。

十三、所使用的消毒剂必须符合《消毒管理办法》和《内镜清洗消毒技术操作规范》的规定。

十四、工作人员清洗消毒内镜时，应穿戴必须的防护用品，如工作服、帽、口罩、手套、护目镜或面罩、防水围裙或防水隔离衣、专用鞋，医生诊疗操作时应穿戴工作服、帽、口罩、手套，操作前后洗手，遵循职业防护原则，定期体检。

十五、应记录每条内镜的使用及清洗消毒情况，包括：诊疗日期、患者标识与内镜编号、清洗消毒的起止时间以及操作人员姓名等。

十六、每日监测使用中的消毒液浓度，监测试纸在有效期内，戊二醛试纸注明首次开启使用时间。

十七、使用中的消毒剂每季度生物学监测1次,使用中的灭菌剂每月生物学监测1次。

十八、消毒后的内镜每季度进行生物学监测并记录,灭菌后的内镜每月进行生物学监测并记录。

十九、每季度对空气、物体表面、手等进行卫生学监测1次。

二十、消毒剂浓度监测记录的保存期应≥6个月,其它监测资料的保存期应≥3年。

二十一、医疗废物的处理参照《医疗废物管理制度》执行。

（王清妍）

文件编号:YG－ZD－036	制定时间:2005.9
制定部门:医院感染管理科	第一次修订:2013.5
文件名称:血液透析室医院感染管理制度	第二次修订:2017.2
依据来源:血液净化标准操作规程、医疗机构血液透析室管理规范、YY0572 血液透析与医疗用水、血液透基本析标准和管理规范(2016)67 号	

血液透析室医院感染管理制度

一、区域划分明确,设普通病人透析间和感染病人透析间、水处理室、办公室、治疗室、候诊区、污物处理区等。

二、每台透析机配备 0.5 名护士,每名护士每班负责治疗与护理的患者应相对集中,一般为 5－6 名。每个透析单元不少于 3.2 平方米,床间距不少于 0.8 米。

三、严格执行消毒隔离制度,遵守《血液净化标准操作规程》。

四、水处理设备及水路循环管路每月热力消毒一次,每季度化学消毒一次,每次透析治疗结束后均应对机器内部管路进行消毒。

五、对设备消毒剂的浓度和设备消毒剂的残余浓度每月检测一次。

六、每次上机前、下机后用清洁布巾或季铵盐消毒湿巾擦拭透析机机箱的外部表面,每周彻底清洁消毒透析机的所有物体表面,透析治疗中如果血液污染到透析机应立即消毒处理。

七、第一次开始透析的新入患者或由其它中心转入的患者必须在治疗前进行乙肝、丙肝、梅毒及艾滋病感染的相关检查。

八、每一位患者透析结束后均应更换床单、被套及枕套。

九、感染病人透析间的设备和物品(血压计、听诊器、治疗车、机器、病历等)应标识明确,不得将感染透析间物品带入普通病人透析间,每次透析结束后,应先使用消毒剂擦拭,再用清水擦拭。

十、不能用同一注射器向不同患者注射肝素或对深静脉置管进行肝素封管。

十一、每天对水处理设备进行维护与保养,包括冲洗、还原和消毒,每次消毒后应该测定消毒剂残余浓度,确保安全范围,保证透析供水。

十二、医务人员进入血透室应更衣、换鞋、戴口罩、帽子,处理每例患者前、后均应洗手,操作或接触血液时必须戴手套,一副手套只能护理一个病人,执行标准预防,患传染病者应调离。

十三、医务人员加强个人防护,定期体检,防止利器刺伤,被 HBV 阳性的患者血液、体液污染的锐器刺伤后,填写职业暴露个案登记表,报医院感染管理科备案,推荐 24h 内注射乙肝免疫高价球蛋白,同时进行血液乙肝标志物检查,阴性者于 1～3 月后再检查,仍为阴性可予以皮下注射乙肝疫苗。

十四、透析间限制陪护人员入内,病人进入时须换鞋,加强对病人的监测,如透析中出现热源反应，及时查找原因，采取控制措施。

十五、每月对透析间空气、物体、机器表面、医务人员手进行病原微生物的培养监测，保留原始记录，建立登记表。

十六、透析液、透析用水每月监测1次，细菌总数应少于100cfu/ml，超过50cfu/ml应提前干预。

十七、每月对反渗水进行内毒素检测，应小于0.25EU/ml，超过0.125EU/ml应提前干预。

十八、一次性的透析器和管路不可重复使用。患者使用后的透析器和管路按照感染性废物处理，锐器放入利器盒内。乙肝病人产生的生活垃圾和医疗废物用双层黄色包装袋密封交医疗废物回收专职人员，透析器同时记录数量和重量，交接记录完整。

十九、房间湿式清洁，拖布、布巾分区使用，拖布标识清楚，分开放置，分开清洗与消毒，悬挂晾干。

二十、透析间每日开窗通风1—2次，每次不少于30min，有人情况下应使用空气消毒器进行空气消毒，无人情况下可选用紫外线灯照射消毒。

（王清妍）

文件编号:YG－ZD－037	制定时间:2003.10
制定部门:医院感染管理科	第一次修订:2013.5
文件名称:重症监护室医院感染管理制度	第二次修订:2017.2
依据来源:重症监护病房(ICU)医院感染管理指南(2008 版)、医疗机构重症加强治疗病房设置与管理规范(2008 版)WS/T509－2016 重症监护病房医院感染预防与控制规范	

重症监护室医院感染管理制度

一、重症监护室(ICU)整体布局应以洁污分开为原则,医疗区域、医疗辅助用房区域、污物处理区域和医务人员生活辅助用房等应相对独立。

二、工作人员进入 ICU 应穿专用工作服、戴帽子、口罩,洗手、换鞋,工作人员外出时必须更换或加穿工作服,更换外出鞋。

三、会诊人员应穿隔离衣、鞋套、戴帽子、口罩,并行手卫生。

四、应明示探视时间,限制探视者人数。探视者进入 ICU 宜穿专用探视服,换鞋,戴帽子、口罩,并行手卫生,探视服专床专用,探视日结束后清洗消毒。谢绝患有呼吸道感染性疾病的探视者。

五、严格执行无菌操作规程,执行标准预防和手卫生制度,在处理不同病人或同一病人的不同部位前、后均须洗手或卫生手消毒。洗手设施与床位数比例应不低于 1:2。

六、感染病人和非感染病人分开安置,以防止交叉感染的发生。多重耐药菌、泛耐药菌感染或定植患者,宜单间隔离如隔离房间不足,可将同类耐药菌感染或定植患者集中安置,并设醒目的标识。

七、护理多重耐药菌感染或定植患者时,宜分组进行,人员相对固定。

八、患有呼吸道感染、腹泻等感染性疾病的医务人员,应避免直接接触患者。

九、ICU 应配备足量的、方便取用的个人防护用品,如医用口罩、帽子、手套、护目镜、防护面罩、隔离衣等。医务人员应掌握防护用品的正确使用方法。

十、加强抗感染药物应用的管理,防止病人发生菌群失调,加强细菌耐药性的监测,定期对病人的分泌物、引流物作细菌培养,发现耐药菌感染(如 MRSA、VRSA)或其他多重耐药菌感染,应立即采取隔离措施,并上报医院感染管理科。

十一、加强病人的中央导管、导尿管、呼吸机、手术部位的各种留置管路的观察、局部护理与消毒。

十二、地面、墙面、呼吸机外壳及面板、监护仪、输液泵、氧气流量表、门窗、床单元、各物体表面、键盘每天清洁消毒 1～2 次,一般性诊疗器械如听诊器、叩诊锤、手电筒、软尺等)宜专床专用;如交叉使用应一用一消毒;应保持室内的无尘和清洁,有污染时随时擦拭消毒。拖布、布巾专室专用，用后分开清洗消毒，悬挂晾干。

十三、病房定时通风、每天2次使用多功能层流净化杀菌机空气消毒，病人出院后的床单元应进行终末处理，必要时经卫生学监测合格后方可再收治病人。

十四、不应在室内摆放干花、鲜花或盆栽植物。

十五、定期对空气、物体表面、医护人员手、使用中的消毒液及呼吸机管路、湿化器等进行监测。

十六、医疗废物的处理参照《医疗废物管理制度》执行。

（注：CCU参照ICU病房管理）

（王清妍）

文件编号:YG－ZD－038	制定时间:2005.9
制定部门:医院感染管理科	第一次修订:2013.5
文件名称:口腔科医院感染管理制度	第二次修订:2017.2
依据来源:医疗机构口腔诊疗器械消毒技术操作规范、医院感染预防与控制标准操作规程(胡必杰)WS/506－2016 口腔器械消毒灭菌技术操作规范	

口腔科医院感染管理制度

一、口腔科独立成一区域,布局合理,器械清洗去污区与检查包装区相对独立,区域之间有实际的隔离屏障。

二、每日对各区域物体表面进行清洁、消毒,遇污染应及时清洁、消毒,定时开窗通风,每日紫外线消毒 2 次,每周彻底清洁消毒 1 次。

三、加强职业防护管理,定期体检,建立科室人员健康档案。

四、遵守无菌技术操作规程,执行标准预防和手卫生制度,脱手套后洗手。

五、凡接触病人伤口、血液、破损粘膜或者进入人体无菌组织的各类口腔诊疗器械,使用前必须达到灭菌要求。

六、接触病人完整粘膜、皮肤的口腔诊疗器械,使用前必须达到消毒要求。

七、重复使用诊疗器械的处理采用冲洗－酶洗－必要时除锈－润滑－消毒或灭菌的程序,结构复杂、缝隙多的器械宜采用超声清洗。器械干燥可以使用气枪或 95%乙醇。清洗用具、清洗池每日清洁与消毒。

八、每次治疗前和结束后应及时踩脚闸冲洗管腔 30s,建议使用防回吸牙科手机或配备管腔防回吸装置。

九、每日诊疗结束后应清洗吸唾过滤和沉渣过滤装置,每张综合治疗台应用含有效氯 500mg/L 消毒剂抽吸消毒导管系统。

十、裸露灭菌的器械应存放于灭菌盒内或无菌容器中备用,一经打开使用,有效期不超过 4h。

十一、配备足够的防护用品,从事清洗消毒或灭菌的人员操作时应进行适度防护。

十二、高压蒸汽灭菌锅的使用参照“压力蒸汽灭菌器的使用管理规定”执行,工艺监测、化学监测和生物监测资料保存三年。

十三、医疗废物的处理参照《医疗废物管理制度》执行。

十四、定期对空气、物体表面、手等进行卫生学监测,对口腔用水进行细菌总数和致病菌检测。

十五、消毒灭菌的工作人员应参加岗前培训和继续教育,每年应至少参加消毒灭菌专业技术培训 1 次。

(巩汉香)

文件编号:YG—ZD—039	制定时间:1995.8
制定部门:医院感染管理科	第一次修订:2013.5
文件名称:产房医院感染管理制度	
依据来源:医疗机构消毒技术规范、综合医院建筑设计规范	

产房医院感染管理制度

一、布局合理,光线充足,分医疗区和辅助区,区域之间标志明确并设立缓冲门。设立隔离待产室和隔离分娩室。

二、墙壁、地面等表面光滑,有良好的排水系统便于清洗和消毒。配备非手接触水龙头、洗手液、计时钟表等。

三、接生或助产前进行外科手消毒,手套刺破及处理脐带和缝合伤口前,应更换新的无菌手套,更换组织剪(严禁用侧切剪刀)处理脐带。

四、每台分娩后应湿式擦拭地面及产床周围的各种物体表面,对于含有小量血液或体液等物质的溅污,可先清洁再进行消毒;对于大量的溅污,应先用吸湿材料去除可见的污染物,然后再清洁和消毒。

五、羊水有臭味或疑有宫腔感染时,应立即留取标本培养,以便指导产后或术后抗菌药物的使用。

六、及时清理新生儿口腔及呼吸道的吸入物,防止吸入性肺炎的发生。

七、认真执行出入产房管理要求,限制参观和实习人员,非本室人员未经许可不得入内,所有人员入室前均应做手卫生。

八、患呼吸道感染性疾病或皮肤有伤口者不得入内,防止交叉感染。

九、严格遵守无菌操作规程,接触患者的所有诊疗用品均应一人一用一消毒或灭菌。

十、医疗废物的处理参照《医疗废物管理制度》执行,胎盘的交接应注明数量和重量。

十一、产妇产前应做感染五项、肝功能等有关化验检查,HBsAg 阳性者还应进行乙肝五项指标检查。

十二、有潜在传染性疾病的产妇应安排在隔离待产室和隔离分娩室,分娩结束后进行终末消毒处理,产妇的胎盘用双层黄色医疗废物包装袋作为感染性废物处理。

十三、执行标准预防和职业防护制度,根据危险程度选择使用面罩、防护衣等防护用品。

十四、清洁用具专室专用,标识清楚,每次使用后分开清洗消毒,晾干备用。

十五、定期对空气、物体表面、手等进行卫生学监测。

十六、执行《产妇分娩后胎盘的处理规定》,“产妇胎盘处理告知、处置单”上必须有医务人员和产妇(或授权委托人)的签名。

(注:人流室参照产房管理)

(李　晶)

文件编号：YG－ZD－040	制定时间：1998.7
制定部门：医院感染管理科	第一次修订：2013.5
文件名称：检验科医院感染管理制度	
依据来源：医疗机构消毒技术规范	

检验科医院感染管理制度

一、工作人员须穿工作服，戴工作帽，操作时戴口罩，必要时穿隔离衣、胶鞋、戴手套，配备非接触式水龙头、洗眼器等设施。

二、加强职业防护管理，定期体检，建立科室人员健康档案。

三、严格执行无菌技术操作规程，静脉采血必须做到一人一针一管一巾一带；微量采血应做到一人一针一管一片。

四、对每位病人操作前、后，脱手套后均应洗手或卫生手消毒。操作前、后或检验同类标本后再检验另一类标本前，均须流水洗手。

五、使用合格的一次性检验用品。无菌物品在有效期内使用，开启的棉棒、棉球使用时间不得超过24h。镊子、镊子筒高压灭菌后干放，有效期4h。

六、医疗废物的处理参照《医疗废物管理制度》执行。

七、微生物室产生的各种标本等应就地高压灭菌后再按照感染性废物交医疗废物回收专职人员处理。

八、地面与物体表面应保持清洁、干燥，每天进行消毒，遇明显污染随时去污、清洁与消毒。清洁工具专室专用。

九、各房间通风换气，每日2次，每次30min。操作间紫外线照射消毒每日2次，每次30min，做好记录。

十、污染区物体表面每日用500mg/L有效氯消毒液擦拭，贵重仪器有污染时可用75%酒精或2%碱性戊二醛擦拭，30min－60min后清水擦拭。

十一、在进行各种检验时，应避免污染；在进行特定病原体检验后，应及时进行消毒。遇有标本污染时，用2000mg/L－5000mg/L有效氯消毒液的吸湿材料覆盖擦拭，再进行清洁和消毒，防止扩散，并视污染情况向上级报告。

（王常芳）

文件编号:YG－ZD－041	制定时间:1995.8
制定部门:医院感染管理科	第一次修订:2010.5
文件名称:消毒供应室医院感染管理制度	第二次修订:2017.2
依据来源:医疗机构消毒技术规范、WS310.1－2016《CSSD管理规范》、WS310.2－2016《CSSD清洗消毒及灭菌技术操作规范》、WS310.3－2016《CSSD清洗消毒及灭菌效果监测标准》	

消毒供应室医院感染管理制度

一、分区明确,布局流程符合WS310.1－2016的要求,各区域温度、湿度适宜。

二、地面与物体表面应保持清洁、干燥,去污区每天用500mg/L有效氯消毒液擦拭消毒,遇明显污染随时去污、清洁与消毒。

三、去污区每天紫外线消毒2次,每次至少30min,无菌物品存放间用循环风紫外线消毒器进行空气消毒,每日2次,每次60min,做好记录。

四、重复使用的器械、器具的清洗处理应按照WS310.2－2016.5程序进行,不得使用石蜡油对器械进行保养和润滑,遵循先清洗后消毒的处理程序;被朊毒体、气性坏疽及突发不明原因传染病病原体污染的诊疗器械、器具按照WS/367的规定。

五、不应在诊疗场所对污染的诊疗器械、器具和物品进行清点,应采用封闭方式回收,避免反复装卸。

六、根据工作岗位的不同需要,应配备相应的个人防护用品,包括圆帽、口罩、隔离衣或防水围裙、手套、专用鞋、护目镜、面罩等。去污区应配置洗眼装置。工作时间衣帽整洁,不串区,外出时更换衣鞋或加穿工作服。

七、加强职业防护管理,定期体检,建立科室人员健康档案。

八、对灭菌质量采用物理监测、化学检测和生物监测,脉动真空灭菌器每日开始灭菌运行前进行B－D测试,合格后方可使用。

九、回收的污染物品与清洗过的物品应严格分开,未经灭菌与灭菌后物品严格分开。敷料一用一洗。

十、下收下送车辆洁污分开,车上配有速干手消毒液,灭菌物品密闭运送,车辆每日清洁和消毒,分区存放。

十一、灭菌合格物品有明显灭菌标志和日期,分类、分架存放,在有效期内发放使用。一次性无菌物品移除外包装后方可移入无菌物品存放间。

十二、医疗废物的处理参照《医疗废物管理制度》执行。

十三、执行手卫生规范,掌握洗手和手消毒指征。

十四、CSSD的工作人员应当接受与其岗位职责相应的岗位培训,建立CSSD工作人员的继续教育制度，根据专业进展，开展培训，更新知识。

十五、应定期对工作质量进行分析，落实持续改进。

十六、应建立与相关科室的联系制度，并主要做好以下工作：主动了解各科室专业特点、常见的医院感染及原因，掌握专用器械、用品的结构、材质特点和处理要点；对科室关于灭菌物品的意见有调查反馈、落实，并有记录。

（巩汉香）

文件编号：YG－ZD－042	制定时间：1995.8
制定部门：医院感染管理科	第一次修订：2013.5
文件名称：手术室医院感染管理制度	第二次修订：2016.6
依据来源：医疗机构消毒技术规范、医院手术室管理规范（2009）GB－50333 洁净手术部建筑技术规范	

手术室医院感染管理制度

一、手术室布局流程、基本装备、净化空调系统、用房分级等应符合国家标准和功能流程、洁污分开要求，区域间标志明确。设特别洁净手术间、标准洁净手术间、一般洁净手术间、准洁净手术间。隔离手术间靠近手术室入口处。每一手术间限一张手术台。

二、进入手术室必须更换拖鞋、衣、裤、帽、贴身衣领及衣袖不可外露，不得穿毛衣进入洁净手术间。有事外出须更换外出衣及外出鞋。

三、手术器具及物品必须一用一灭菌，能压力蒸汽灭菌的应避免使用化学消毒剂浸泡。内镜和锐利器械首选低温等离子体灭菌，并有专人负责。

四、洗手刷应一人一用一消毒或灭菌。

五、隔离病人手术通知单上应注明感染情况，在隔离手术间进行。凡大面积清创术及破伤风、气性坏疽、铜绿假单胞菌感染等手术应尽量缩小污染范围，标本按隔离要求处理，手术间严格终末消毒。对重复使用的器械、器具应密封并注明感染性疾病名称密闭转运。

六、严格控制参观手术人数，参观者不可任意进入其他手术间和无菌物品存放间。

七、凡手术中切除的坏死组织、污染物等应及时送出手术间，与其他污染的敷料用品一起置于黄色医疗废物专用袋内，参照《医疗废物管理制度》执行。

八、工作区域，应当每 24 小时清洁消毒一次。连台手术之间、当天手术全部完毕后，应当对手术间及时进行清洁消毒处理。

九、接送病人的平车保持清洁，每周用 500mg/L 的有效氯消毒液擦拭，有污染时及时去污、清洁消毒。车上物品保持清洁，铺单一人一换。接送隔离病人的平车应专车专用，用后严格消毒。

十、体外循环机、呼吸机、麻醉车等用后清洁处理。一次性的供氧管道和喉镜不得重复使用，重复使用的呼吸管道、呼吸气囊等用后送消毒供应室统一清洗消毒处理，一用一消毒，重复使用的喉镜由消毒供应室回收低温灭菌。

十一、对剖宫产的产妇，胎盘处理方式应由医务人员和产妇（或授权委托人）在病历“产妇胎盘处理告知、处置单”上确认后签名。

十二、外来器械和植入物的管理参照《外来医疗器械（植入物）使用管理制度》执行。

十三、定期对空气、物体表面、工作人员手等进行卫生学监测，定期对灭菌后内镜进行生物学监测。

（注：门诊手术室参照手术室和治疗室管理）

（韩月欣）

文件编号：YG－ZD－043	制定时间：2013.7
制定部门：医院感染管理科	第一次修订：2016.6
文件名称：介入导管室医院感染管理制度	
依据来源：医疗机构消毒技术规范、空气净化管理规范医院手术室管理规范(2009)	

介入导管室医院感染管理制度

一、介入导管室应分为污染区、清洁区、无菌区，做到分区明确，流程合理。地面、墙面、天花板等应光滑，墙角圆角处理，以方便清洁与消毒。

二、进入介入导管室的人员需严格执行医院清洁卫生制度、消毒隔离制度及无菌技术操作原则。

三、凡进入介入导管室的人员必须按规定更换鞋、手术衣裤、口罩、帽子，执行标准预防，机器运转期间，手术操作人员必须穿铅衣，离开介入导管室时须更换外出鞋，并将铅衣、衣裤、口罩、帽子、鞋放于指定的位置，规范放置。

四、房间采用湿式清洁，每日用空气消毒机消毒，每周彻底清洁消毒 1 次，有污染时随时消毒，连台手术之间、当天手术全部完毕后，应及时进行清洁、消毒。标志物阳性患者术后要进行终末消毒。布巾、拖布分区使用，分开容器清洗与消毒，悬挂晾干。

五、一次性使用无菌医疗用品必须由医院设备科统一采购，使用科室不得自行购入，一次性使用导管不得重复使用。

六、患有皮肤化脓性感染及其他传染病的工作人员，应暂停手术操作。手术前手术人员按要求进行外科手消毒，连台手术、术中手套破损或者手被污染应重新进行外科手消毒。

七、进入人体无菌组织、无菌器官的器械，凡耐湿热的物品，首选压力蒸汽灭菌，不耐湿热的物品灭菌，首选过氧化氢低温等离子灭菌。

八、一次性医疗用品不得重复使用，凡国家药品监督管理部门审批的产品，其说明书上未界定为一次性使用的导管，应按消毒供应规范 WS310.2 的要求进行处理，导管必须编号、记录使用情况，传染病人使用过的导管不得重复使用。

九、手术床上用品一人一用一更换。

十、介入穿刺消毒时应以同心圆的方式涂擦消毒液至少 2 遍，消毒范围直径应 > 15cm，待其自然干燥以后，再铺设从头到脚的大无菌巾。手术切口消毒范围应在手术野及其外扩展≥15cm 部位由内向外擦拭。

十一、定期对空气、医护人员的手、手术间台面等进行环境卫生学监测，监测结果存档备查。

十二、科室不得自行购入植入性或介入性医疗器械，医院进货前医院感染管理科应履行对相关证件进行审核的职能。

十三、心脏起搏器、血管内导管、支架等植入性或介入性医疗器械应建立详细的使用记录，按规定记录产品跟踪信息，使产品具有可追溯性，条形码贴在病历上。

十四、医疗废物应当按照医疗废物管理制度的有关规定执行，取出的植入性器械应进行详细登记，并按照感染性医疗废物处理。

（注：介入手术室参照介入导管室管理）

（刘玉芳）

文件编号：YG－ZD－044	制定时间：2010.10
制定部门：医院感染管理科	第一次修订：2013.5
文件名称：新生儿病室医院感染监控和报告制度	第二次修订：2016.6
依据来源：中国新生儿病房分级建设与管理指南、新生儿病室建设与管理指南	

新生儿病室医院感染监控和报告制度

一、新生儿病室应独成一区，限制陪护和探视人员，工作人员外出时应换鞋、更衣或加穿外出工作服。

二、加强新生儿病室的管理，保持空气清新与流通，每日通风至少 2 次，每次 30min，必要时用循环风紫外线消毒器进行消毒。

三、病房内所使用的器械器具和物品应符合《医院感染管理办法》的要求。

四、手术使用的器械器具应达到灭菌要求，一次性使用的器械、器具和物品不得重复使用。

五、湿化瓶、吸痰瓶应当每日更换，清洗消毒。

六、蓝光箱、暖箱应当每日清洁并更换湿化液，一人用后一清洁，传染病患儿用后立即消毒，患儿连续使用时应当每周消毒一次，用后终末消毒。

七、接触患儿皮肤黏膜的器械、器具及物品应当一人一用一消毒。如：雾化吸入器、面罩、氧气管、体温表、吸痰管、浴巾、浴垫等。

八、保持配奶间清洁、干净，定期消毒。配奶前严格执行手卫生，配奶应当现配现用，剩余奶液不得再用。

九、患儿使用后的奶嘴用清水清洗干净，高温或微波消毒；奶瓶由配奶室统一回收清洗、高温或高压消毒；奶瓶、奶嘴一用一洗一消毒。盛放奶瓶、奶嘴的容器、保存奶制品的冰箱每日必须清洁消毒。

十、新生儿的衣服、被服一日一换，污染后及时更换，保持清洁，出院后对床单元终末消毒。

十一、病室保持清洁，每日对各物体表面进行消毒，每周彻底清洁一次。

十二、医务人员严格实施标准预防，执行手卫生规范和无菌技术操作规程。

十三、对新生儿病房开展医院感染监测，科室发生散发的医院感染病例应 24h 内上报医院感染管理科，发现特殊和不明原因的感染病例，应立即上报，并及时采取单间隔离措施，专人护理。

十四、防护用品的使用和医疗废物的处置参照医院相关规定。

十五、医院感染管理科定期对新生儿病房空气、物体表面、医护人员手等进行卫生学监测。

（刘玉芳）

文件编号:YG－ZD－045	制定时间:2010.1
制定部门:医院感染管理科	第一次修订:2014.3
文件名称:烧伤病房医院感染管理制度	第二次修订:2016.6
依据来源:医疗机构消毒技术规范、医院隔离技术规范	第三次修订:2017.2

烧伤病房医院感染管理制度

一、严重烧伤和白细胞低于 1.0×10^9/L 等身体抵抗力低下的易感染患者应执行保护性隔离。

二、病房定时开窗通风,配备循环风紫外线或静电吸附式空气消毒器,无人房间可以使用紫外线照射消毒,保养清洗消毒记录完整。

三、接触每个病人前、后洗手或手消毒,换药时严格执行无菌技术操作原则,戴口罩、帽子和手套,并按照先清洁,再污染,最后感染创面的顺序进行。

四、执行皮肤软组织感染预防控制制度,保持床铺整洁,严重烧伤病人床上用品应进行消毒处理。

五、合理使用抗菌药物,防止和减少耐药菌的产生,及早发现感染早期症状,及时行分泌物送检,重视多重耐药菌感染和定植病人的管理,做到早发现,早报告,早隔离,早治疗。

六、加强病房环境及物体表面的清洁、消毒,每日用 500mg/L 有效氯消毒液擦拭,防止外源性感染的发生。病人出院、转院、转科、死亡后彻底进行终末消毒。

七、污染垃圾及医疗废物及时放于黄色医疗废物专用袋内密封,应与医院内转运人员做好交接登记并双签字,记录应保存 3 年。

八、定期对空气、物体表面、医务人员手进行卫生学监测和致病菌监测。

九、严格执行探视制度,限制探视和陪护人数。探视者洗手后方可入内,必要时加穿隔离衣。

十、凡患呼吸道疾病或咽部带菌者,包括医务人员,均应避免接触病人。

十一、病房拖布和布巾应分区使用,清洗消毒后悬挂晾干。

(注:血液病房参照烧伤病房管理)

(刘玉芳)

文件编号：YG－ZD－046	制定时间：2014.3
制定部门：医院感染管理科	第一次修订：2016.6
文件名称：理疗室医院感染管理制度	
依据来源：医疗感染管理办法、基层医疗机构医院感染管理基本要求	

理疗室医院感染管理制度

一、保持物体表面及诊疗床清洁，每周更换床单、枕套等，如被污染应及时更换，每天2次开窗通风，必要时进行空气消毒。

二、无菌物品依次放入专柜，先期先用，开启的消毒剂和无菌物品注明时间，过期不得使用，自行配制的消毒剂应现用现配，并注明时间、名称和浓度。

三、进行针灸穿刺操作时严格执行无菌技术操作规程，正确进行穿刺部位的皮肤消毒，针灸针具(毫针、耳针、头针、长圆针、梅花针、三棱针、小针刀等)做到一人一针一用一灭菌。

四、进行拔罐、刮痧等操作时严格执行无菌技术操作规程，必要时进行操作部位的皮肤消毒，相关器具和物品做到一人一用一消毒或一人一用一灭菌。

五、一次性针灸针具不得重复使用，用后按损伤性医疗废物处理，重复使用的针灸针用后交消毒供应室统一清洗、消毒灭菌；用后的火罐用500mg/L含氯消毒剂消毒后清水冲净，专用容器存放，晾干备用。

六、室内配有洗手设施和干手用品，治疗车上物品应洁、污分开，车上配有速干手消毒剂，每次操作前、后应进行手卫生。

七、布巾、拖布等专室专用，用后清洗消毒，晾干备用。

八、加强医院感染知识学习，掌握相关消毒隔离、职业防护、手卫生等知识。

九、各种消毒记录、学习记录、自查记录、医疗废物交接记录等资料完整。

十、医疗废物处理参照《医疗废物管理制度》执行。

(刘玉芳)

文件编号:YG－ZD－047	制定时间:2013.3
制定部门:医院感染管理科	第一次修订:2016.6
文件名称:重点环节、重点人群与高危因素医院感染管理与监测计划	
依据来源:三级综合医院评审标准实施细则	

重点环节、重点人群与高危因素医院感染管理与监测计划

医院感染管理科及其相关科室必须高度重视重点环节、重点人群与高危险因素的医院感染预防与控制工作,强化安全意识,严格执行《医院感染管理办法》及有关医院感染控制的技术和标准,明确并落实各部门预防和控制医院感染的职责,加强监管力度。针对医院感染的易感特点及医院感染预防与控制的各个环节,制定并完善相应的规章制度和工作规范,切实从管理及技术等方面采取有效措施,加强管理。

一、加强ICU、手术室、新生儿室、内镜室、消毒供应室等医院感染重点部门的管理。贯彻落实《重症医学科建设与管理指南(试行》、《医院手术部(室)管理规范(试行)》、《新生儿病室建设与管理指南(试行)》、《医院消毒供应中心管理规范》等有关技术规范和标准,健全规章制度、细化工作规范、落实各项措施,如对ICU和手术部位开展综合性目标性监测,重点关注静脉留置针、留置导尿管、清洁手术的患者,对开展目标性监测的科室,院感专职人员定期下临床科室督查,进行现场指导,定期对重点部门进行环境卫生学监测,加强监督,兼职医生和兼职护士明确各自职责,加强对本科室易感因素的监控。

二、加强手术器械等医疗用品的消毒灭菌工作等重点环节管理。消毒灭菌是预防和控制医院感染的重要措施。必须按照《医院感染管理办法》、《消毒管理办法》等有关规定,切实做好手术器械及其他侵入性医疗用品的消毒灭菌工作。对耐高温、耐高湿的医疗器械、器具和用品应当首选压力蒸汽灭菌,尽量避免使用液体化学消毒剂进行浸泡灭菌。使用的消毒药械、一次性医疗器械、器具和用品应当符合国家有关规定。一次性使用的医疗器械、器具和用品不得重复使用。进入人体组织和无菌器官的相关医疗器械、器具及用品必须达到灭菌水平,接触皮肤、粘膜的相关医疗器械、器具及用品必须达到消毒水平,从而切断传播途径,达到防止交叉感染的目的,对重复使用的器械的清洗效果进行监测。

三、严格执行无菌技术操作规程,加强医院感染高危因素管理。医务人员实施手术、注射、插管及其他侵入性诊疗操作技术时,应当严格遵守无菌技术操作规程和手卫生规范,避免因医务人员操作行为不规范导致患者发生感染,降低因医疗用水、医疗器械和器具使用及环境和物体表面污染导致的医院感染,院感专职人员不定时到外科查看换药、侵袭性穿刺过程中无菌技术执行情况。

四、加强医院感染监测工作。加强重点部门如ICU、手术室、新生儿室、内镜室、消毒供应室等。重点部位如呼吸机相关性肺部感染、留置导尿管所致的泌尿系感染、导管相关血流感

染、外科手术部位感染等，以及关键环节如外科手术、静脉留置针等医院感染监测工作，及时发现、早期诊断感染病例。

五、重点关注留置各种管道以及合并慢性基础疾病的患者、老年人、婴幼儿、免疫力低下、严重营养不良患者、频繁使用抗菌药物的患者、手术后患者等易感的重点人群。院感专职人员定期到科室进行翻阅病历，床旁调查，了解科室的重点人群，督促临床科室医务人员在诊疗操作过程中，加强观察，合理治疗，避免医院感染的发生。

六、加强对全体医务人员医院感染预防与控制知识的培训。特别要加大重点部门医务人员医院感染预防与控制措施的培训和考核，强化防控意识，加大对消毒灭菌、无菌技术操作、手卫生及隔离等措施的落实力度，提高医务人员有效预防和控制医院感染的工作能力和处置能力，切实保障医疗安全。

（丁　丽）

文件编号：YG－ZD－048	制定时间：2013.3
制定部门：医院感染管理科	第一次修订：2016.6
文件名称：医院职业安全监测制度	
依据来源：医疗机构消毒技术规范、劳动法、血源性病原体职业防护导则	

医院职业安全监测制度

一、建立高危岗位个人安全监测档案。参与放射诊疗工作的科室做好放射剂量监测，定期组织对放射诊疗工作场所、设备和人员进行放射防护检测、监测和检查。科室负责自查，医务科负责督导。科室发现异常情况应立即报告医务科。

二、职业暴露及时上报、处理。职能科室定期对各临床、医技科室进行检查，查看职业暴露上报及处理的情况，是否存在操作流程不合理、违犯操作规程的情况，对存在问题及时给予指导，消除安全隐患。

三、定期对全院医务人员进行体检。医院定期对全院医务人员进行体检，并及时将检查结果告知本人，健康管理中心负责建立员工健康档案，高危科室将本科室健康档案归科室存档。

四、加强对全院医务人员的培训。加强工作人员对医疗环境中职业安全防护教育。上岗前对新职工进行医院感染、职业防护、安全技术等岗前培训。医院不定期对员工进行职业安全教育培训。

五、医务人员做好职业安全防护

（一）医护人员在临床诊疗过程中，应严格遵守传染病防治管理制度和职业安全卫生操作规程，做好职业安全防护。

（二）各临床医技部门不得安排有职业禁忌的员工从事与禁忌相关的作业。

（三）各临床医技部门应配备医疗急救药品和急救设施。

（四）严格管理有毒物品、放射源或其他对人体有害的化学物品，并在醒目位置设置安全标志。

六、积极进行整改

（一）若发生职业危害后相关部门应及时调查事件的发生原因和事件性质，估算事件的危害波及范围和危险程度，查明人员伤害情况，做好事故调查处理工作。

（二）对已受损害的接触者可视情况调整工作岗位，并予以合理的治疗，促进职工康复。

（王焕娟）

文件编号：YG－ZD－049	制定时间：2013.12
制定部门：医院感染管理科	第一次修订：2016.6
文件名称：2017 年医院感染监测计划	
依据来源：医院感染监测规范、医院消毒卫生标准	

2017 年医院感染监测计划

检测内容	监测方法	监测对象	监测时间	监测人员
医院感染病例监测	医院感染监测软件报告	住院病人	每天	各科管床医师，院感专职人员
现患率调查	查看运行病例，床边调查	某时间段住院病人	每年一次	院感专职人员各科兼职医师
ICU 目标性监测	ICU 病人监测 ICU 病人日志	ICU 住院病人	1—12 月	ICU 兼职医师，兼职护士，院感专职人员
新生儿病房目标性监测	新生儿医院感染病例调查表 新生儿病房日志	住进儿科的所有新生儿	1—12 月	儿科兼职医师，院感专职人员
血管导管相关感染目标性监测	ICU 动静脉置管病人目标性监测	住院病人使用血管导管病人	1—12 月	各科兼职医师 院感专职人员
细菌耐药性监测	LIS 系统 监测软件	感染病人、定植病人	每天	各科管床医师、微生物室工作人员，院感专职人员
手术部位、抗菌药物监测	手术部位监测登记表	手术病人 使用抗菌药物者	1—12 月	各科兼职医师 院感专职人员
消毒灭菌效果工艺监测	温度、压力	无菌物品	每锅次	操作人员
消毒灭菌效果化学检测	指示卡	无菌物品	每包	操作人员 使用人员
消毒灭菌效果生物监测	培养锅	植入物，无菌物品，压力灭菌器	每周或每批次	操作人员，院感专职人员
环境生物学	细菌培养	重点部门 普通科室	每季度抽查	院感专职人员 微生物室人员 兼职护士

续表

检测内容	监测方法	监测对象	监测时间	监测人员
使用中消毒剂，灭菌剂浓度监测	测试卡	各部门	每日(频繁使用) 每周	操作人员
使用中消毒剂，灭菌剂生物监测	细菌培养	各部门	季度	院感专职人员 微生物室人员
紫外线灯强度检测	检测仪	各部门	半年 季度(低于 80vw/cm²)	院感专职人员
医疗器械清洗质量	目测，放大镜，ATP 荧光检测仪 STF 清洗卡	消毒供应室	随机或每周(STF)	操作人员
手卫生依从性	跟踪观察	各部门	每月随机	院感专职人员 各科兼职人员

(韩月欣)

文件编号:YG－ZD－050	制定时间:2013.3
制定部门:医院感染管理科	第一次修订:2016.6
文件名称:医用消毒剂管理规定	
依据来源:医疗机构消毒技术规范	

医用消毒剂管理规定

消毒剂是指用于杀灭传播媒介上的微生物使其达到消毒或灭菌要求的制剂。包括灭菌剂、高效消毒剂、中效消毒剂和低效消毒剂。

一、使用前应认真阅读产品包装上的“产品说明”、“适用范围”、“使用方法”和“注意事项”等,并严格遵照执行。

二、消毒剂专区放置于阴凉通风处,避光、防潮、密封保存,并有明显的易燃、易爆、易腐蚀等标识。

三、按照产品说明,根据有效成分含量按照稀释定律配制所需浓度消毒液。

四、多数消毒剂配制后稳定性下降,应现用现配,使用前监测浓度,连续使用的消毒剂应每日监测浓度,或每次使用前监测浓度。

五、用过的医疗器械和物品,应先去除污染,彻底清洗干净,再消毒;医疗器械和物品须达到灭菌水平的应清洗干净后,先干燥再灭菌。

六、用于浸泡消毒时容器应加盖,并放于通风良好的环境中。

七、消毒剂均有一定的腐蚀性,不宜长时间浸泡物品或残留在物体表面,作用时间达到后应取出或采取有效措施去除残留消毒剂。

八、消毒人员应做好个人防护,必要时戴口罩、橡胶手套、护目镜或面罩等。有强烈刺激性气味时,人员应尽可能离开消毒现场或加强环境通风。

（李　晶）

文件编号：YG－ZD－051	制定时间：2013.8
制定部门：医院感染管理科	第一次修订：2016.6
文件名称：手术前皮肤准备管理规定	
依据来源：外科手术部位感染预防与控制技术指南【2010】187号	

手术前皮肤准备管理规定

一、术前一日用2%葡萄糖酸洗必泰清洁手术部位皮肤。

二、不影响手术野的细小毛发不必剃毛，不提倡使用刀片刮毛的方法备皮。

三、影响术野的粗毛发应使用医用电动安全备皮器或剪刀剪毛。

四、必须剪毛者应在手术当日术前即刻或术前2小时内完成，手术当日剃毛后再次使用2%葡萄糖酸洗必泰对手术部位皮肤进行清洁。

五、医护人员对病人及家属进行术前卫生宣教，消除病人对术前皮肤准备工作的疑虑。

六、相关职能部门对手术病人术前皮肤准备情况进行检查。

七、条件允许的情况下，应沐浴。

（田祥燕）

文件编号:YG－ZD－052	制定时间:2013.4
制定部门:医院感染管理科	第一次修订:2016.6
文件名称:职业暴露发生后相关费用报销规定	第二次修订:2017.2
依据来源:血源性病原体职业防护导则、劳动法	

职业暴露发生后相关费用报销规定

一、医务人员发生职业暴露后的费用包括检验费、预防性用药(乙肝免疫球蛋白、青霉素等)、乙肝疫苗费用等。

二、医务人员入职前应接受乙肝疫苗注射(乙肝表面抗原阳性者除外),并将体检资料妥善保存,以备查验。

三、医务人员及相关工作人员应严格按照诊疗常规进行操作,若不慎发生针刺伤等职业暴露,所产生的相关费用由医院和科室共同承担,报销比例:医院70%,科室30%;若因违犯操作规程发生职业暴露后产生的费用由医院、科室和个人共同承担,报销比例:医院50%,科室30%,个人20%。

四、当事人应如实填写《职业暴露个案登记表》,由本人签字,科室主任或护士长签字证明,并经医院感染管理科负责人签字。医院感染管理科对职业暴露产生的费用情况进行年度汇总,报分管院长、院长审批,财务科审核后报销。

五、医院感染管理科对医务人员及相关工作人员职业暴露情况进行详细登记,并予以追踪评价,检验报告单备案。

六、本报销规定仅适用于职业暴露后产生的预防用药和实验室监测费用,若暴露者出现感染所产生的治疗费用和其他费用按照国家相关规定处理。

七、下列情况不予报销:

1.职业暴露发生后未按照规定程序报告及处置者。

2.医院可以购买的预防用药和检验项目而擅自到外院购买或检查者。

3.不需要用药擅自用药者。

(胡玉蕾)

文件编号:YG－ZD－053	制定时间:2009.9
制定部门:医院感染管理科	第一次修订:2013.5
文件名称:产妇分娩后胎盘处理规定	第二次修订:2016.6
依据来源:传染病防治法、医疗废物管理条例、[2005]123号文件	

产妇分娩后胎盘处理规定

一、根据相关规定,产妇分娩后的胎盘归产妇所有,任何单位和个人不得买卖胎盘。

二、产妇放弃的胎盘可以由科室按照病理性废物进行处置。

三、如果胎盘可能造成传染病传播,医务人员应该及时告知产妇,应用双层医疗废物袋密封包装,按医疗废物进行处置。

四、每一位产妇均应签署《产妇胎盘处理告知、处置单》,置入病历中,产妇(或授权委托人)与医务人员(产房助产士、手术室巡回护士)分别在《产妇胎盘处理告知、处置单》上签字,不能遗漏。医务人员按照处置流程对胎盘进行处置。

五、按照医疗废物处置的胎盘应执行医疗废物二级或三级交接签字制度。由医务人员负责用医疗废物专用袋包装,封口紧实、严密,贴标签注明重量与数量(个数),保洁员再交给医疗废物暂存处专职人员,并分别签字。胎盘由医务人员交给物业人员后出现的一切问题应由物业公司负责。

六、本规定自2010年9月1日起执行。

(崔　岩)

文件编号：YG－ZD－054	制定时间：1995.8
制定部门：医院感染管理科	第一次修订：2013.10
文件名称：压力蒸汽灭菌器使用管理规定	第二次修订：2016.6
依据来源：WS310.1－2016《CSSD管理规范》、WS310.2－2016《CSSD清洗消毒及灭菌技术操作规范》、WS310.3－2016《CSSD清洗消毒及灭菌效果监测标准》	第三次修订：2017.2

压力蒸汽灭菌器使用管理规定

一、操作人员持证上岗，专人负责，灭菌设备每日运行前进行安全检查一次。

二、定期检修、保养灭菌设备，定期校对和监测灭菌效果，有记录。

三、灭菌过程中严格执行操作规程，掌握好灭菌压力、温度、时间，要求达到无湿包、不散包，灭菌过程中不得擅自离开工作岗位。出现湿包时应积极查找原因，日常注意疏水阀、过滤器及其他管路部件的清洗与保养，灭菌结束后，开启灭菌器柜门留一条缝，利用内室壁的热辐射来加热和干燥灭菌物品。

四、压力蒸汽灭菌包重量要求：器械包重量不宜超过7kg，敷料包重量不宜超过5kg。

五、用下排气压力蒸汽灭菌的物品体积不得超过30cm×30cm×25cm，装填量不得超过柜室容积的80%。

六、用预真空和脉动真空压力蒸汽灭菌器的物品包体积不得超过30cm×30cm×50cm，装填量不得超过柜室容积的90%，同时，预真空和脉动真空压力蒸汽灭菌器的装填量不得小于柜室容积的10%和5%，以防止“小装量效应”，残留空气影响灭菌效果。

七、每次灭菌都应放置包内和包外化学指示卡，包外粘贴3M胶带，做好灭菌效果监测记录(批号、压力、温度、时间、操作者签字)，六项指示卡黏贴于病历上。如果透过包装材料可以清楚的观察包内化学指示卡颜色的变化，可以不放包外化学指示卡。

八、预真空和脉动真空压力蒸汽灭菌器每日灭菌前进行一次B－D实验(小型压力蒸汽灭菌器除外)，以检查冷空气的排除效果。

九、高压蒸汽灭菌器每周进行一次生物监测，生物监测不合格时，应尽快召回上次生物监测合格以来所有尚未使用的灭菌物品，重新处理；并应分析不合格的原因，改进后，生物监测连续三次合格后方可使用。低温等离子体灭菌器每天运行前进行1次生物监测。

十、纺织布包装的无菌物品有效期为7天，医用无纺布和纸塑包装的无菌物品有效期为6个月。

十一、原则上压力蒸汽灭菌器只能由经过岗前培训和取得上岗证的人员操作，若科室应急情况下，如夜间急需对器械进行消毒灭菌无上岗证人员操作时，应遵循操作规程，确保安全，若因操作不当出现意外，应由本科室科负责人负责。

十二、灭菌外来医疗器械、植入性、硬质容器、超大超重包，应遵循厂家提供的灭菌参数，首次灭菌时对灭菌参数和有效性进行测试，并进行湿包检查。

十三、医院感染管理科定期对各科灭菌器的使用情况进行考核，不合格者按照医院《奖惩管理制度》给予处罚。

(胡玉蕾)

文件编号：YG－ZD－055	制定时间：2001.8
制定部门：医院感染管理科	第一次修订：2014.2
文件名称：对物业公司有关事项的管理规定	第二次修订：2016.6
依据来源：医疗废物管理条例、医院感染管理办法、医疗机构消毒技术规范	

对物业公司有关事项的管理规定

一、用后的一次性医疗用品（输液器、注射器等）自科室交出至运出医院前，出现流失、泄漏、扩散等情况，由物业公司负责。

二、正确区分医疗废物和生活垃圾，所有生活垃圾必须黑袋盛装处理，不得从垃圾中分拣可回收废物另存他处另作他用，保持污物箱清洁。

三、医疗废物专职人员认真做好医疗废物的交接和登记工作，资料完整，物业公司配备足量的口罩、帽子、围裙、胶鞋、手套、肥皂等个人防护用品，卫生员和医疗废物回收人员防护到位。

四、病房每日做好清洁消毒工作，布巾一桌一巾，一个拖布清洁面积不超过 $20m^2$，使用后清洁消毒悬挂晾干，标识清楚。MDRO 病人用物固定专用。病人出院、转院、转科、死亡后及时对床单元进行终末处理。病房治疗带保持清洁。

五、运送垃圾只能走污梯，不得走洁梯，以免造成污染。医疗废物（回收）专职人员不得在工作间进食、吸烟等，离开暂存间时要及时关闭门窗，防止医疗废物流失等情况发生。

六、及时进行灭“四害”活动，并选择适宜的药物，不得对病人造成伤害。

七、中央空调的清洁和消毒按照《集中空调通风系统清洗消毒管理规定》执行。

八、卫生员必须经过岗前培训，必须掌握基本的清洁与消毒知识，考试合格方可上岗。

九、卫生员工作间保持整洁，不得有任何杂物。

十、在保持医院环境清洁的基础上，正确配制使用消毒剂，以最低有效浓度进行消毒工作，以免造成浪费和腐蚀。

十一、床单元的消毒按照《床单位臭氧消毒器使用管理规定》执行。

十二、保持电梯清洁，定期消毒。定时开放窗户，保持空气流通，冬季每天对门帘清洁消毒4次，有污染随时消毒。

十三、掌握正确的洗手方法，接触清洁物品前、处理污物后及时进行手卫生，一次性手套不得重复使用，接触门把手、电话等公共设施时不得戴手套。

十四、掌握个人防护知识，工作时间必须穿工作服。掌握锐器伤的处理流程。

（胡玉蕾）

文件编号：YG－ZD－056	制定时间：2010.1
制定部门：医院感染管理科	第一次修订：2013.6
文件名称：医疗废物处理管理规定	第二次修订：2016.6
依据来源：医疗废物管理条例、医疗废物管理办法、医疗废物分类目录、卫生部(2005)292号文件、医疗废物专用包装物、容器标准和警示标识规定、卫生部关于产妇分娩后胎盘处理问题的批复[2005]123号	

医疗废物处理管理规定

一、医疗废物暂存处

(一)防护用品配备齐全，医疗废物回收人员工作时应穿戴配备必要的防护用品，如工作服、胶靴、手套、口罩等。

(二)在回收医疗废物前，应当检查包装物或容器的标识、标签及封口是否符合要求，不得将不符合要求的医疗废物运送至暂时贮存地点。

(三)根据科室产生医疗废物的数量决定回收次数，回收时，应当防止包装物或容器破损和医疗废物的流失、泄漏和扩散，并防止医疗废物直接接触身体。

(四)医疗废物密闭运送，走指定的电梯和路线，回收的医疗废物及时放入暂存房，不得露天存放，积极配合固废中心及时运出医疗废物，暂存时间不得超过2天。

(五)暂存房各种标识齐全、完好，有防鼠、防蝇设施，配备手卫生设施和上下水。暂存房内医疗废物分类存放，标识清楚，包装完好。

(六)每日工作结束后对医疗废物运送桶内、外清洗，转运箱干净整洁。医疗废物运出后及时对暂存房及周围环境进行清洁、消毒处理。

(七)专职人员不在工作间内进行进食、饮酒、吸烟等活动。

(八)每日对医疗废物交接登记进行汇总，资料完整，无漏项，无补记。

(九)应保持紫外线灯表面清洁，每周用75－80%的酒精擦拭，有灰尘、油污等随时擦拭。暂存房消毒记录及时、真实、完整。

(十)医疗废物回收人员每年接受医院感染知识培训，掌握手卫生、职业防护、消毒隔离、医疗废物等基本知识，培训合格后上岗。

(十一)用后的医疗用品自科室交出至运出医院前，出现流失、泄漏、扩散等情况，由物业公司负责。

二、各病房和诊室

(一)正确区分医疗废物与生活垃圾，医疗废物用黄袋，生活垃圾用黑袋，禁止将医疗废物混入生活垃圾中，不得分拣可回收垃圾另行存放另作他用造成污染。

(二)医疗废物应就地分类，不得混合放置不同种类的医疗废物，不准取出已放入容器中的医疗废物。

（三）医疗废物包装袋或容器符合要求，医疗废物不得暴露存放，容器应加盖，利器盒盒体与盒盖不得分离使用，利器盒应置于适当的位置和高度，方便使用，避免锐器伤。

（四）任何人不得买卖医疗废物，禁止在非存放地点倾倒、堆放医疗废物。

（五）盛装的医疗废物不得超过包装物或者容器的3/4，运送人员在运送前，应当由产生医疗废物的科室负责采取有效的封口方式，使包装物或容器的封口紧实、严密，标签清楚，并负责称重和填写科室医疗废物交接记录。

（六）包装物或者容器的外表面被感染性废物污染时，应当对被污染处进行消毒处理或者增加一层包装。

（七）用后的输液袋作为生活垃圾由回收人员单独回收、存放并做好交接。

（八）科室产生的感染性废物应日产日清，损伤性废物一般不超过48小时。当科室产生的医疗废物较多时，回收人员应增加回收次数。

（九）每日汇总交接记录，内容完整，无漏项，无补记。

（刘玉芳）

文件编号:YG－ZD－057	制定时间:2010.1
制定部门:医院感染管理科	第一次修订:2013.6
文件名称:污水处理管理规定	第二次修订:2016.6
依据来源:医疗机构消毒技术规范 2002 版 GB18466－2005 医疗机构水污染物排放标准 DB37－T－596－2006 山东省医疗污染物排放标准	

污水处理管理规定

一、设专人负责,持证上岗。污水处理人员采用日间值班,夜间听班制度。

二、保持污水处理室及其周边环境的清洁卫生,非工作人员不得入内。

三、熟练掌握操作规程,制度、流程上墙。每日对水泵等设备进行检查,定期维护保养设备,发现问题及时上报,及时维修,保证设备正常运行,确保污水达标排放。

四、每天监测污水 pH 值 2 次,监测污水活氧浓度 2 次,不低于 0.5－0.8mg/L。每天观察接触氧化池曝气情况,如有异常及时报告,及时处理。

五、每月监测污水大肠杆菌 2 次,每季度监测沙门氏菌 1 次,每半年监测肠道致病菌 1 次。

六、及时留取污水水样送检,保证各种数据真实无误。

七、积极配合上级部门对医院污水处理工作进行的检查、检测,并确保达标。

八、工作人员防护到位,防护用品齐全,符合有关要求。

九、各种记录及时、完整、真实。

（孙建玲）

编号:YG－ZD－058	制定时间:2010.1
制定部门:医院感染管理科	第一次修订:2012.11
文件名称:床单位臭氧消毒器使用管理规定	第二次修订:2016.6
依据来源:医疗机构消毒技术规范、臭氧发生器安全与卫生标准	

床单位臭氧消毒器使用管理规定

一、设备清洁与消毒

保持设备清洁,可使用蘸有中性清洁剂的湿布清洁机器外壳,面板和消毒气管可用酒精擦拭,不允许将液体倾倒在机器上清洗,不允许使用有腐蚀性的液体或溶剂清洁设备。

二、日常使用与维护

(一)每次机器使用前首先检查机器是否工作正常,才能投入运行。

(二)不允许尖锐锋利的物品碰划机壳。

(三)用臭氧气体对物体表面消毒时,作用时间需要60min——120min。

(四)不允许用本机撞击周围设施。

(五)消毒气管、消毒床罩须随时检漏,漏气时及时更换。

(六)空气过滤网每使用500小时左右使用清洁精或中性清洁剂进行清洁。

(七)专人负责,正确规范使用,确保消毒效果。

(八)爱护设备,熟悉设备性能,有故障时及时报修,不得自行拆卸,维护保养记录资料完整。

(九)做好消毒记录,消毒后由使用科室护士签名,每月统计消毒床位数量报医院感染管理科。

(十)每天使用完毕,将机器放在专用房间或卫生员工作间,不得随意置于走廊上。

(十一)若因使用不当导致设备损坏,损失由使用方负责。

(孙建玲)

文件编号:YG-ZD-059	制定时间:2008.1
制定部门:医院感染管理科	第一次修订:2013.4
文件名称:集中空调通风系统清洗消毒管理规定	第二次修订:2016.6
依据来源:公共场所集中空调通风系统清洗消毒规范 公共场所集中空调通风系统卫生学评价规范 公共场所集中空调系统卫生规范	

集中空调通风系统清洗消毒管理规定

一、集中空调通风系统清洗消毒应由具备资质的专业清洗机构及专业技术人员完成。

二、清洗机构应制定详细的清洗工作计划和清洗操作规程,并严格执行。

三、清洗范围:风管(送风管、回风管和新风管),部件(空气处理机组内表面、冷凝水盘、加湿和除湿器、盘管组件、风机、过滤器及室内送回风口等),开放式冷却水塔。

四、清洗频次:开放式冷却塔每年清洗不少于一次,空气净化过滤材料每六个月清洗或更换一次,空气处理机组、表冷器、加热(湿)器、冷凝水盘每年清洗一次。

五、清洗效果:风管内表面积尘残留量$<1g/m^3$,风管内表面细菌总数、真菌总数$<100CFU/m^3$。部件内表面细菌总数、真菌总数$<100CFU/m^3$。

六、当冷凝水、冷却水中检出嗜肺军团菌或送风质量不符合要求或达不到以上清洗效果时,应对风管、设备、部件进行消毒处理,并遵循先清洗,后消毒的原则。

(一)风管首选季铵盐类消毒剂喷雾消毒。

(二)冷却水和冷却塔首选含氯消毒剂消毒。

(三)过滤网、过滤器、冷凝水盘首选季铵盐类消毒剂浸泡或擦拭。

(四)净化器、风口、空气处理机组、表冷器、加热(湿)器首选季铵盐类消毒剂擦拭或喷雾。

(五)冷凝水首选含氯消毒剂消毒。

七、消毒效果:集中空调系统消毒后自然菌去除率应>90%,风管内表面细菌总数、真菌总数应$<100CFU/m^3$,且不得检出致病微生物。冷却水消毒后,自然菌去除率应>90%,且不得检出嗜肺军团菌等致病微生物。

八、当空气传播性疾病暴发流行时,集中空调系统应采用全新风方式运行。

九、应留存详细的不同区域的清洗消毒影像资料备查。

十、从集中空调系统清除的废物用双层黄袋包装,封闭交医疗废物暂存处按照感染性废物处理。

十一、医院应建立集中空调系统卫生档案,包括集中空调系统竣工图、卫生学检测或评价报告书,经常性卫生检查及维护记录,清洗消毒及其资料记录,空调故障、事故及其他特殊情况记录。

(王常芳)

文件编号：YG－ZD－060	制定时间：2013.7
制定部门：医院感染管理科	第一次修订：2016.6
文件名称：患者与陪护探视者感染防控须知	
依据来源：医院感染管理办法	

患者与陪护探视者感染防控须知

一、如果患者需留陪护人员，请勿超过一人，为保护患者，陪护和探视人员接触患者前、后请洗手。接触危重或多重耐药菌感染患者请遵守医院有关规定使用口罩、隔离衣等，并注意洗手或用速效手消毒剂消毒双手。

二、如有发热或呼吸道感染症状以及传染性疾病时，请勿到医院陪护或探视患者，若必须来院时，请佩戴口罩后再入病室，并尽量缩短停留时间。

三、请陪护人员在陪护患者室内，勿到其他病室内走动，以免造成交叉感染。请陪护人员不要接触患者伤口及医疗用品。

四、因儿童机体抵抗力较弱，易感染疾病，请勿带来医院探视或入住病室。

五、患者、陪护和探视人员咳嗽时注意用衣袖遮住口鼻，将痰液用卫生纸包裹后丢弃至黑色垃圾袋内，请不要随地吐痰。

六、即将进行手术的患者在术前应进行沐浴或手术部位擦浴，可选用抗菌皂或葡萄糖酸洗必泰，有效减少皮肤细菌数量，进而降低术后伤口发生感染的风险。

七、对不能下床活动的患者，在病情许可的情况下，避免采取平卧位，可减少误吸，进而降低肺炎发生的机会。

八、建议患者每天至少刷牙两次，保持良好的口腔卫生，如因身体原因不能自己完成，应由他人帮助完成，最好使用含有洗必泰的粘膜消毒剂进行口腔卫生。

九、严格执行医院垃圾分类规定，使用后的一次性口罩、手套、尿垫、棉球、棉棒等不得随意丢弃，应放于专门收集医疗废物的黄色垃圾袋内，其他非传染病人的果皮、剩饭等应放入专门收集生活垃圾的黑色垃圾袋内。

（王常芳）

文件编号:YG—ZD—061	制定时间:2009.5
制定部门:医院感染管理科	第一次修订:2016.6
文件名称:常见多重耐药菌感染患者消毒隔离措施	
依据来源:[2008]130 号文件、[2011]5 号文件、医院隔离技术规范	

常见多重耐药菌感染患者消毒隔离措施

措施	耐甲氧西林/苯唑西林的金黄色葡萄球菌	耐万古霉素的金黄色葡萄球菌	其他多重耐药菌
患者安置	单间或同种病原同室隔离	单间隔离	单间或同种病原同室隔离
人员限制	限制,减少人员出入	严格限制,医护人员相对固定,专人诊疗护理	限制,减少人员出入
手部卫生	遵循 WS/T313	严格遵循 WS/T313	遵循 WS/T313
眼、口、鼻防护	近距离操作如吸痰、插管等戴防护镜	近距离操作如吸痰、插管等戴防护镜	近距离操作如吸痰、插管等戴防护镜
隔离衣	可能污染工作服时穿隔离衣	应穿一次性隔离衣	可能污染工作服时穿隔离衣
仪器设备	用后应清洁、消毒和/或灭菌	专用,用后应清洗与灭菌	用后应清洁、消毒和/或灭菌
物体表面	每天定期擦拭消毒,擦拭用抹布用后消毒	每天定期擦拭消毒,抹布专用,擦拭用抹布用后消毒	每天定期擦拭消毒,擦拭用抹布用后消毒
终末消毒	床单元消毒	终末消毒	床单元消毒
标本运送	密闭容器运送	密闭容器运送	密闭容器运送
生活物品	无特殊处理	清洁、消毒后,方可带出	无特殊处理
医疗废物	防渗漏密闭容器运送,利器放入利器盒	双层医疗废物袋,防渗漏密闭容器运送,利器放入利器盒	防渗漏密闭容器运送,利器放入利器盒
解除隔离	临床症状好转或治愈	临床症状好转或治愈,连续两次培养阴性	临床症状好转或治愈

(王焕娟)

文件编号：YG－ZD－062	制定时间：2008.8
制定部门：医院感染管理科	第一次修订：2013.5
文件名称：手足口病患者消毒隔离措施	第二次修订：2016.6
依据来源：医院隔离技术规范、手足口病医院内感染防控的指导意见（2008版）	

手足口病患者消毒隔离措施

一、患儿的隔离。设预检分诊处，导诊人员引导发热出疹患儿到专门的诊室就诊，候诊及就诊区域应增加清洁消毒频次，发现手足口病患儿或高度怀疑者，应实施标准预防措施，并在标准预防基础上实施飞沫＋接触隔离，重症患儿应单独隔离治疗，进入隔离区域的人员，均应配戴外科口罩、穿隔离衣。

二、环境及物品的消毒。用500mg/L含氯消毒液的布巾擦拭各类物体表面，如病床、床头柜、墙面及地面，作用30min后，再用清水擦拭。非一次性的仪器、物品可用500mg/L含氯消毒液浸泡15min后用清水擦洗，减少含氯消毒液的腐蚀性。病人出院后用床单位臭氧消毒器对床垫、被褥等进行消毒处理。

三、餐（饮）具的消毒。婴儿奶瓶、奶嘴等清洗后用500mg/L含氯消毒液浸泡30min，再清水冲洗，或清洗后交消毒供应室高压灭菌处理。

四、病人的排泄物、呕吐物、分泌物可以直接排入污水系统，当排泄物、呕吐物等污染地面时，应先用吸湿材料去除可见的污染物，然后再进行清洗和消毒。传染病流行期间，加强污水排放的监测。

五、盛装排泄物、呕吐物容器的消毒。将盛装污物的容器浸泡在有效氯浓度为1000mg/L含氯消毒液中60min后，清水冲洗。

六、织物消毒。确诊或疑似手足口病感染患儿被服、衣物及医务人员工作服，应采用为500－1000mg/L含氯消毒液浸泡30min后，清水清洗。

七、空气消毒。应保持病室通风，有人房间使用循环风紫外线空气消毒器进行消毒，必要时可采用紫外线照射1h（无人情况下），病人出院后可采用化学消毒剂喷雾（3%过氧化氢20ml/m^3），关闭门窗30min－60min，消毒完毕打开门窗彻底通风。

八、工作人员个人防护。严格执行标准预防，为确诊或疑似手足口病感染患儿进行诊疗护理时，应戴外科口罩、穿隔离衣；接触排泄物、呕吐物等污物时应戴手套，处理完毕及时脱手套并用速干手消毒剂消毒双手；诊疗、护理呼吸衰竭病人或为病人进行人工辅助呼吸等操作时，应佩戴防护面罩；严格执行手卫生管理制度，接触患者前后应及时洗手或手消毒；接触无明显污染的物体表面可用速干型手消毒剂；接触明显污染物体后应及时洗手并进行手消毒。

九、医疗废物处理。隔离病室产生的医疗废物和生活垃圾均应作为感染性废物处理，采用双层黄色医用废物袋，分层封扎，由医疗废物专职人员回收。

十、隔离时间至患儿治愈，密切接触者医学观察7天。

（李　晶）

文件编号:YG－ZD－063	制定时间:2013.12
制定部门:医院感染管理科	第一次修订:2016.6
文件名称:霍乱患者消毒隔离措施	
依据来源:医疗机构消毒技术规范、医院隔离技术规范	

霍乱患者消毒隔离措施

一、在标准预防的基础上执行接触隔离,安置患者于指定的单人隔离病房,门口悬挂蓝色隔离标识。

二、接触患者时应穿隔离衣或防护服,戴好口罩、帽子、手套,遇污染时,随时进行更换。

三、严格执行手卫生规范,脱手套后及时洗手并进行卫生手消毒。

四、医疗废物及生活垃圾用双层黄色医疗废物专用袋密闭盛装,锐器应置于利器盒内,标识清楚,交专职医疗废物回收人员处理。

五、被服、衣物处理:耐热、耐湿的衣物可用 1500mg/L 的含氯消毒剂浸泡 60min,有明显污物时应采用 5000mg/L 的含氯消毒剂浸泡 60min 后再清洗、干燥。被排泄物、呕吐物、分泌物污染的棉被、棉褥、床垫应焚烧处理;未被排泄物、呕吐物、分泌物污染的棉被、棉褥、床垫可用床单位臭氧消毒机消毒 1 小时。床单、被服等用双层黄色医疗废物专用袋密闭盛装,注明感染性疾病名称交洗涤中心消毒清洗。

六、排泄物、分泌物或呕吐物:对稀薄的排泄物,每 1000ml 可加漂白粉 50g(含有效氯 25%)搅匀放置 2 小时,对分泌物,如痰、唾液等,可用 10000mg/L 的含氯消毒剂进行消毒,作用时间 2 小时。

七、物体表面:可用 10000mg/L 的含氯消毒剂进行擦拭,作用时间不少于 30min。易腐蚀的物体表面 30min 后清水擦拭。

八、手和皮肤:可用 0.5%碘伏溶液涂擦,或用其它合格的消毒剂,作用 1－3min。

九、病房空气:房间经密闭后,用 1000mg/L 的含氯消毒剂喷雾消毒,20ml/m^3,或用 2%过氧乙酸溶液按照 8ml/m^3 喷雾消毒,作用 1 小时后,开窗通风。

十、餐具:可用 5000mg/L 的含氯消毒剂浸泡 30min 后再用清水洗净。

十一、剩余食物:按照医疗废物交专职医疗废物回收人员处理。

十二、盛放排泄物或呕吐物的容器:可用 7500mg/L 的含氯消毒剂浸泡 30min。浸泡时应将容器完全浸没于消毒剂中,以使内外都达消毒目的。也可使用一次性痰杯,用后按照医疗废物交专职医疗废物回收人员处理。

十三、使用后的器械:用双层黄色袋密封,注明感染性疾病名称交消毒供应室清洗消毒灭菌处理。

十四、患者用物:7500mg/L 的含氯消毒剂喷洒,无应用价值的物品用双层黄色医疗废物袋密闭交专职医疗废物回收人员处理。

十五、厕所:厕所四周和地面应定期进行消毒,可用 12000mg/L 的含氯消毒剂由外向内喷雾一次,喷药量为 50－300ml/m^2,再由内向外喷雾一次,作用时间不少于 30min。

十六、患者隔离时间至症状消失后 6 天,并隔日一次大便培养,连续 3 次阴性;密切接触者医学观察 5 天,大便培养 3 次阴性并给予服药预防。

（崔　岩）

文件编号:YG－ZD－064	制定时间:2010.1
制定部门:医院感染管理科	第一次修订:2014.4
文件名称:艾滋病、梅毒患者消毒隔离措施	第二次修订:2016.6
依据来源:医疗机构消毒技术规范、医院隔离技术规范	

艾滋病、梅毒患者消毒隔离措施

一、对艾滋病、梅毒患者执行接触隔离,有条件者住隔离间;对艾滋病患者终生采取血液隔离,对艾滋病患者密切接触者医学观察6个月;对梅毒患者隔离时间至完全治愈,对梅毒患者密切接触者医学观察90天,90天内有过性接触的予以苄星青霉素治疗。

二、执行标准预防,接触病人的血液和体液时应戴手套,分泌物可能有喷溅时应戴防护面罩,脱手套后规范洗手并进行手消毒。若血液和体液可能污染工作服时需穿隔离衣。

三、医疗废物及生活垃圾用双层黄色医疗废物袋密闭包装,锐器应放利器盒中,标识清楚,由医疗废物专职人员回收,记录完整。

四、用后的器械用双层黄色袋严密包装,并注明病原体名称,由消毒供应室回收处理。

五、物体表面保持清洁,每天用500mg/L的有效氯消毒液擦拭,保持作用30min。

六、艾滋病病毒对紫外线不敏感,因此病房不推荐使用紫外线灯消毒,病房定时开窗通风,必要时无人情况下可用500－1000mg/L的有效氯消毒液20ml/m^{3}喷雾消毒。

七、严格执行探视制度,限制探视和陪护人数。接触每个病人前、后洗手或手消毒。

八、病房拖布和布巾应分区使用,清洗消毒后悬挂晾干。

九、艾滋病、梅毒活动期患者出院、转院、转科、死亡后,应对病房进行严格终末消毒后方可接受新病人。

消毒程序:

(一)地面、墙壁、门窗:500－1000mg/L有效氯消毒液喷雾,作用时间应不少于30min。

(二)病房空气:房间经密闭后,用1000mg/L的含氯消毒剂喷雾消毒,20ml/m^3,或用2%过氧乙酸溶液按照8ml/m^{3}喷雾消毒,作用1小时后,开窗通风。

(三)床单、被褥:被血液体液污染的棉被、棉褥、床垫焚烧处理,未被血液体液污染的棉被、棉褥、床垫应用床单位臭氧消毒机消毒1小时。床单、被套等用双层黄色塑料袋密闭包装交洗衣房消毒,清洗。

(四)患者用物:1000mg/L的有效氯消毒液喷洒,无应用价值的用双层黄色医疗废物袋密闭包装交医疗废物专职人员焚烧处理。

(王海鹰)

文件编号：YG－ZD－065	制定时间：2015.4
制定部门：医院感染管理科	第一次修订：2017.2
文件名称：洗涤中心医院感染管理制度	
依据来源：关于加强医用织物洗涤消毒管理工作的通知(2015)708号、WS/T508－2016医院医用织物洗涤消毒技术规范	

洗涤中心医院感染管理制度

一、洗涤中心应划分为污染区(接收、分类、洗涤及污染车辆存放处)和清洁区(晾晒、烘干、熨烫、修补、折叠、储存及清洁车辆存放处)，污染衣物未经洗涤不得进入清洁区。

二、接收污染衣物和运送洁净衣物的通道应分开，通道间不交叉，不逆行，人流、物流应洁污分开。

三、所使用的运送衣物的车辆应有明显标识，专区专用，不应混用，运送车辆每次用后均应进行清洗消毒，并放在指定的位置，有完整的清洗消毒记录。

四、衣物收集袋至少应有三种(工作服、普通衣物、污染衣物)，且有明显标识，收集袋的数量应能满足临床需要，收集袋随衣物一起清洗，衣物收集运送过程中应保持密闭。

五、衣物清点应在污染区域(如污梯间、污物处理间或洗涤中心污染区)，严禁在病房或走廊清点衣物。对于可能具有潜在接触性危害风险的污染衣物，应使用防漏、防刺穿双层结构的防感染水溶性包装袋进行包装，装载量不超过2/3，必要时可在外加套一个较为牢固的塑料袋或布袋。

六、具有潜在接触性危害风险的污染衣物在消毒或洗涤前严禁清点、分拣，衣物收集包装后的处置(运输、消毒或洗涤等)应始终保持在密闭状态下进行。

七、对接收的衣物应进行分类，污染的衣物、普通工作服装和婴幼儿衣物等应分别洗涤或专机洗涤，分类存放，使用后医用织物的暂存时间不应超过48小时，遵循先洗涤后消毒的原则，洗涤后对洗衣机进行清洁或消毒后方可继续使用。

八、衣物的洗涤要遵循预洗、主洗、漂洗、中和的步骤进行，洗涤时应根据衣物材质和污染程度选择适宜的温度、洗涤剂，梅毒、艾滋病、多重耐药等传染病人使用的衣物应选择适宜的消毒剂先消毒再清洗处理，手术室的医用织物应单独洗涤。使用消毒产品时应注意避免对工作人员的伤害和对洗涤衣物的损坏。

九、在每次衣物投放后对机器舱口门附近区域进行消毒处理，避免引起消毒清洗后的衣物在取出时被再次污染。对洗衣机表面可采用物体表面消毒剂进行消毒。感染性织物若选择冷洗涤方式洗涤，工作完毕后，应对其设备采取高温洗涤方式进行消毒处理，将水温提高到75℃、时间大于30分钟或80℃、时间大于10分钟。

十、洗前、洗后的衣物应严格分开，不能混装，洁净衣物的储存区应清洁干燥，存放架或柜应距地面高度20cm～25cm，距墙5cm～10cm，距天花板＞50cm。

(巩汉香)

文件编号：YG－ZD－066	制定时间：2015.4
制定部门：医院感染管理科	第一次修订：2017.2
文件名称：洗涤中心卫生管理制度	
依据来源：关于加强医用织物洗涤消毒管理工作的通知（2015）708号，WS/T508－2016医院医用织物洗涤消毒技术规范	

洗涤中心卫生管理制度

一、工作人员应掌握一般清洁消毒、手卫生和职业防护知识，经过岗前培训合格后方可上岗。

二、建立工作人员健康档案，患有急性传染病，以及患有活动性结核、化脓性或渗出性皮肤病的工作人员不应参与直接接触清洁衣物的工作。

三、工作人员工作时应衣帽整洁，穿工作服，保持个人卫生。处理污染衣物时应戴口罩和手套，必要时加防水围裙、防水鞋等，接触污染衣物后和接触洗涤后衣物前均应洗手或卫生手消毒。

四、保持室内、外环境卫生整洁、无杂物，工作区域门窗应安装纱网，明地沟加盖或加装金属网等防蚊、蝇、鼠等有害生物。房屋结构易于清洁，地面、墙面易于冲洗、不脱落。

五、污染区和清洁区配备非手触式水龙头，在靠近清渍台处设置应急洗眼装置。

六、保持良好的空气流通，空气应从清洁区向污染区流动，洗涤间每日上班时开窗通风。

七、每日小卫生，每周大卫生，按照由洁到污的原则，先处理清洁区再处理污染区，每班工作完成后应对地面、台面、设备等进行清洁消毒，对污染区域进行终末消毒，每周彻底卫生大扫除一次。

八、保存清洁消毒记录，记录可追溯期大于6个月。

（李　晶）

文件编号：YG－ZD－067	制定时间：2014.10.15
制定部门：医院感染管理科	第一次修订：2017.4.6
文件名称：医院隔帘清洗消毒管理规定	
依据来源：关于加强医用织物洗涤消毒管理工作的通知(2015)708号，WS/T508－2016医院医用织物洗涤消毒技术规范，WS/T510－2016病区医院感染管理规范	

医院隔帘清洗消毒管理规定

一、使用科室应加强隔帘的维护与使用管理，对病人及陪护人员做好宣教工作，保持隔帘清洁，防止交叉感染发生。

二、普通科室隔帘至少每3个月清洗消毒一次，ICU病房应每月清洗消毒一次，被病人血液、体液、排泄物等污染时、多重耐药病人使用后的隔帘应及时清洗消毒，并留存清洗记录资料备查。

三、隔帘的安装和拆卸由物业公司负责，清洗消毒由洗涤中心负责，操作过程中应注意爱护公物，防止损坏。

四、清洗消毒次序按照科室依次进行，每次清洗科室全部隔帘，使用科室指定专人与洗衣房清点交接，一般情况下应在24小时内完成清洗安装工作。

五、隔帘清洗消毒应由使用科室提前一天通知物业公司，物业公司与使用科室协商具体时间，以免影响病人正常治疗工作。

六、具体工作的协调安排由总务科负责，清洗消毒质量监督由院感科负责。

（王清妍）

第四篇　医院感染管理流程篇

目　录

一、医院感染暴发监测、处置流程图

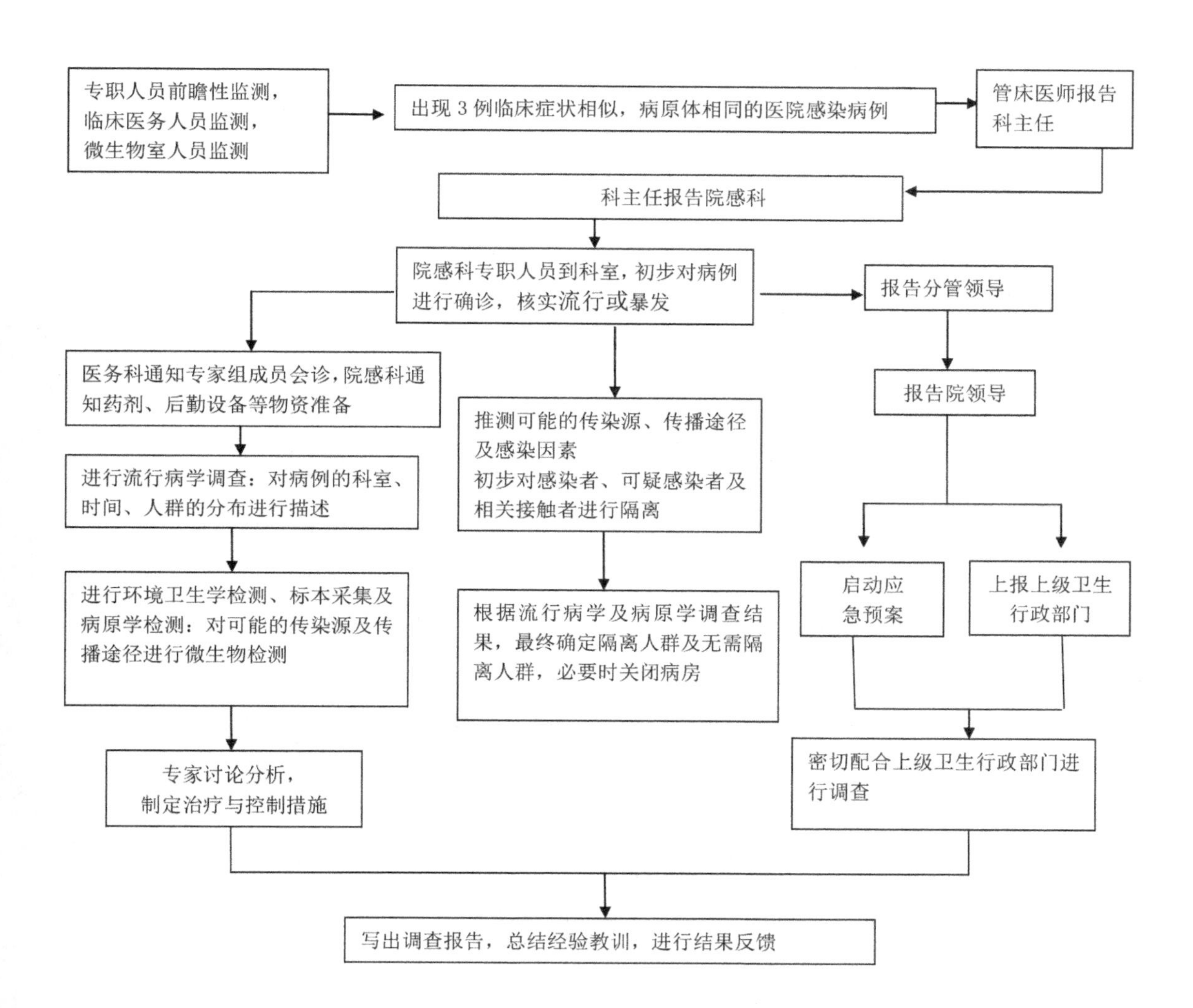

二、血源性病原体职业暴露处置流程图

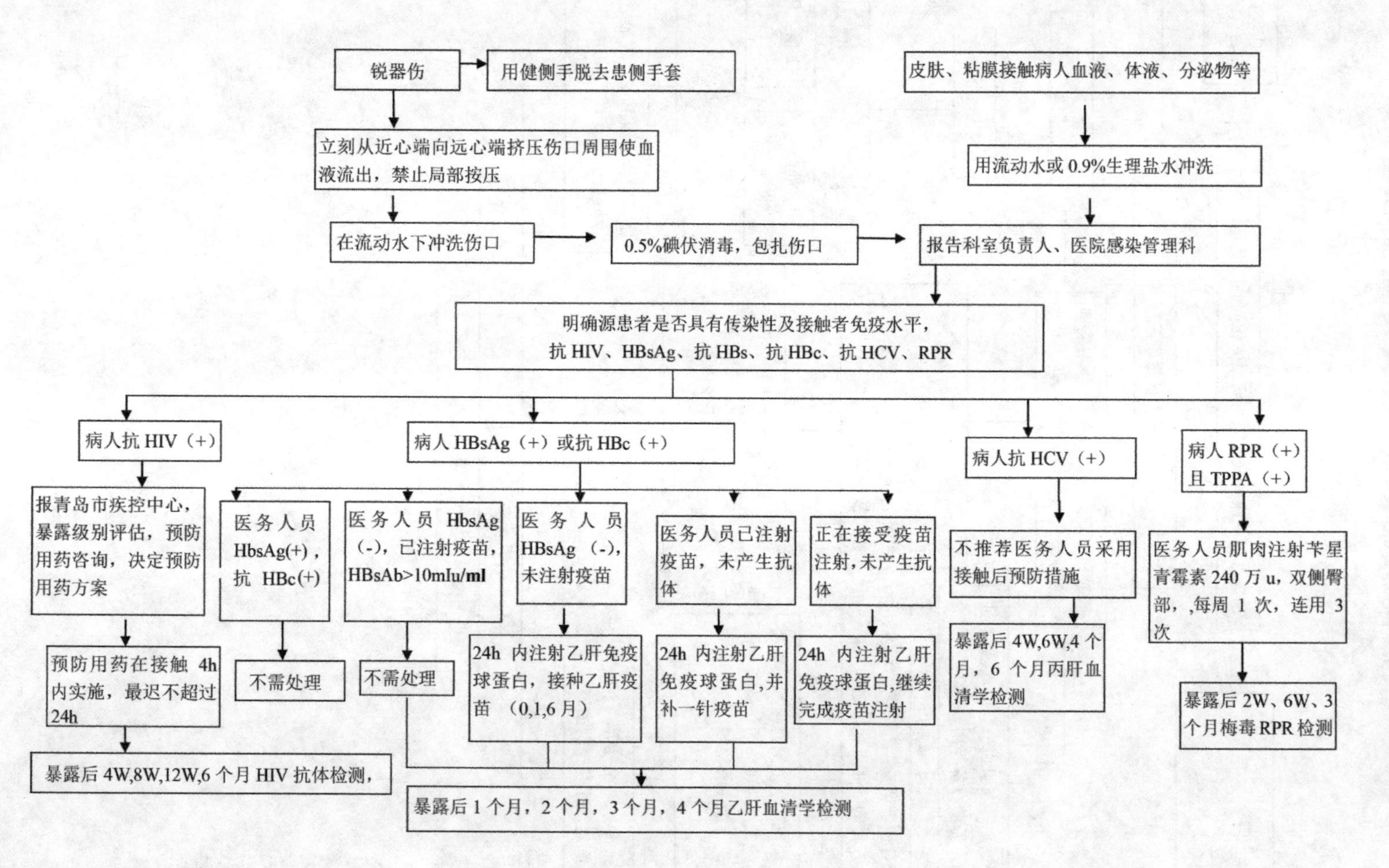

三、艾滋病职业暴露处置流程图

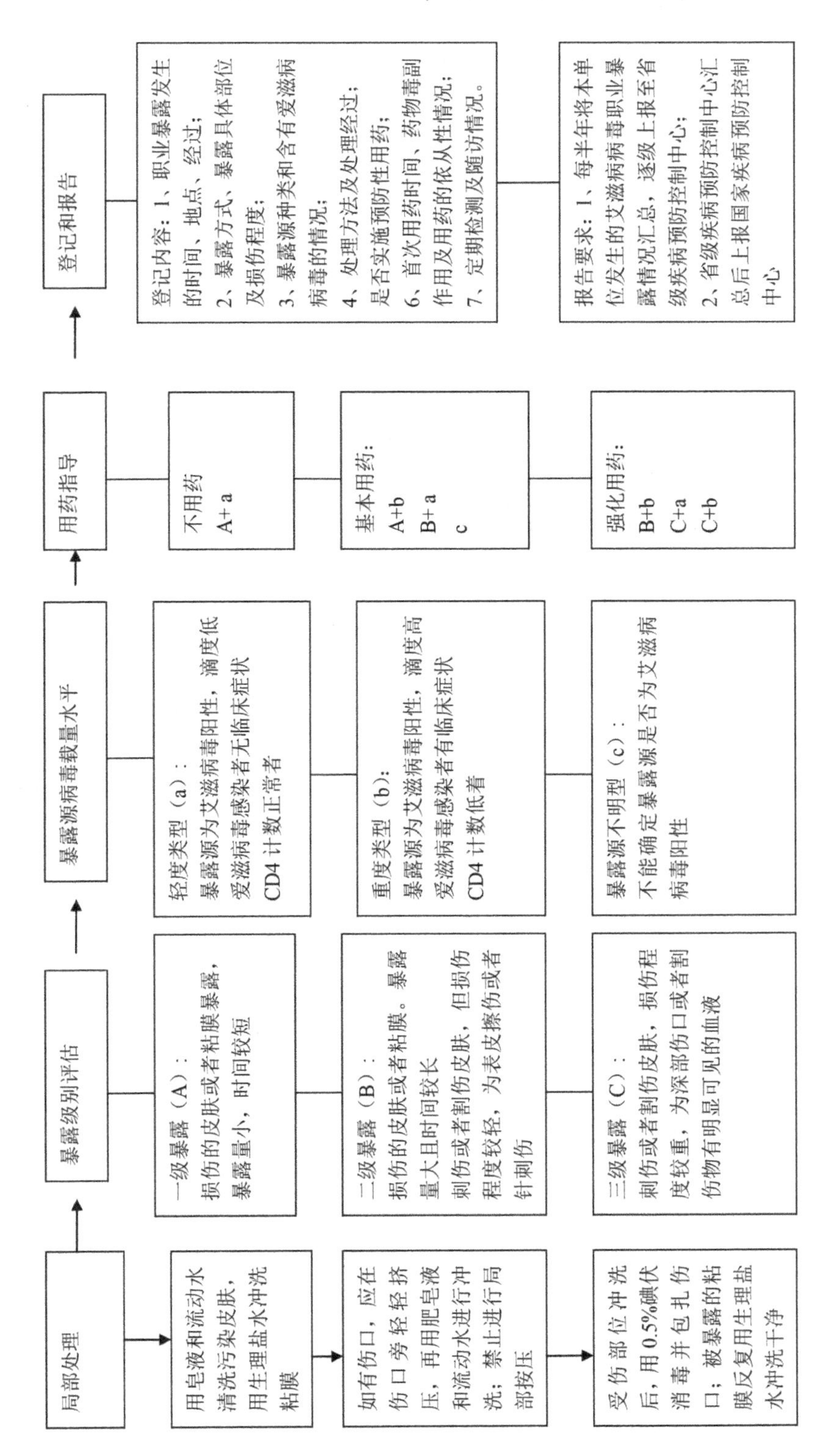

四、血源性病原体职业暴露处置流程图

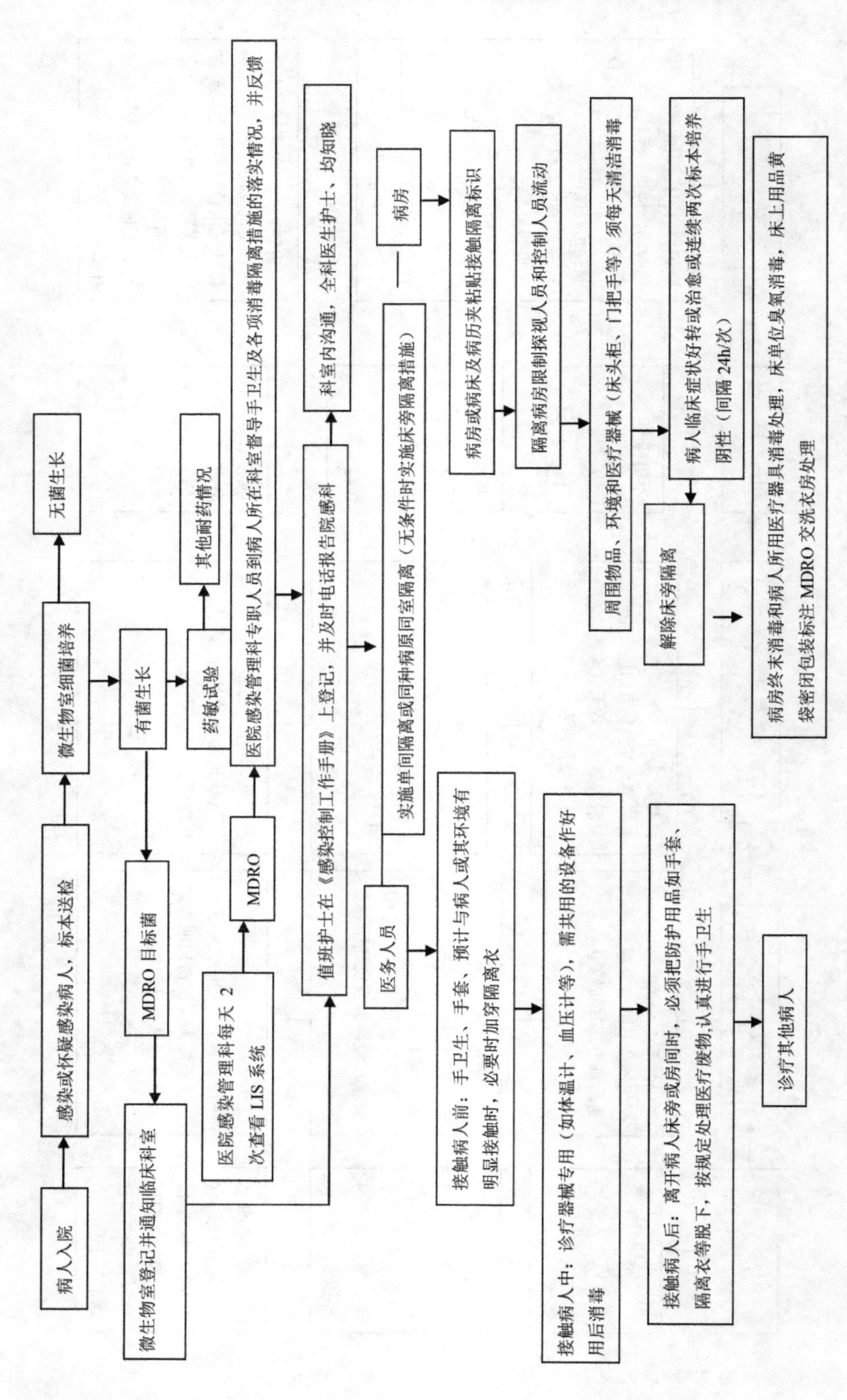

五、职业暴露发生后相关费用报销流程

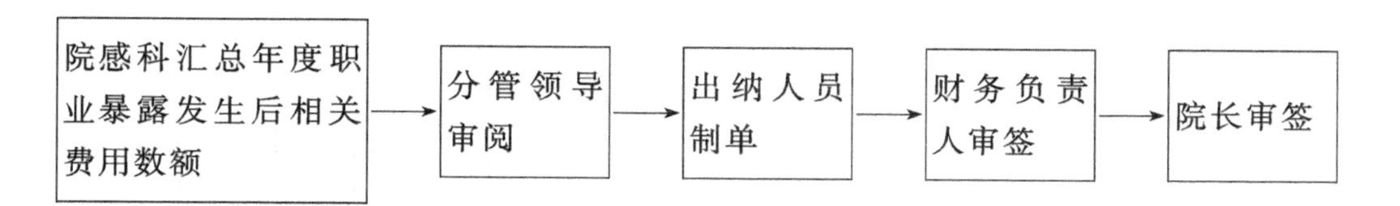

六、外来医疗器械(植入物)使用管理流程

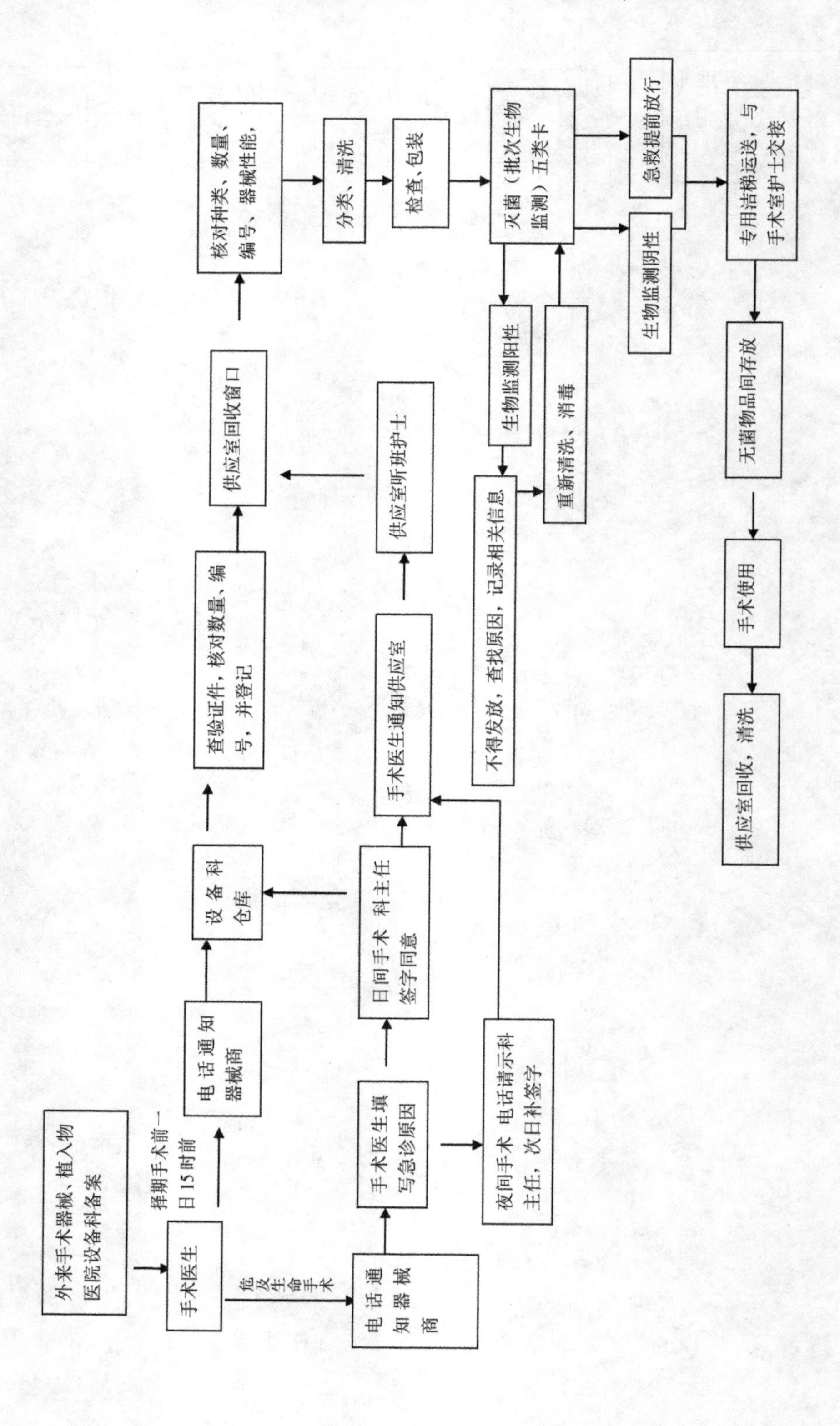

七、医院感染质量管理流程图

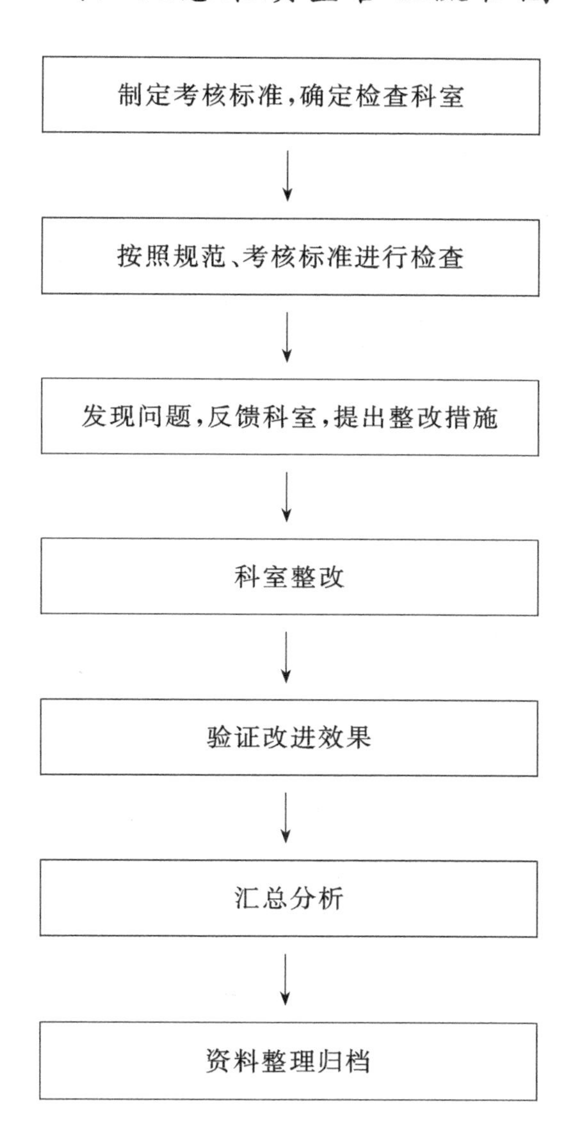

八、医院感染病例监测工作流程图

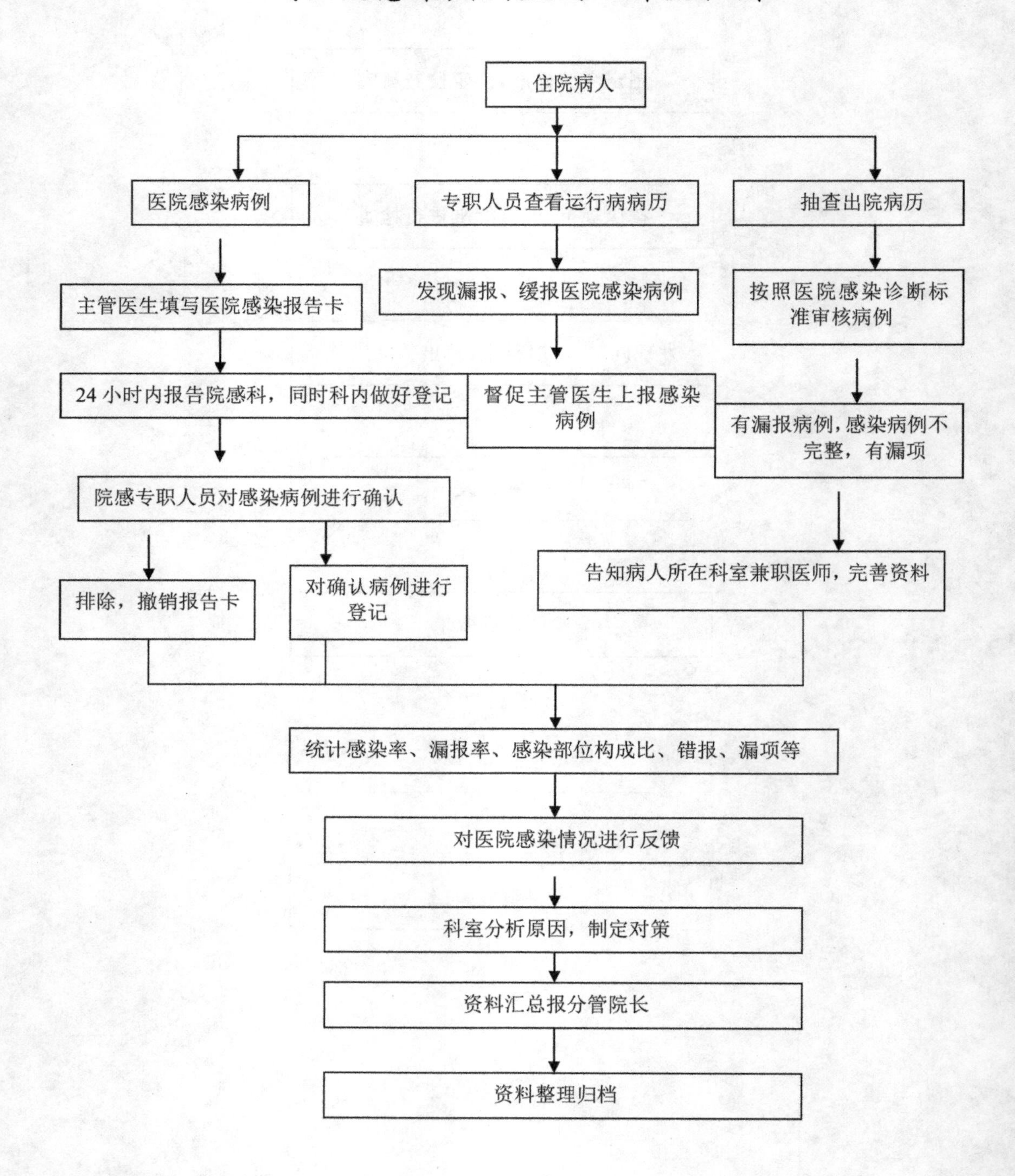

九、医院感染管理工作流程图

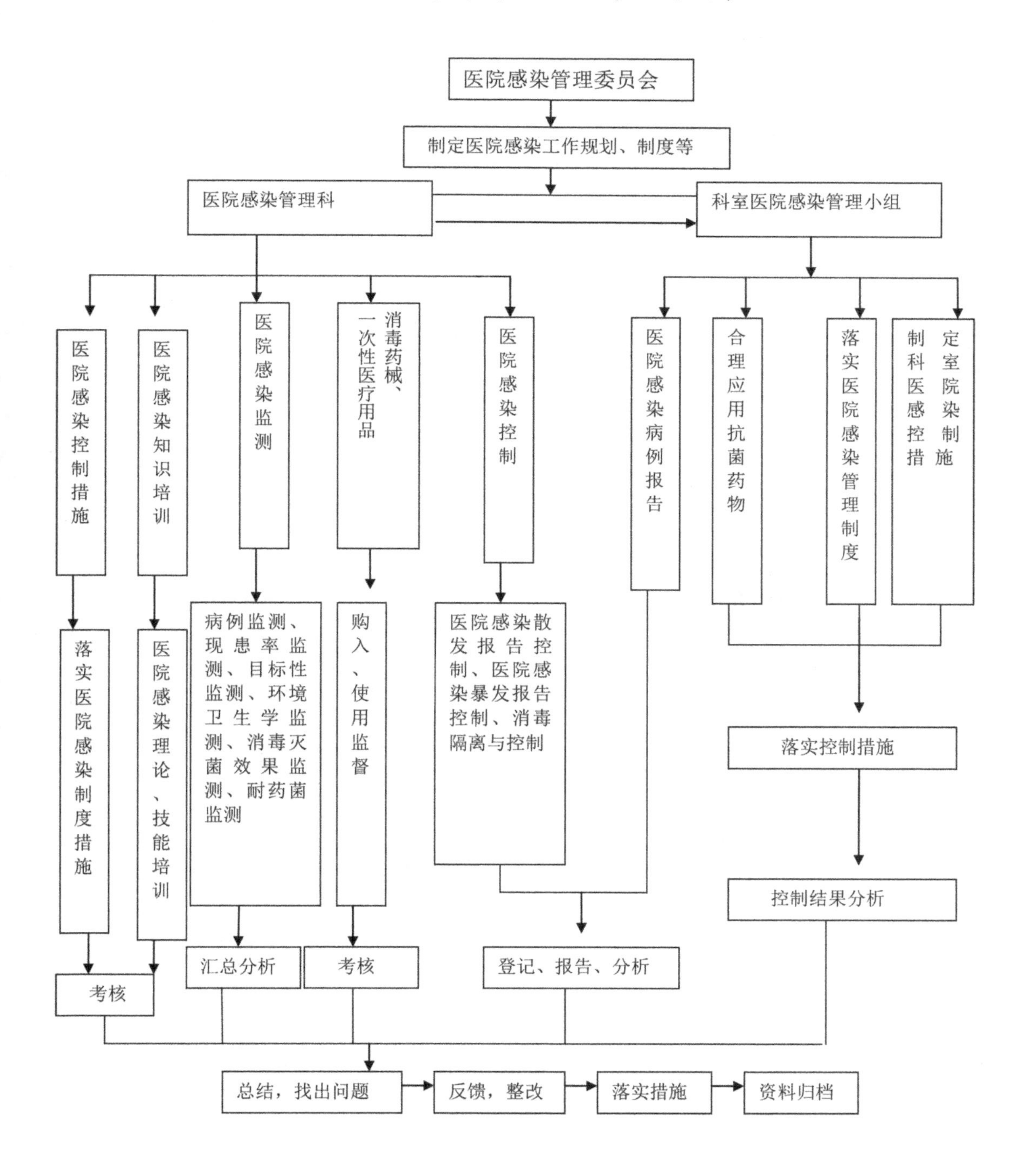

十、呼吸发热病人就诊流程图

发热病人
预检分诊处测体温
门诊大厅预检分诊台测体温
急诊预检分诊台测体温
非发热病人
发热（腋下温度≥38℃）伴咳嗽、咽痛、流涕等呼吸道症状病人
普通门诊就诊
分诊护士为病人佩戴口罩，并将其引导至呼吸发热门诊就诊
排除传染病人
呼吸发热门诊医生进行排查
疑似传染病人
确诊传染病人
留观室单间隔离，医学观察
就地隔离治疗或转定点医院隔离治疗
流行病学调查
排除传染病，解除隔离
出院或转至普通病房治疗

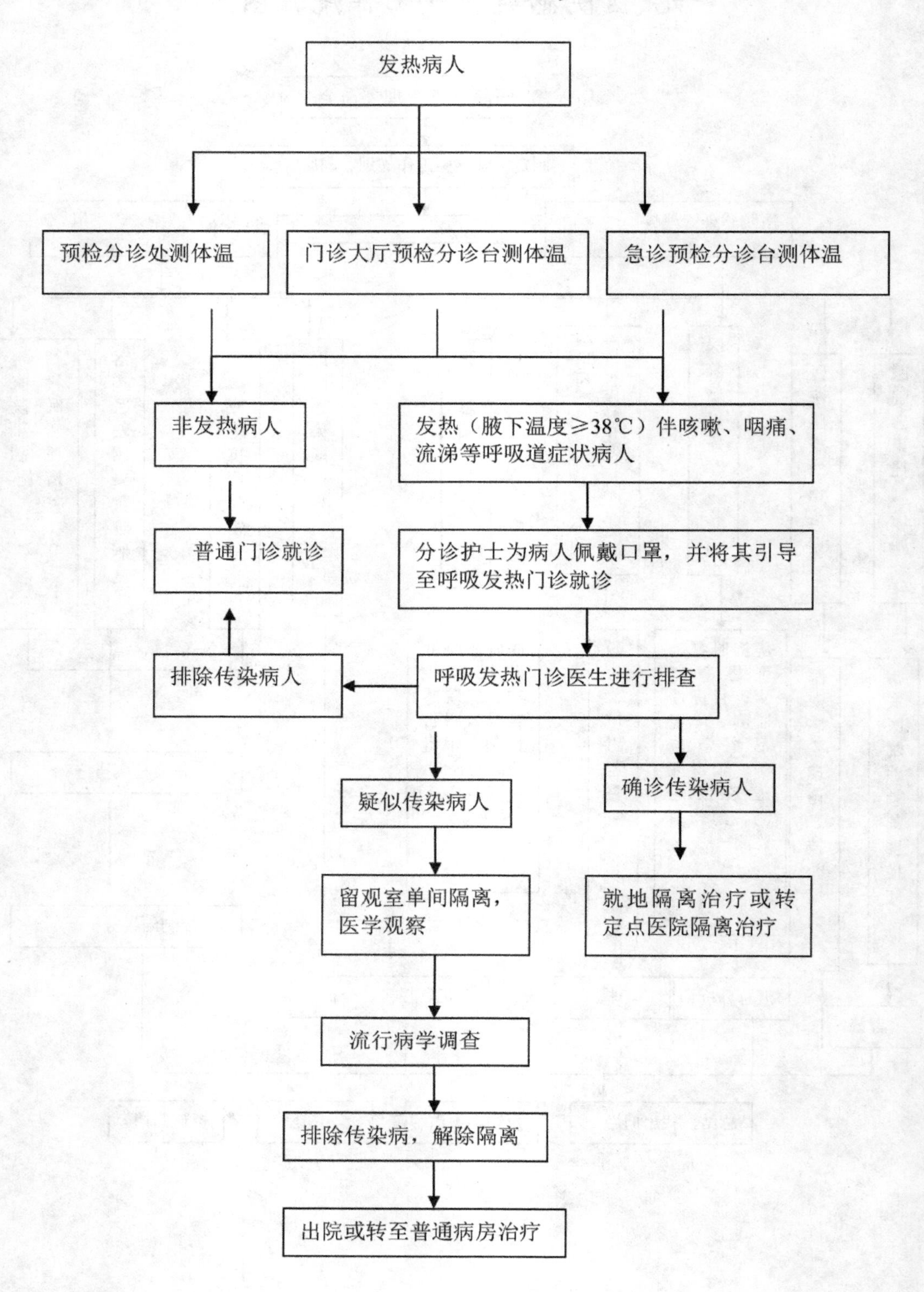

十一、婴儿保温箱清洁消毒流程

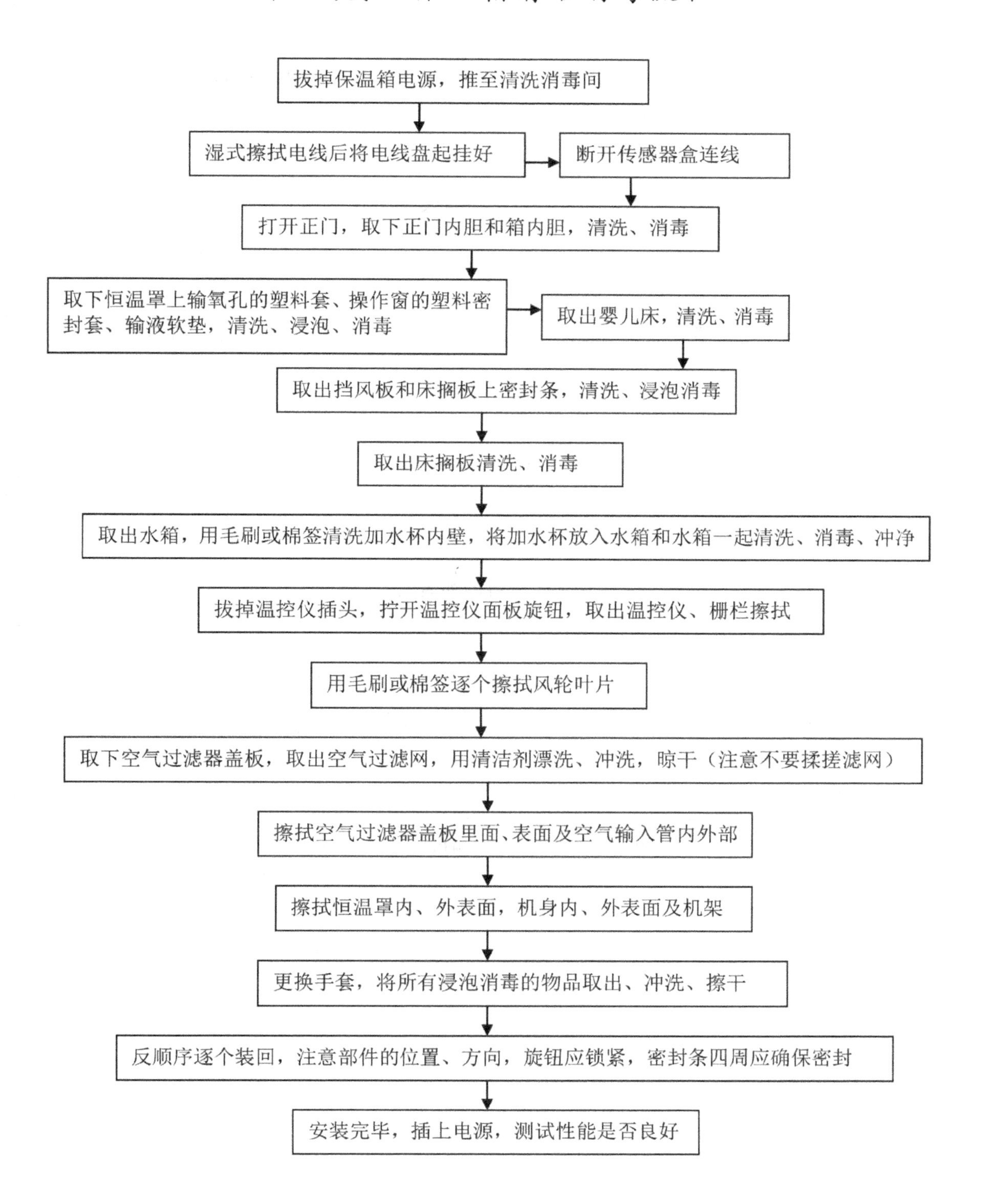

十二、婴儿蓝光箱清洁消毒流程

拔掉蓝光箱电源和关闭所有的电源开关，推至清洗消毒间

↓

湿式擦拭电线后将电线盘起挂好

↓

拔下皮肤温度传感器，开启前正门、将婴儿床从床架上取出，取出水箱。清洁消毒

↓

清洁侧门、前正门及上箱体的内表面

↓

清洁设备的外表面

↓

放回水箱，将婴儿床放回至床架中，将皮肤温度传感器插入传感器插座中。

↓

安装完毕，插上电源，测试性能是否良好

十三、医疗废物处理流程

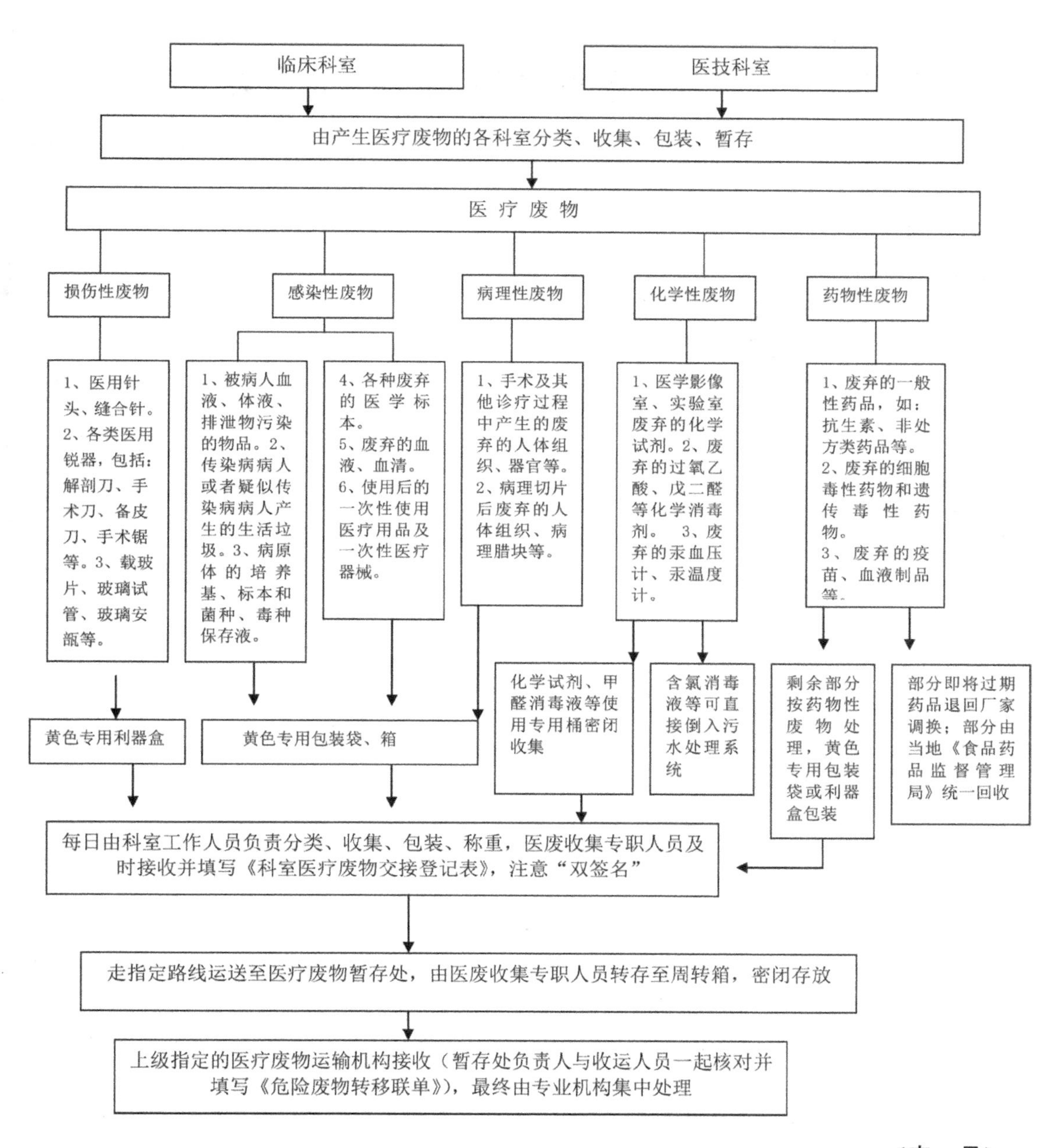

（李 晶）

第五篇 医院感染管理应急预案篇

目 录

医院感染暴发报告及处置预案

一、成立医院感染暴发报告处置领导小组

组　长:院长

副组长:分管院长

成　员:医务科主任、护理部主任、医院感染管理科主任、检验科主任及相关临床科室主任

二、医院感染暴发报告处置领导小组职责

(一)负责医院感染暴发事件应急处理的统一领导、统一指挥。

(二)组织召开医院感染暴发紧急处理会议,制定控制措施,减少医院感染。

(三)决定是否暂停收治新病人、暂停手术或诊疗项目等。

(四)决定医院感染暴发上报的有关事宜。

三、医院感染暴发报告制度

(一)临床科主任为医院感染暴发报告第一责任人(院内报告)。

(二)当发生以下情况时,主管医生立即报告科主任,科主任调查后立即上报医院感染管理科、医务科,并记录备查。

1、医院感染暴发:医院或科室的患者中,短时间内发生三例以上同种同源感染病例的现象。

2、疑似医院感染暴发:医院或科室的患者中,短时间内出现三例以上临床症候群相似、怀疑有共同感染源的感染病例;或者三例以上怀疑有共同感染源或感染途径的感染病例现象。

(三)出现疑似医院感染暴发或医院感染暴发,医院感染管理科立即报告分管院长,并通报相关部门。

(四)经调查证实后的以下情况,医院应在2小时内向所在地卫生行政部门报告,并同时向上级疾病预防控制机构报告。

1、10例以上的医院感染暴发;

2、发生特殊病原体或者新发病原体的医院感染;

3、可能造成重大公共影响或严重后果的医院感染;

(五)当发生5例以上疑似医院感染暴发病例或3例以上医院感染暴发病例时,医院感染管理科查实后应当于12小时内向所在地卫生行政部门报告,并同时向所在地疾病预防控制机构报告。

(六)对瞒报、缓报和谎报或者授意他人瞒报、缓报和谎报情形,按有关规定对相关责任人进行处理。

四、医院感染暴发院内报告流程

临床科室科主任　医院感染管理科、医务科　分管院长　院长

五、部门职责

(一)临床科室:发现疑似医院感染暴发和医院感染暴发时,应立即上报医院感染管理科、医务科,并协助调查处理。

(二)医院感染管理科:对临床科室上报的疑似医院感染暴发或暴发病例进行调查核实,并

按要求逐级上报，提出控制措施、消毒隔离技术指导及防护用品的储备等。

（三）医务科：负责组织医疗人员对感染病例的诊疗与抢救工作。

（四）护理部：负责组织护理人员对医院感染暴发的消毒、隔离措施的实施。

（五）总务科：负责公共环境消毒、医疗废物的消毒与处理。

（六）药剂科：负责保障各类药品及消毒剂的供应。

（七）设备科：负责保障医务人员和患者防护用品及医疗用品的供应。

（八）检验科：负责可疑传染源和病原体耐药性监测。

（九）安保科：负责阻止污染物流失或恶意高危传染病的流动，确保医务人员的救治工作安全。

（十）疾病预防与控制管理科：负责传染病的报告工作。

六、医院感染暴发处置措施

（一）分管院长接到报告并确定后立即召开会议，讨论应急处理措施，院长启动医院感染暴发报告及处置预案

（二）责任科室立即组织医护人员积极查找原因，采取有效的控制措施，控制感染源，切断传播途径，对患者积极实施救治。

（三）医院感染管理科积极进行流行病学调查，对感染者、接触者、可疑传染源、环境、物品、医务人员等进行流行病学调查，负责环境卫生学监测，并提出有效控制措施。

（四）责任科室保存好相关资料，积极配合专职人员的调查、监测、不得拒绝和阻碍，不得提供虚假材料。

（五）责任科室根据医院感染管理科的建议进行有效的消毒处理，隔离措施等。

（六）责任科室根据医院感染暴发报告处置领导小组讨论决定，执行暂停收治新病人、暂停手术或诊疗项目等。

（七）医院感染管理科对调查结果进行分析、总结，并通报全院，最后形成文字资料存档。

（八）特别重大事件应及时请求疾病预防控制中心参加或请示上级主管部门予以协助处理。

（九）医院感染暴发报告处置领导小组成员、当事科室主任、护士长及相关人员，在医院感染暴发期间要保证24小时电话联系畅通。

依据来源：医院感染管理办法、医院感染暴发报告及处置管理规范

血源性病原体职业暴露应急预案

一、成立职业暴露报告和处理领导小组

组　长：分管院长

成　员：医院感染管理科主任、护理部主任、医务科主任、检验科主任、疾病预防与控制管理科主任、各临床科室主任

二、领导小组职责

（一）根据科室特点，制定各种职业暴露防护工作指导原则和操作规程。

（二）相关部门组织培训，正确掌握预防和控制传染病职业暴露的防护技术。

(三)为科室可能暴露的员工提供合格的防护物品和安全技术设备。

(四)对职业暴露人员做好经常性监督和评估,评估设备的安全性能和人员安全操作情况。

(五)建立规范的暴露事件报告制度,各科室建立员工健康档案,对每一次意外暴露情况做详细记录。

(六)为职业暴露人员提供职业暴露预防和发生职业暴露后如何处理的技术支持和咨询。

三、各科室职责

(一)医院感染管理科:接到职业暴露报告后,及时指导被暴露者进行伤口的清洗和消毒处理,做出初步的危险性评估。做好被暴露者的心理辅导工作,采取相应的预防措施,对艾滋病的职业暴露应及时与疾病预防控制中心取得联系,得到技术指导和药物预防。做好暴露者的跟踪随访,及时安排定期复查。负责员工的日常职业防护培训和教育工作。加强员工规范操作的监督,如禁止为注射器双手盖帽,手术中用容器传递锐器,接触病人血液、分泌物时戴手套,可能有体液喷溅时戴防护面屏等。

(二)医务科及护理部:做好相关科室的协调工作,解答被暴露者有关疑问。

(三)检验科:主要承接相关检测工作,及时报告检验结果,并注意保存样本和资料。

(四)疾病预防与控制管理科:职业暴露当事人确诊为传染病者,按《传染病防治法》上报。

(五)临床科室:负责发生职业暴露后的临时紧急处理。获取源患者的病情资料,如暴露源情况不明,设法动员病人给予配合,做相应的检测,并将检测结果或病情资料报送医院感染管理科,以备对照评估。对职业暴露者的报告单及时给予确认,检验结果及时送医院感染管理科存档,以备跟踪评估。

四、应急处置与追踪

原则:一挤,二冲,三消毒,四上报,五用药,六追踪。

医院常见感染性病原体有艾滋病病毒(AIV)、乙肝病毒(HBV)、丙肝病毒(HCV)、梅毒螺旋体。

(一)发生职业暴露后,暴露者应保持镇静,迅速敏捷的按常规脱去患侧手套。

(二)皮肤完整的,用肥皂液和流动水清洗污染的皮肤,用生理盐水冲洗粘膜。如有伤口,健侧手立即从近心端向远心端挤压受伤部位,或在伤口旁轻轻挤压,尽可能挤出伤处的血液,相对减少受污染的程度,用肥皂水和流动水进行冲洗,冲洗时间不少于5min,禁止进行伤口的局部按压。

(三)受伤部位伤口冲洗后,应当用0.5%碘伏消毒,并包扎伤口;被暴露的粘膜,应反复用生理盐水冲洗干净。

(四)乙型肝炎病毒阳性职业暴露

暴露者如果接种过乙肝疫苗,且 HbsAb＞10mIU/ml,可以不采取预防措施;若暴露者本身 HBsAg(+)或抗－HBc(+),可以不采取预防措施;如果暴露者未接种过乙肝疫苗,除24h内立即接种 HBIG 外,还应完成乙肝疫苗接种(0、1、6);在接种 HBIG 同时(不同肌注部位)或7日后给予乙肝疫苗第一剂,此后按常规时间间隔给予第二剂、第三剂;如果接种过乙肝疫苗,接种后 HbsAg＜10mIU/ml,除24h内立即接种 HBIG 外,还应追加一剂乙肝疫苗;暴露者正在接受疫苗注射,未产生抗体,24h内注射 HBIG,并继续完成疫苗注射。在暴露后当天、1个月、2个月、3个月、4个月进行乙肝血清学检测。

（五）丙肝抗体阳性职业暴露

丙型肝炎病毒职业暴露，目前尚无HCV疫苗，干扰素治疗效果不确定，不推荐预防用药，在暴露后当天、4周、6周、4个月、6个月进行丙肝血清学检测。

（六）梅毒RPR阳性职业暴露

发生梅毒的职业暴露，暴露者可用苄星青霉素肌肉注射，或静滴青霉素，对青霉素过敏者选用红霉素。在暴露后当天、2周、6周、3个月进行梅毒抗体检测。

（七）艾滋病病毒抗体阳性职业暴露

1.艾滋病病毒职业暴露级别分三级。

一级暴露：

(1)暴露源为体液、血液或者含有体液、血液的医疗器械、物品；

(2)暴露类型为暴露源沾染了有损伤的皮肤或者粘膜，暴露量小且暴露时间短。

二级暴露：

(1)暴露源为体液、血液或者含有体液、血液的医疗器械、物品；

(2)暴露类型为暴露源沾染了有损伤的皮肤或者粘膜，暴露量大且暴露时间较长；或者暴露类型为暴露源刺伤或者割伤皮肤，但损伤程度较轻，为表皮擦伤或者针刺伤。

三级暴露：

(1)暴露源为体液、血液或者含有体液、血液的医疗器械、物品；

(2)暴露类型为暴露源刺伤或者割伤皮肤，但损伤程度较重，为深部伤口或者割伤物有明显可见的血液。

2.暴露源的病毒载量水平分为轻度、重度和暴露源不明三种类型。

(1)经检验，暴露源为艾滋病病毒阳性，但滴度低、艾滋病病毒感染者无临床症状、CD4计数正常者，为轻度类型。

(2)经检验，暴露源为艾滋病病毒阳性，但滴度高、艾滋病病毒感染者有临床症状、CD4计数低者，为重度类型。

(3)不能确定暴露源是否为艾滋病病毒阳性者，为暴露源不明型。

艾滋病病毒职业暴露的应急处理：除采取上述措施外，医院感染管理科应立即上报分管领导，医院专车送暴露者到疾病预防控制中心，请专家对暴露的级别和暴露源的病毒载量水平进行评估和确定，实施预防性用药。

3.用药时间：

预防性用药应当在发生艾滋病病毒职业暴露后尽早开始，最好在4小时内实施，最迟不得超过24小时；超过24小时的，也应当实施预防性用药。

4.用药原则：

发生一级暴露且暴露源病毒载量水平为轻度时，可以不使用预防性用药；发生一级暴露但暴露源病毒载量水平为重度或者发生二级暴露但暴露源病毒载量水平为轻度时，使用基本用药程序。

发生二级暴露且暴露源病毒载量水平为重度，发生三级暴露且暴露源病毒载量水平为轻度或重度时，使用强化用药程序。

暴露源病毒载量水平不明时，可使用基本用药程序。

5.用药方案:预防性用药方案分为基本用药程序和强化用药程序。

(1)基本用药程序:两种逆转录酶抑制剂,使用常规治疗剂量,连续服用28天。如双汰芝(AZT与3TC联合制剂)300mg/次,每日2次,连续服用28天或参考抗病毒治疗指导方案。

(2)强化用药程序:强化用药程序是在基本用药程序的基础上,同时增加一种蛋白酶抑制剂,使用常规治疗剂量,连续服用28天。

暴露者应分别在暴露后即刻、4周、8周、12周、6个月对HIV抗体进行检测,并对服用药物的毒性进行监控和处理,观察记录艾滋病病毒感染的早期症状等。

五、职业暴露发生后产生的相关费用按相关规定执行。

依据来源:传染病防治法、医院感染管理办法、艾滋病职业防护指导原则

多重耐药菌医院感染应急预案

多重耐药菌主要是指对临床使用的三类或三类以上抗菌药物同时呈现耐药的细菌。常见多重耐药菌包括耐甲氧西林金黄色葡萄球菌(MRSA)、耐万古霉素肠球菌(VRE)、产超广谱β-内酰胺酶(ESBLs)细菌、耐碳青霉烯类抗菌药物肠杆菌科细菌(CRE)(如产Ⅰ型新德里金属β-内酰胺酶[NDM-1]或产碳青霉烯酶[KPC]的肠杆菌科细菌)、耐碳青霉烯类抗菌药物鲍曼不动杆菌(CR-AB)、多重耐药/泛耐药铜绿假单胞菌(MDR/PDR-PA)和多重耐药结核分枝杆菌等。为有效地预防和控制多重耐药菌的医院感染,保证病人的医疗安全,特制定应急预案。

一、医院开展常见多重耐药菌的监测工作,各科室应对多重耐药菌感染患者或定植高危患者及时采集标本送检,以及早发现,早期诊断多重耐药菌感染患者或定植患者,及早采取隔离措施。

二、细菌室在临床检验过程中,如发现多重耐药菌,应在第一时间内电话通知病人所在科室,通报内容应包括患者姓名、所在科室、床号、送检时间、检验结果等。若发现某病区出现3例以上同种病原体且耐药菌谱相同或相近应立即通报医院感染管理科。

三、细菌室工作人员应做好职业防护工作,工作结束后对送检样品进行消毒灭菌,然后按照感染性废物处理,加强工作环境消毒工作,预防多重耐药菌的扩散。

四、医院感染管理科在接到细菌室的通报后,专职人员应立即到病人所在科室落实情况,监督、检查科室采取的措施是否到位,若专职人员因各种原因不能立即前往临床科室,则应电话指导采取相应隔离措施,防止多重耐药菌医院感染的发生。

五、临床科室在接到细菌室的电话通知后,应及时通知管床医师,属于多重耐药目标菌的应主动与医院感染管理科沟通,报告,属于医院感染的同时通过OA上报"医院感染病例报告卡",并采取有效地控制措施。

六、医院感染管理科专职人员每天上午上班后和下午下班前两次登录LIS系统,查看细菌药敏报告,及早发现耐药菌感染病人,及时通知耐药菌感染病人所在科室。

七、多重耐药菌病人需离开隔离室进行诊断、治疗,都应先电话通知相关科室,以便其它科室作好准备,采取隔离措施,防止感染的扩散。

依据来源:卫生部《多重耐药菌医院感染预防与控制技术指南(试行)》(2011)5**号文件、卫办医发关于《加强多重耐药菌医院感染控制工作》的通知**(2008)130**号文件**

(田祥燕)

第六篇　医院感染管理各类人员职责

目　录

医院感染管理委员会职责

一、认真贯彻医院感染管理方面的法律法规及技术规范、标准，制定本医院预防和控制医院感染的规章制度、医院感染诊断标准并监督实施；

二、根据预防医院感染和卫生学要求，对本医院的建筑设计、重点科室建设的基本标准、基本设施和工作流程进行审查并提出意见；

三、研究并确定本医院的医院感染管理工作计划，并对计划的实施进行考核和评价；

四、研究并确定本医院的医院感染重点部门、重点环节、重点流程、危险因素以及采取的干预措施，明确各有关部门、人员在预防和控制医院感染工作中的责任；

五、研究并制定本医院发生医院感染暴发及出现不明原因传染性疾病或者特殊病原体感染病例等事件时的控制预案；

六、建立会议制度，定期研究、协调和解决有关医院感染管理方面的问题；

七、根据本医院病原体特点和耐药现状，配合药事管理委员会提出合理使用抗菌药物的指导意见；

八、其他有关医院感染管理的重要事宜。

医院感染管理科及医院感染管理专(兼)职人员职责

一、对有关预防和控制医院感染管理规章制度的落实情况进行检查和指导；

二、对医院感染及其相关危险因素进行监测、分析和反馈，针对问题提出控制措施并指导实施；

三、对医院感染发生状况进行调查、统计分析，并向医院感染管理委员会或者医疗机构负责人报告；

四、对医院的清洁、消毒灭菌与隔离、无菌操作技术、医疗废物管理等工作提供指导；

五、对传染病的医院感染控制工作提供指导；

六、对医务人员有关预防医院感染的职业卫生安全防护工作提供指导；

七、对医院感染暴发事件进行报告和调查分析，提出控制措施并协调、组织有关部门进行处理；

八、对医务人员进行预防和控制医院感染的培训工作；

九、参与抗菌药物临床应用的管理工作；

十、对消毒药械和一次性使用医疗器械、器具的相关证明进行审核；

十一、组织开展医院感染预防与控制方面的科研工作；

十二、完成医院感染管理委员会或者医疗机构负责人交办的其他工作。

各临床、医技科室医院感染管理小组职责

临床、医技科室医院感染管理小组由科主任、护士长、监职医生、监职护士组成，在科主任领导下开展工作。

一、负责本科室医院感染管理的各项工作，根据本科室医院感染的特点，制定管理制度或措施，并组织实施。

二、定期对医院感染重点环节、重点人群、高危因素进行评估，采取有效措施，降低本科室医院感染发病率。

三、对医院感染病例进行监测，散发病例 24 小时内报告医院感染管理科，有医院感染暴发或疑似医院感染暴发时，立即报告医院感染管理科，并积极协助调查。

四、对本科室医院感染工作进行质控检查，并对存在问题进行分析，制定整改措施。

五、监督检查本科室抗感染药物使用情况。督促本科室医务人员在感染病例使用抗菌药物前正确采集标本送病原学检查。

六、督促本科室人员执行无菌操作技术、消毒隔离制度、手卫生制度、职业防护制度等医院感染规章制度。

七、负责本科室进修生、实习生及在职人员的医院感染知识培训。

八、做好卫生员、陪护人员、探视人员的卫生学管理。

医务科在医院感染管理工作中的职责

一、协调组织医师和医技人员进行有关医院感染知识的培训。

二、监督、指导医师和医技人员严格执行无菌技术操作规程、合理使用抗感染药物、手卫生、一次性使用医疗用品的管理等有关医院感染管理的制度。

三、发生医院感染暴发或疑似暴发时，协助医院感染管理科组织相关科室、部门开展调查与控制工作，根据需要进行医师人力调配，组织对病人的治疗和善后处理。

四、督导医务人员对医院感染病例及时上报，对医院感染病例的诊断、治疗提供指导。

五、协调配合医院感染管理科开展医院感染现患率调查、医院感染应急预案演练、目标性监测等工作。

护理部在医院感染管理工作中的职责

一、协调组织全院护理人员进行有关医院感染知识的培训。

二、监督、指导护理人员严格执行无菌技术操作、手卫生、消毒灭菌与隔离制度等有关医院感染管理的规章制度，做好一次性使用医疗用品、医疗废物管理等工作。

三、监督感染高风险科室如手术室、ICU、产房、新生儿室医院感染预防措施的落实。

四、发生医院感染暴发或疑似暴发时，根据需要进行护理人力调配。

五、协调配合医院感染管理科开展医院感染现患率调查、医院感染应急预案演练、目标性监测等工作。

总务科在医院感染管理工作的职责

一、负责污水的处理、排放工作，污水排放符合国家《污水排放标准》要求。

二、对洗衣房的工作进行监督管理，符合医院感染管理要求。

三、协调组织物业公司保洁员进行有关医院感染知识培训。

四、负责指导物业公司医疗废物的分类、交接、回收、登记、转运、暂存工作。

药剂科在医院感染管理工作中的职责

一、消毒剂应根据临床需要统一采购，按国家规定查验相关证件，监督进货质量。

二、消毒剂首次进入医院前，应通知医院感染管理科对相关证件进行审核。

三、消毒液储存环境条件符合要求。

四、督促指导抗菌药物的合理应用，定期总结、分析和通报应用情况。

五、负责医务人员抗菌药物合理使用的相关知识培训。

设备科在医院感染管理工作中的职责

一、一次性使用无菌医疗用品、消毒器械的采购应根据临床需要统一采购，按国家规定查验并妥善保管所需证件，监督进货质量。

二、消毒器械和一次性使用无菌医疗用品首次购入需通知医院感染管理科对相关证件进行审核。

三、按照有关法律法规和规范性文件进行证件管理。

四、建立介入诊疗器材购入、使用登记账册，保证器材来源符合要求，可追溯。

五、购入与医院感染相关设备，使用前供货工程师应与设备科工程师一起对临床科室人员及院感科人员进行培训指导，共同制定规范的操作流程。

六、一次性使用医疗用品储存符合要求。

检验科在医院感染管理工作中的职责

一、负责医院感染常规微生物学监测，日常监测发现异常情况及时与医院感染管理科联系。

二、发生医院感染暴发时，配合医院感染管理科深入现场采集标本，进行流行病学调查的微生物学鉴定，分析发病原因。

三、发现某病区有同种同源病原体感染达 3 株以上者和多重耐药菌株者，及时报告患者所在临床科室和医院感染管理科。

医务人员医院感染管理工作中的职责

一、严格执行消毒、灭菌、隔离及无菌操作(包括洗手)技术和规程等医院感染管理的各项规章制度。

二、掌握抗菌药物临床合理应用原则,做到合理、安全、经济实用。

三、掌握医院感染诊断标准。

四、怀疑或发现医院感染病例时及时送病原学检查及药敏试验,查找感染源、感染途径,控制蔓延,积极治疗病人,如实填报并于24小时内报送医院感染管理科,发现漏报病例及时补报。有医院感染流行趋势时,及时报告科室负责人及医院感染管理科,并协助调查。发现法定传染病,按《传染病防治法》的规定报告。

五、积极参加医院感染知识的培训。

六、掌握自我防护知识,正确进行各项技术操作,预防锐器刺伤,做到标准预防。

七、宣传、教育、指导病人、探视者及其他工作人员应用预防感染传播的知识。

八、工作人员自身感染时应接受合适的治疗,采取有效控制措施,防止将自身感染传播给他人。

九、执行医疗废物管理制度,严格医疗废物的分类、包装、交接、登记,防止污染及损伤。

医疗废物专职运送人员职责

医疗废物运送人员负责对医院临床、医技科室产生的医疗废物进行集中回收,定点放置,以便由医疗废物固体废物公司回收,其具体职责是:

一、负责每天从临床、医技科室医疗废物产生地点,将分类包装的医疗废物按照规定的时间和路线密闭运送至医院内部指定的暂存房内。

二、在运送医疗废物前,应当检查包装物或容器的标识、标签及封口是否符合要求,不得将不符合要求的医疗废物运送至暂时贮存地点。

三、在运送医疗废物时,应当防止包装物或容器破损,以免造成医疗废物的流失、泄漏和扩散,并防止医疗废物直接接触身体。

四、在进行医疗废物收集、运送、暂时贮存和处置等工作时,应穿戴配备必要的防护用品,如工作服、胶靴、手套、口罩等。

五、每天运送工作结束后,应当对运送工具及时进行清洁和消毒。

六、每天医疗废物运走后,应及时对暂存房及周围环境进行清洁和消毒。

七、收集的医疗废物放在暂时贮存点内,应积极配合医疗废物回收公司运走;暂存时间不得超过2天。

八、热爱本职工作,交接记录、消毒记录无漏项、无补录,服从物业主管和总务科调派,按时完成交办的工作任务。

九、遵守医院规章制度和劳动纪律,文明工作、礼貌待人,勤俭节约、爱岗敬业。

(丁　丽)

第七篇　医院感染知识试题篇

目　录

医院感染管理办法试题

一、单项选择(10 题)
二、多项选择(12 题)
三、填空题(20 题)
四、判断题(10 题)
五、简答题(2 题)

一、单项选择(10 题)

1、床位总数在多少张以上的医院应当设立医院感染管理委员会和独立的医院感染管理部门。(B)

A.50 张以上　B.100 张以上　C.150 张以上　D.200 张以上

2、住院床位总数在多少张以下的医院应当指定分管医院感染管理工作的部门。(B)

A.50 张以下　B.100 张以下　C.150 张以下　D.200 张以下

3、发生 5 例以上医院感染暴发,应当多少小时内向所在地的县级地方人民政府卫生行政部门报告,并同时向所在地疾病预防控制机构报告。(A)

A.12 小时　B.24 小时　C.48 小时　D.立即

4、多少例以上的医院感染暴发事件,应当按照《国家突发公共卫生事件相关信息报告管理工作规范(试行)》的要求进行报告(B)

A.5 例　B.10 例　C.15 例　D.20 例

5、以下哪些说法不正确的是?(C)

A.凡进入人体组织、无菌器官的医疗器械、器具和物品必须达到灭菌水平
B.凡进入人体消化道、呼吸道的内镜必须达到高水平消毒
C.各种用于注射、穿刺、采血等有创操作的医疗器具必须一用一消毒
D.接触皮肤、粘膜的医疗器械、器具和物品必须达到消毒水平

6、医院感染不包括?(D)

A.在住院 48 小时后发生的感染
B.在医院内获得出院后发生的感染
C.医院工作人员在医院内获得的感染
D.入院时已处于潜伏期住院期间发病的感染

7、发现医院感染暴发事件时,以下哪些措施是不恰当的?(A)

A.隐瞒患者及其家属　B.分析感染源、感染途径
C.采取有效的控制措施　D.及时上报相关部门

8、医疗机构发生的医院感染属于法定传染病的,应当按照什么规定进行报告和处理(A)

A.《中华人民共和国传染病防治法》　B.《医院感染管理办法》

C.《艾滋病防治条例》　　D.《消毒管理办法》

9、医院感染暴发是指在医疗机构或其科室的患者中，短时间内发生多少例以上同种同源感染病例的现象。(B)

A.2 例　　B.3 例　　C.4 例　　D.5 例

10、由于医院感染暴发直接导致患者死亡，应当多少小时内向所在地的县级地方人民政府卫生行政部门报告，并同时向所在地疾病预防控制机构报告。(A)

A.12 小时　　B.24 小时　　C.48 小时　　D.立即

二、多项选择(12 题)

1、县级以上地方人民政府卫生行政部门对医疗机构监督检查的主要内容包括以下哪些？(ABCDE)

A.医院感染管理的规章制度及落实情况。

B.针对医院感染危险因素的各项工作和控制措施。

C.消毒灭菌与隔离、医疗废物管理及医务人员职业卫生防护工作状况。

D.医院感染病例和医院感染暴发的监测工作情况。

E.现场检查

2、医院感染包括以下哪些？(ABE)

A.在住院 48 小时后发生的感染

B.在医院内获得出院后发生的感染

C.入院前已开始入院后仍存在的感染

D.入院时已处于潜伏期住院期间发病的感染

E.医院工作人员在医院内获得的感染

3、以下哪些说法是不正确的？(CD)

A.5 例以上医院感染暴发经省级人民政府卫生行政部门审核后，应当在 24 小时内上报至卫生部。

B.10 例以上医院感染暴发事件应在 6 小时内上报至卫生部。

C.由于医院感染暴发直接导致患者死亡时应在 6 小时内上报至卫生部。

D.住院床位总数在 200 张以上的医院应当设立医院感染管理委员会和独立的医院感染管理部门。

E.住院床位总数在 100 张以上的医院应当设立医院感染管理委员会和独立的医院感染管理部门。

4、以下哪些说法是正确的？(ABDE)

A.凡进入人体组织、无菌器官的医疗器械、器具和物品必须达到灭菌水平。

B.凡进入人体消化道、呼吸道的内镜必须达到高水平消毒。

C.各种用于注射、穿刺、采血等有创操作的医疗器具必须一用一消毒。

D.接触皮肤、粘膜的医疗器械、器具和物品必须达到消毒水平。

E.一次性使用的医疗器械、器具不得重复使用。

5、下面那些属于医院感染管理部门及其专职人员的职责？（ABCDE）

A.监测、分析和反馈医院感染及其相关危险因素。

B.对传染病的医院感染控制工作提供指导。

C.参与抗菌药物临床应用的管理工作。

D.对消毒药械和一次性使用医疗器械、器具的相关证明进行审核。

E.指导医院的清洁、消毒灭菌与隔离、无菌操作技术、医疗废物管理等工作。

6、制定《医院感染管理办法》的目的包括以下哪些？（ABCD）

A.加强医院感染管理

B.有效预防和控制医院感染

C.提高医疗质量

D.保证医疗安全

E.加强职业卫生防护

7、发现医院感染暴发事件时，以下哪些措施是恰当的？（BCDE）

A.隐瞒患者及其家属

B.分析感染源、感染途径。

C.采取有效的控制措施。

D.积极救治患者。

E.及时上报相关部门。

8、发生的医院感染属于法定传染病的，医疗机构应当按照以下哪些规定进行报告和处理？（AB）

A.《传染病防治法》

B.《国家突发公共卫生事件应急预案》

C.《医疗机构管理条例》

D.《消毒管理办法》

E.《职业病防治法》

9、医疗机构有下列哪些行为时应由县级以上地方人民政府卫生行政部门责令改正，逾期不改的，给予警告并通报批评；情节严重的，对主要负责人和直接责任人给予降级或者撤职的行政处分？（ABCE）

A.未建立或落实医院感染管理的规章制度

B.违反无菌操作技术规范和隔离技术规范

C.未对消毒药械相关证明进行审核

D.发生医院感染未及时采取控制措施，造成医院感染暴发

E.未对医务人员职业暴露提供职业卫生防护

10、医院感染管理委员会的职责包括以下哪些？（ABCDE）

A.制定本医院预防和控制医院感染的规章制度、医院感染诊断标准并监督实施

B.根据预防医院感染和卫生学要求，对本医院的建筑设计、重点科室建设的基本设施和工

作流程进行审查并提出意见

C.研究并制定本医院发生医院感染暴发及出现不明原因传染性疾病或者特殊病原体感染病例等事件时的控制预案

D.配合药事管理委员会提出合理使用抗菌药物的指导意见

E.以上全是

11、医疗机构发生以下哪些情形时，应按照《国家突发公共卫生事件相关信息报告管理工作规范（试行）》的要求进行报告（BCD）

A.5 例以上的医院感染暴发事件

B.10 例以上的医院感染暴发事件

C.可能造成重大公共影响或者严重后果的医院感染

D.发生特殊病原体或者新发病原体的医院感染

E.由于医院感染暴发直接导致患者死亡

12、医疗机构经调查证实发生以下情形时，应当于 12 小时内向所在地的县级地方人民政府卫生行政部门报告，并同时向所在地疾病预防控制机构报告。

（ADE）

A.5 例以上的医院感染暴发事件

B.10 例以上的医院感染暴发事件

C.可能造成重大公共影响或者严重后果的医院感染

D.由于医院感染暴发导致 3 人以上人身损害后果。

E.由于医院感染暴发直接导致患者死亡

三、填空题（20 题）

1、住院床位总数在 100 张以上的医院应当设立医院感染管理委员会和独立的医院感染管理部门。

2、《医院感染管理办法》自 2006 年 9 月 1 日起施行。

3、住院床位总数在 100 张以下的医院应当指定分管医院感染管理工作的部门。

4、医院感染管理委员会的主任委员由医院院长或者主管医疗工作的副院长担任。

5、县级以上地方人民政府卫生行政部门未按照《医院感染管理办法》的规定履行监督管理和对医院感染暴发事件的报告、调查处理职责，造成严重后果的，对卫生行政主管部门主要负责人、直接责任人和相关责任人予以降级或者撤职的行政处分。

6、消毒指用化学、物理、生物的方法杀灭或者消除环境中的病原微生物。

7、灭菌指杀灭或者消除传播媒介上的一切微生物，包括致病微生物和非致病微生物，也包括细菌芽孢和真菌孢子。

8、医疗机构应当按照《消毒管理办法》，严格执行医疗器械、器具的消毒工作技术规范。

9、医疗机构应当建立医院感染管理责任制，制定并落实医院感染管理的规章制度和工作规范，严格执行有关技术操作规范和工作标准，有效预防和控制医院感染。

10、卫生行政部门和医疗机构应当重视医院感染管理的学科建设，建立专业人才培养制度，充分发挥医院感染专业技术人员在预防和控制医院感染工作中的作用。

11、医疗机构发生的医院感染属于法定传染病的，应当按照《中华人民共和国传染病防治法》和《国家突发公共卫生事件应急预案》的规定进行报告和处理。

12、医疗机构应当严格执行隔离技术规范，根据病原体传播途径，采取相应的隔离措施。

13、医疗机构应当制定医务人员职业卫生防护工作的具体措施，提供必要的防护物品，保障医务人员的职业健康。

14、医疗机构应当按照医院感染诊断标准及时诊断医院感染病例，建立有效的医院感染监测制度，分析医院感染的危险因素，并针对导致医院感染的危险因素，实施预防与控制措施。

15、一次性使用的医疗器械、器具不得重复使用。

16、医疗机构应当严格按照《抗菌药物临床应用指导原则》，加强抗菌药物临床使用和耐药菌监测管理。

17、医疗机构对卫生行政部门的检查、调查取证等工作，应当予以配合，不得拒绝和阻碍，不得提供虚假材料。

18、医源性感染指在医学服务中，因病原体传播引起的感染。

19、医院感染暴发是指在医疗机构或其科室的患者中，短时间内发生 3 例以上同种同源感染病例的现象。

20、医院感染专业人员应当具备医院感染预防与控制工作的(专业知识)，并能够承担医院感染管理和业务技术工作。

四、判断题(10 题)

1、医院感染管理委员会不应包括设备管理部门和后勤管理部门。(×)

2、部分一次性使用的医疗器械、器具消毒灭菌后可以重复使用。(×)

3、卫生行政部门在检查中发现医疗机构存在医院感染隐患时，责令限期整改或者暂时关闭相关科室或者暂停相关诊疗科目。(√)

4、《医院感染管理办法》中规定对医疗机构监督检查的主要内容不包括针对医院感染危险因素的各项工作和控制措施。(×)

5、医疗机构一次性使用的医疗器械、器具不得重复使用。(√)

6、各种用于注射、穿刺、采血等有创操作的医疗器具必须一用一消毒。(×)

7、凡进入人体组织、无菌器官的医疗器械、器具和物品必须达到消毒或灭菌水平。(×)

8、凡进入人体消化道、呼吸道的内镜必须达到高水平消毒。(√)

9、由于医院感染暴发直接导致患者死亡时应在 6 小时内上报至卫生部。(×)

10、住院床位总数在 100 张以上的医院应当设立医院感染管理委员会和独立的医院感染管理部门。(√)

五、简答题(2 题)

1、医疗机构执行医疗器械、器具消毒技术规范应达到哪些要求？

答：(1)进入人体组织、无菌器官的医疗器械、器具和物品必须达到灭菌水平；

(2)接触皮肤、粘膜的医疗器械、器具和物品必须达到消毒水平；

(3)各种用于注射、穿刺、采血等有创操作的医疗器具必须一用一灭菌。

2、县级以上地方人民政府卫生行政部门对医疗机构监督检查主要内容有哪些？

答：县级以上地方人民政府卫生行政部门对医疗机构监督检查的主要内容是：

(一)医院感染管理的规章制度及落实情况；

(二)针对医院感染危险因素的各项工作和控制措施；

(三)消毒灭菌与隔离、医疗废物管理及医务人员职业卫生防护工作状况；

(四)医院感染病例和医院感染暴发的监测工作情况；

(五)现场检查。

(巩汉香)

医院感染诊断标准试题

一、单项选择(10 题)

二、多项选择(9 题)

三、填空题(10 题)

四、判断题(11 题)

五、简答题(8 题)

一、单项选择(10 题)

1、伤口的分类哪一项是不正确的？(D)

A.清洁伤口(Ⅰ)

B.清洁污染伤口(Ⅱ)

C.污染伤口(Ⅲ)

D.感染伤口

2、输血相关感染不多见于(B)

A.病毒性肝炎

B.肺炎

C.巨细胞病毒感染

D.艾滋病

3、发生医院内尿路感染最常见的诱因是(B)

A.长期卧床

B.留置导尿管

C.膀胱冲洗

D.膀胱内注射

4、关于医院感染的概念错误的是(C)

A.入院时处于潜伏期的感染不是医院感染

B.医院感染是指在医院内获得的感染

C.慢性感染急性发作是医院感染

D.与上次住院有关的感染是医院感染

5、医院感染主要发生在(D)

A.门诊、急诊病人

B.陪护人员

C.医务人员

D.住院病人

6、下列情况属于医院感染的是(D)

A.在皮肤、粘膜开放性伤口只有细菌定植而无临床症状或体征者

B.由损伤而产生的炎症或由非生物因子刺激产生的炎性反应

C.婴儿经胎盘获得的感染:如CMV、弓形虫发生在出生后48小时以内者

D.住院中由于治疗措施而激活的感染

7、下列症状属于上呼吸道感染的是(A)

A.发热(≥38.0℃超过2天),有鼻咽、鼻旁窦和扁桃腺等上呼吸道急性炎症表现

B.发热,胸痛,胸水外观呈脓性或带臭味

C.发热、胸痛、奇脉或心脏扩大,呼吸暂停,心动过缓

D.急性腹泻,粪便常规镜检白细胞≥10个/高倍视野。

8、哪项不属于尿路刺激症状(D)

A.尿频

B.尿急

C.尿痛

D.胸痛

9、哪条不是表浅切口感染(D)

A.红、肿

B.热、痛

C.脓性分泌物

D.以上都不是

10、骨髓炎的诊断哪条不符(B)

A.病人有局部肿块、触痛、发热或感染灶有引流物。

B.咳嗽、流鼻涕

C.骨髓培养出病原体。

D.外科手术或组织病理学检查证实

二、多项选择(9题)

1、医院感染是指(ABCD)

A.住院病人在医院内获得的感染

B.在住院期间发生的感染和在医院内获得出院后发生的感染

C.不包括入院前已开始或入院时已处于潜伏期的感染

D.医院工作人员在医院内获得的感染

E.婴幼儿经胎盘获得的感染

2、减少免疫功能低下者发生医院感染的措施正确的是(ACD)

A.尽量减少侵入性操作

B.大量应用广谱抗菌药物预防感染

C.积极发现和治疗局部病灶

D.采取保护性隔离措施,切断感染途径

E.不必特殊处理

3、医院感染病例调查表中必须填的有(ABCDE)

A.年龄

B.性别

C.科室

D.感染日期

E.感染部位

4、感染日期:是指出现临床症状或实验室检验阳性的标本的送检日期,用以计算:(ABC)

A.入院到发生医院感染的间隔

B.手术到发生医院感染的间隔

C.用以区别在同一病人同一部位不同时期的感染

D.感染发生的经过

E.感染发生的原因

5、伤口的分类:(ABC)

A.清洁伤口(Ⅰ)

B.清洁污染伤口(Ⅱ)

C.污染伤口(Ⅲ)

D.感染伤口

E.化脓伤口

6、下呼吸道感染包括哪些?(ABCD)

A.患者出现咳嗽、痰粘稠,肺部出现湿罗音

B.发热

C.白细胞总数和(或)嗜中性粒细胞比例增高

D.X线显示肺部有炎性浸润性病变

E.非感染性原因如肺栓塞、心力衰竭、肺水肿、肺癌等所致的下呼吸道的胸片的改变

7、感染性腹泻诊断包括哪些?(ABC)

A.急性腹泻,粪便常规镜检白细胞≥10个/高倍视野。

B.急性腹泻,或伴发热、恶心、呕吐、腹痛等。

C.急性腹泻每天3次以上,连续2天,或1天水泻5次以上。

D.咳嗽、心悸、咳痰

E.慢性腹泻的急性发作及非感染性因素如诊断治疗原因、基础疾病、心理紧张等所致的腹泻

8、细菌性脑膜炎、脑室炎诊断包括哪些?(ABCE)

A.发热、颅高压症状、脑膜刺激征、脑脊液(CSF)炎性改变。

B.发热、颅高压症状、脑膜刺激症及脑脊液白细胞轻至中度升高,或经抗菌药物治疗后症状体征消失,脑脊液恢复正常。

C.在应用抗生素过程中,出现发热、不典型颅高压症状体征、脑脊液白细胞轻度增多

D.发热、咳嗽、流涕

E.脑脊液中抗特异性病原体的IgM达诊断标准,或IgG呈4倍升高,或脑脊液涂片找到细菌。

9、颅高压症状(ABCD)

A.头痛

B.呕吐

C.婴儿前囟张力高

D.意识障碍

E.腹痛

三、填空题(10题)

1、医院感染是指住院病人在医院内获得的感染。

2、医院工作人员在医院内获得的感染也属医院感染。

3、无明确潜伏期的感染,规定入院48小时后发生的感染为医院感染。

4、有明确潜伏期的感染,自入院时起超过平均潜伏期后发生的感染为医院感染。

5、新生儿在分娩过程中和产后获得的感染为医院感染。

6、皮肤粘膜开放性伤口只有细菌定植而无炎症表现不属于医院感染。

7、由于创伤或非生物性因子刺激而产生的炎症表现不属于医院感染。

8、新生儿经胎盘获得出生后48小时内发病的感染不属于医院感染。
9、手术部位感染分表浅、深部、腔隙器官。
10、呼吸道感染分为上呼吸道、下呼吸道、胸膜腔感染。

四、判断题(11题)

1、切口缝合针眼处有轻微炎症和少许分泌物不属于切口感染。(√)
2、新生儿鹅口疮不属于医院感染。(×)
3、无植入物手术后30天内,有植入物术后1年内发生的与手术有关并涉及切口深部软组织(深筋膜和肌肉)的感染不属于院内感染。(×)
4、术后30天内,表浅伤口裂开或内外科医师打开的切口,有脓性分泌物或有发热≥38℃,局部有疼痛或压痛不属于院内感染。(×)
5、由于诊疗措施激活的潜在性感染,如疱诊病毒、结核杆菌等的感染,属于医院感染。(√)
6、普通感冒和非感染性病因(如过敏等)所致的上呼吸道急性炎症不属于上呼吸道感染。(√)
7、咳嗽、痰粘稠,肺部出现湿罗音,并有下列情况之一:⑴发热。⑵白细胞总数和(或)嗜中性粒细胞比例增高。⑶X线显示肺部有炎性浸润性病变,即可诊断为下呼吸道感染。(√)
8、急性腹泻,或伴发热、恶心、呕吐、腹痛等即可临床诊断为感染性腹泻。(√)
9、患者出现尿频、尿急、尿痛等尿路刺激症状,或有下腹触痛、肾区叩痛,伴或不伴发热,并具有下列情况之一:A.尿检白细胞男性≥5个/高倍视野,女性≥10个/高倍视野,插导尿管患者应结合尿培养即可临床诊断为泌尿道感染。(√)
10、术后30天内表浅切口有红、肿、热、痛,或有脓性分泌物不属于医院感染。(×)
11、清洁伤口(Ⅰ):指未感染也无炎症的伤口。伤口没进入呼吸道、消化道、泌尿道或生殖道。清洁伤口主要是闭合的,但也包括闭氏引流清洁伤口及闭合性外伤清洁手术。(√)

五、简答题(8题)

1、何谓医院感染?

答:住院病人在医院内获得的感染,包括在住院期间发生的感染和在医院内获得出院后发生的感染;但不包括入院前已开始或入院时已存在的感染。医院工作人员在医院内获得的感染也属医院感染。

2、哪些不属于医院感染?

答:(1)皮肤粘膜开放性伤口只有细菌定植而无炎症表现。
(2)由于创伤或非生物性因子刺激而产生的炎症表现。
(3)新生儿经胎盘获得(出生后48小时内发病)的感染,如单纯疱疹、弓形体病、水痘等。
(4)患者原有的慢性感染在医院内急性发作。医院感染按临床诊断报告,力求做出病原学诊断。

3、感染部位有哪些？

答：共十二个感染部位

(1)呼吸系统

(2)心血管系统

(3)血液系统

(4)腹部和消化系统

(5)中枢神经系统

(6)泌尿系统

(7)手术部位

(8)皮肤和软组织

(9)骨和关节

(10)生殖道

(11)口腔

(12)其它部位。

4、深部手术切口感染的诊断要点

答：无植入物手术后30天内、有植入物(如人工心脏瓣膜、人造血管、机械心脏、人工关节等)术后1年内发生的与手术有关并涉及切口深部软组织(深筋膜和肌肉)的感染。

临床诊断

符合上述规定，并具有下述四条之一即可诊断。

(1)从深部切口引流出或穿刺抽到脓液，感染性手术后引流液除外。

(2)自然裂开或由外科医师打开的切口，有脓性分泌物或有发热≥38℃，局部有疼痛或压痛。

(3)再次手术探查、经组织病理学或影像学检查发现涉及深部切口脓肿或其它感染证据。

(4)临床医师诊断的深部切口感染。

病原学诊断

临床诊断基础上，分泌物细菌培养阳性。

5、哪些情况属于医院感染

答：(1)无明确潜伏期的感染，规定入院48小时后发生的感染为医院感染；有明确潜伏期的感染，自入院时起超过平均潜伏期后发生的感染为医院感染。

(2)本次感染直接与上次住院有关。

(3)在原有感染基础上出现其它部位新的感染(除外脓毒血症迁徙灶)，或在原感染已知病原体基础上又分离出新的病原体(排除污染和原来的混合感染)的感染。

(4)新生儿在分娩过程中和产后获得的感染。

(5)由于诊疗措施激活的潜在性感染，如疱疹病毒、结核杆菌等的感染。

(6)医务人员在医院工作期间获得的感染。

6、何谓上呼吸道感染？

答：发热(≥38.0℃超过2天)，有鼻咽、鼻旁窦和扁桃腺等上呼吸道急性炎症表现。

病原学诊断:临床诊断基础上,分泌物涂片或培养可发现有意义的病原微生物。

说明:必须排除普通感冒和非感染性病因(如过敏等)所致的上呼吸道急性炎症。

7、血管相关性感染的诊断?

答:(1)临床诊断:

符合下述三条之一即可诊断。

①静脉穿刺部位有脓液排出,或有弥散性红斑(蜂窝组织炎的表现)。

②沿导管的皮下走行部位出现疼痛性弥散性红斑并除外理化因素所致。

③经血管介入性操作,发热>38℃,局部有压痛,无其它原因可解释。

(2)病原学诊断:

导管尖端培养和/或血液培养分离出有意义的病原微生物。

说明:①导管管尖培养其接种方法应取导管尖端5cm,在血平板表面往返滚动一次,细菌菌数≥15cfu/平板即为阳性。

②从穿刺部位抽血定量培养,细菌菌数≥100cfu/ml,或细菌菌数相当于对侧同时取血培养的4—10倍;或对侧同时取血培养出同种细菌。

8、病毒性肝炎的诊断要点?

答:(1)临床诊断:

有输血或应用血制品史、不洁食物史、肝炎接触史,出现下述症状或体征中的任何两项并有肝功能异常,无其它原因可解释。

①发热

②厌食

③恶心、呕吐

④肝区疼痛

⑤黄疸

(2)病原学诊断:

在临床诊断基础上,血清甲、乙、丙、丁、戊、庚等任何一种肝炎病毒活动性标志物阳性。

说明:应排除非感染性病因(如:α_1-抗胰蛋白酶缺乏、酒精、药物等)和胆道疾病引起的肝炎或损害。

(王清妍)

传染病防治试题

一、单项选择(31题)

二、多项选择(28题)

三、填空题(40题)

四、判断题(30题)

五、简答题(10题)

一、单项选择(31 题)

1、传染性非典型肺炎列入《传染病防治法》法定管理的(B)传染病

A.甲类

B.乙类

C.丙类

D.未分类

2、消毒体温表需要 0.2%过氧乙酸溶液 2000ml，需要浓度为 18%过氧乙酸原液多少毫升，加水多少毫升？(A)

A.22ml，1978ml

B.12ml，1988ml

C.4ml，1996ml

D.10ml，1990ml

3、《传染病防治法》中规定的甲类传染病为(C)

A.非典、高致病性禽流感

B.艾滋病、梅毒

C.鼠疫、霍乱

D.手足口病

4、在我国最常见的艾滋病传播途径是(B)

A.性传播

B.静脉吸毒

C.输血

D.母婴传播

5、《中华人民共和国传染病防治法》已由中华人民共和国第十届全国人民代表大会常务委员会第十一次会议于 2004 年 8 月 28 日修订通过，现将修订后的《中华人民共和国传染病防治法》公布，自什么时间起施行？(A)

A.2004 年 12 月 1 日

B.2004 年 8 月 28 日

C.1989 年 09 月 1 日

D.1989 年 2 月 21 日

6、国家对传染病防治的方针是(D)。

A.预防为主

B.防治结合、分类管理

C.依靠科学、依靠群众

D.以上三项

7、霍乱、艾滋病、病毒性肝炎和血吸虫病分别属于哪一类传染病？(D)

A.甲，乙，丙，丙

B.甲，甲，乙，乙

C.甲，甲，乙，丙

D.甲，乙，乙，乙

8、《中华人民共和国传染病防治法》规定的法定管理的传染病有多少种？(C)

A.35

B.28

C.38

D.40

9、拒绝隔离治疗或者隔离期未满擅自脱离隔离治疗的，可以由公安部门协助治疗单位采取(D)。

A.处罚措施

B.强制措施

C.行政拘留

D.强制隔离治疗措施

10、流动人员中的传染病病人、病原携带者和疑似传染病病人的传染病报告、处理由(C)负责。

A.出发地

B.目的地

C.诊治地

D.户口所在地

11、医疗机构发现甲类传染病病人、病原携带者应当予以隔离治疗。拒绝隔离治疗或者隔离期未满擅自脱离隔离治疗的，可以由(A)协助医疗机构采取强制隔离治疗措施。

A.公安机关

B.卫生行政部门

C.卫生监督机构

D.卫生防疫机构

12、生产用于传染病防治的消毒产品的单位和生产用于传染病防治的消毒产品，应当由(A)批准。

A.省级以上卫生行政部门

B.县级卫生行政部门

C.国务院卫生行政部门

D.省级卫生行政部门

13、对已经发生甲类传染病病例的场所、(A)可以实施隔离措施，并同时向上一级人民政府报告；接到报告的上级人民政府应当即时作出是否批准的决定。

A.所在地的县级以上地方人民政府

B.省级以上地方人民政府

C.卫生部

D.国务院

14、有关重大传染病的概念不包括(B)

A.甲类传染病

B.乙类传染病

C.罕见的或已消灭的传染病

D.新出现传染病的疑似病例

15、医疗机构应当实行传染病(B)制度,对传染病病人或者疑似传染病病人,应当引导至相对隔离的分诊点进行初诊。

A.隔离、消毒

B.预检、分诊

C.分类、隔离

D.定点、隔离

16、对暴发的呼吸道传染病传染源的控制措施中不包括(B)

A.对患者和疑似患者要立刻隔离

B.对密切接触者进行留验或重点或家庭医学追踪观察

C.收治医院应有符合卫生部要求的传染病病区的严格分区

D.隔离区有专用诊断治疗设备

E.要有患者和医护人员专用通道

17、《消毒管理办法》自何时实施?(B)

A.2002 年 1 月 1 日起实施

B.2002 年 7 月 1 日起施行

C.2002 年 9 月 1 日起实施

D.2003 年 1 月 1 日起实施

18、医疗卫生机构使用的进入人体组织或无菌器官的医疗用品必须达到什么要求?(A)

A.灭菌要求

B.消毒要求

C.清洁要求

D.卫生要求

19、凡是医疗卫生机构使用的接触皮肤、粘膜的器械和用品必须达到什么要求?(B)

A.无菌要求

B.消毒要求

C.清洁要求

D.卫生要求

20、《消毒管理办法》规定,医疗卫生机构使用后的一次性医疗用品如何处理。(C)

A.消毒后放入垃圾中倒掉

B.卖给回收单位或个人

C.应当及时进行无害化处理

D.毁形后卖掉

21、《消毒管理办法》规定，运送传染病病人及其污染物品的车辆、工具应如何处理？（A）

A.必须随时进行消毒处理

B.必须进行消毒处理

C.必须随时进行清洁处理

D.必须随时进行灭菌处理

22、《消毒管理办法》规定，各种注射、穿刺、采血器具的使用要求是什么？（B）

A.用后灭菌

B.应当一人一用一灭菌

C.当一人一用一消毒

D.应当一人一用一换针头

23、消毒剂、消毒器械和卫生用品的生产企业必须取得何部门颁发的生产企业卫生许可证？（B）

A.所在地市级卫生行政部门

B.所在地省级卫生行政部门

C.所在地县级以上卫生行政部门

D.所在地卫生防疫机构

24、消毒产品生产企业卫生许可证有效期为几年？（B）

A.3 年

B.4 年

C.2 年

D.5 年

25、消毒剂、消毒器械卫生许可批件有效期为几年？（D）

A.3 年

B.5 年

C.6 年

D.4 年

26、消毒剂、消毒器械的产品按照消毒管理办法规定应当取得何部门颁发什么证件？（B）

A.省级卫生行政部门颁发的消毒剂、消毒器械卫生许可批件

B.卫生部颁发的消毒剂、消毒器械卫生许可批件

C.卫生部颁发的消毒剂、消毒器械卫生许可证

D.市级以上卫生行政部门颁发的消毒剂、消毒器械卫生许可证

27、以下(C)不属于物理消毒法。

A.煮沸

B.高压蒸气

C.优氯净

D.紫外线

28、甲型 H1N1 流感是由什么引起的(B):

A.冠状病毒

B.一种新的甲型 H1N1 病毒

C.猪链球菌

D.一种甲型 H1N1 病毒

29、转诊传染病病人或疑似传染病病人时,应当按照当地卫生行政部门的规定使(A)

A.专用车

B.救护车

C.面包车

D.大卡车

30、生产消毒剂、消毒器械应当按照规定取得卫生部颁发的消毒剂、消毒器械的(D)

A.生产企业许可证

B.卫生备案证

C.卫生应用证

D.卫生许可批件

31、关于处理高危物品和中危物品朊毒灭活方法正确的有(D)

A.134℃~138℃ 8min

B.134℃~138℃ 18min

C.134℃~138℃ 38min

D.浸泡于 1mol/L 氢氧化钠溶液作用 1h,再 121℃ 60min

二、多项选择题(28 题)

1、下列哪些疾病是甲类传染病(AD)

A.鼠疫

B.传染性非典型肺炎

C.炭疽中的肺炭疽

D.霍乱

E.人感染高致病性禽流感

2、对乙类传染病中的哪些病种疾病需要采取甲类传染病的预防,控制措施(ACE)

A.传染性非典型肺炎

B.艾滋病

C.炭疽中的肺炭疽

D.病毒性肝炎

E.人感染高致病性禽流感

3、下列哪些疾病是乙类传染病(ACE)

A.狂犬病

B.流行性感冒

C.流行性乙型脑炎

D.麻风病

E.血吸虫病

4、国家实行有计划的预防接种制度，哪些部门可以根据传染病预防、控制的需要，制定传染病预防接种规划并组织实施(AB)

A.国务院卫生行政部门

B.省、自治区、直辖市人民政府卫生行政部门

C.市级人民政府卫生行政部门

D.县级人民政府卫生行政部门

E.血吸虫病

5、医疗机构及其医务人员、疾病预防控制机构相关人员发现甲型H1N1流感病人或疑似病人时的报告时限(BE)

A.必须立即(城镇应于2小时内，农村应于6小时内)向当地疾病预防控制机构报告

B.城镇应于6小时内向疾病预防控制机构报告

C.城镇应于12小时内，农村应于24小时内向疾病预防控制机构报告

D.应当在6小时内向政府卫生行政部门报告

E.农村应于12小时内向疾病预防控制机构报告

7、乙型肝炎的传播途径有(ABC)

A.医源性传播

B.性接触传播

C.母婴垂直传播

D.经媒介生物传播

E.一般接触传播

8、已知引起手足口病的最常见肠道病毒包括下列哪些(AD)

A.肠道病毒71型(EV71)

B.柯萨奇病毒B组的16型(CoxB16)

C.肠道病毒78型(EV78)

D.柯萨奇病毒A组的16型(CoxA16)

E.肠道病毒171型(EV171)

9、引起手足口病的最常见肠道病毒的传播途径(ABE)

A.经呼吸道传播

B.经消化道传播

C.媒介节肢动物传播

D.垂直传播

E.密切接触传播

10、下列可以灭活肠道病毒的有(CDE)

A.75%酒精

B.植物消毒剂

C.紫外线及干燥敏感

D.过氧乙酸

E.碘酒

11、鼠疫的主要传播途径(ABC)

A.经鼠蚤传播

B.经皮肤传播

C.经呼吸道飞沫传播

D.经水传播

E.经食物传播

12、下列经粪-口途径传播的肝炎有(AE)

A.甲型肝炎

B.乙型肝炎

C.丙型肝炎

D.丁型肝炎

E.戊型肝炎

13、下列可用于结核分枝杆菌消毒的消毒剂有(ACE)

A.碘伏

B.醋酸氯已定

C.漂白粉

D.苯扎氯铵

E.过氧乙酸

14、手足口病重症患儿转院时,医护人员要充分利用车上设备对患儿实施生命支持与监护。采取以下措施:(ABC)

A.建立或维持有效的静脉通路及必要的药物治疗

B.使用心电监护仪对病人进行持续心电监测。

C.给氧或机械通气,应用鼻导管或面罩给氧,并注意保持气道通畅。

D.患儿昏迷、呕吐时,应将患儿仰卧,避免误吸或呼吸道阻塞。

E.以上都不是

15、下列属于传染源的是(ABDE)

A.带狂犬病毒的狗

B.带甲型肝炎病毒但未发病的人

C.体内带有疟原虫的蚊子

D.肠道内有猪肉绦虫成虫的人

E.艾滋病抗体阳性的病人

16、各级各类医疗保健机构的预防保健组织或者人员，在本单位及责任地段内承担下列工作：(ABC)

A.传染病疫情报告和管理

B.传染病预防和控制工作

C.卫生部门指定的卫生防疫机构交付的传染病防治和监测任务

D.对违反《传染病防治法》有关规定的行为，实施行政处罚

E.对违反《传染病防治法》有关规定的行为，监督管理

17、《消毒管理办法》对从事致病微生物实验的医疗机构，有哪些要求？(ABCD)

A.应当执行有关的管理制度、操作规程

B.对实验的器材、污染物品等按规定进行消毒

C.防止实验室感染

D.防止致病微生物的扩散

E.监管、使用消毒产品

18、《消毒管理办法》中所指的消毒产品包括那些？(ABC)

A.消毒剂

B.消毒器械(含生物指示物、化学指示物和灭菌物品包装物)

C.卫生用品

D.保健品

E.食品防腐用品

19、构成传染病的流行过程，必须具备的三个环节是(ACD)。

A.传染源

B.自然环境

C.传播途径

D.易感人群

E.社会环境

20、对呼吸道等特殊传染病病人或者疑似病人，医疗机构应当依法采取(ABCDE)

A.隔离

B.控制传播

C.对病人的陪同人员和其他密切接触人员采取医学观察

D.其他必要的预防措施

E.对粪便进行无害化处理

21、感染性疾病科和分诊点应当采取(ABC)

A.标准防护

B.严格消毒

C.按照《医疗废物管理条例》的规定处理医疗废物

D.监督检查传染病人

E.保护易感人群

22、医疗机构采购消毒产品时，应当索取下列有效证件：(ABD)

A.生产企业卫生许可证复印件

B.卫生许可批件复印件

C.说明书复印件

D.有效证件的复印件应当加盖原件持有者的印章

E.销售者的合法身份

23、甲型 H1N1 流感确诊病例，出现流感样临床表现，同时有以下一种或几种实验室检测结果：(ABC)

A.甲型 H1N1 流感病毒核酸检测阳性

B.分离到甲型 H1N1 流感病毒

C.血清甲型 H1N1 流感病毒的特异性中和抗体水平呈 4 倍或 4 倍以上升高

D.肠道中分离到 EV71

E.尿液中检测到 EV71

24、引起手足口病的肠道病毒可经胃肠道传播，也可经呼吸道传播，即可通过以下途径等造成传播。(ABCDE)

A.粪-口

B.飞沫、咳嗽、打喷嚏等

C.接触患者口鼻分泌物、皮肤或粘膜疱疹液

D.被污染的手及物品

E.以上都对

25、手足口病是一种常见病、多发病，为我国的(CD)，多由柯萨奇 A 组 16 型(CoxA16)和肠道病毒 71 型(EV71)引起。全年均有发生。

A.非法定报告

B.乙类传染病

C.丙类传染病

D.法定报告管理

E.丁类传染病

26、手足口病的传染源是(AB)

A.隐性感染者

B.患者

C.动物

D.食物

E.水

27、发生传染病疫情时，疾病预防控制机构和省级以上人民政府卫生行政部门指派的其他与传染病有关的专业技术机构，可以进入传染病疫点、疫区进行调查、(BC)

A.监督检查

B.采集样本

C.技术分析和检验

D.疏散居民

E.做好治安

28、有关部门、医疗卫生机构应当对传染病做到(ABCD),切断传播途径,防止扩散。

A.早发现

B.早报告

C.早隔离

D.早治疗

E.早转运

三、填空题(40题)

1、传染病防治法规定,对被传染病病原体污染的污水、污物、场所和物品,有关单位和个人必须在疾病预防控制机构的指导下,进行严格消毒处理,拒绝消毒处理的,由当地卫生行政部门或者疾病预防控制机构进行强制消毒处理。

2、《中华人民共和国传染病防治法实施办法》规定责任疫情报告人发现乙类传染病病人、病原携带者和疑似传染病病人时,城镇于 12 小时内,农村于 24 小时内向发病地防疫机构报出传染病报告卡。

3、鼠疫的传播途径除跳蚤叮咬外,还可经直接接触和 空气飞沫传播,故消毒在其预防中具有重要意义。

4、疫区中被传染病病原体污染物品,经消毒可以使用的,应当在 当地疾病预防控制机构的指导下进行消毒处理后,方可使用、出售和运输。

5、患甲类传染病以及患炭疽死亡的,尸体应当 立即进行卫生处理,就近火化。

6、用于传染病防治的消毒产品应当符合 国家卫生标准和 卫生规范的要求。

7、对传染病人和疑似传染病病人应当采取就地隔离、就地观察、就地治疗的措施。

8、突发公共卫生事件是指突然发生,造成或可能造成社会公众健康严重损害的重大传染病疫情、群体性不明原因疾病 、重大食物和职业中毒 以及其他严重影响公众健康的事件。

9、手足口病是由多种 肠道病毒引起的常见传染病,以 婴幼儿发病 发病为主。人群对肠道病毒普遍易感,各年龄组均可感染发病,但以≤3 岁年龄组发病率最高。

10、手足口病传染源主要是 患者 和 隐性感染者,传播途径主要通过 粪便 、飞沫传播,亦可经接触病人疱疹液 而感染。

11、自 2008 年5 月 2 日起,手足口病纳入丙类传染病管理。

12、结核杆菌、麻风杆菌细胞壁含大量脂类,对消毒剂抗力较强,故在消毒中只能使用 高、中效消毒剂,不得使用低效消毒剂。

13、《中华人民共和国传染病防治法》规定传染病分甲、乙、丙三类,共计38 种。

14、《中华人民共和国传染病防治法》规定,流行性出血热属于乙类传染病,流行性腮腺炎属于丙类传染病,甲类传染病是指 鼠疫、霍乱。

15、医疗机构应当确定专门的部门或者人员，承担传染病疫情报告、本单位的传染病预防、控制以及责任区域内的传染病预防工作；承担医疗活动中与医院感染有关的危险因素监测、安全防护、消毒、隔离和医疗废物处置工作。

16、疾病预防控制机构应当指定专门人员负责对医疗机构内传染病预防工作进行指导、考核，开展流行病学调查。

17、传染病暴发、流行时，所在地的县级以上地方人民政府可以实施隔离措施，并同时向上一级人民政府报告；接到报告的上级人民政府应当即时作出是否批准的决定。

18、医疗机构必须严格执行国务院卫生行政部门规定的管理制度、操作规范，防止传染病的医源性感染和医院感染。

19、任何单位和个人发现传染病病人或者疑似传染病病人时，应当及时向附近的疾病预防控制机构或者医疗机构报告。

20、在中华人民共和国领域内的一切单位和个人，必须接受 疾病预防控制机构、医疗机构有关传染病的调查、检验、采集样本、隔离治疗等预防、控制措施，如实提供有关情况。

21、医院感染流行病学三大要素：①传染源；②传播途径；③易感人群。

22、感染性疾病传播的“三个环节”，即 传染源、传播途径、易感人群，采取隔离传染源、切断传播途径和保护易感人群的措施预防院感。

23、医院消毒分为四个等级，它们是灭菌、高水平消毒法、中水平消毒法、低水平消毒法。

24、疾病控制机构、医疗机构的 实验室和从事病原微生物实验的单位，应当符合国家规定的条件和技术标准，建立严格的监督管理制度，对 传染病病原体样本按照规定的措施实行严格监督管理，严防传染病病原体的 实验室感染和病原微生物的扩散。

25、二级以上综合医院应当设立感染性疾病科，具体负责本医疗机构传染病的分诊工作，并对本医疗机构的传染病预检、分诊工作进行组织管理。

26、经预检为传染病病人或者疑似传染病病人的，应当将病人分诊至感染性疾病科或者分诊点就诊，同时对接诊处采取必要的消毒措施。

27、医疗机构应当定期对医务人员进行传染病防治知识的培训，培训应当包括传染病防治的法律、法规以及传染病流行动态、诊断、治疗、预防、职业暴露的预防和处理等内容。

28、运送传染病病人及其污染物品的车辆、工具必须随时进行消毒处理。

29、将甲型 H1N1 流感纳入《中华人民共和国传染病防治法》规定的乙类传染病，并采取甲类传染病的预防、控制措施。

30、诊疗、护理手足口病病例过程中所使用的非一次性仪器、体温计及其他物品等要及时消毒。

31、病原携带者是指感染病原体无临床症状但能排出病原体的人。

32、传染病防治实行的方针和原则是预防为主的方针防治结合、分类管理、依靠科学、依靠群众。

33、《传染病防治法》规定，医疗机构必须严格执行国务院卫生行政部门规定的管理制度、操作规范，以防止传染病的医源性感染和医院感染的发生。

34、《传染病防治法》第五十二条规定，医疗机构应当对传染病实行传染病预检、分诊制度制度。

35、用于传染病防治的消毒产品、饮用水供水单位供应的饮用水和涉及饮用水卫生安全的产品，应当符合国家卫生标准和卫生规范。

36、医疗机构发现甲类传染病时，对疑似病人，确诊前应在指定场所单独隔离治疗。

37、医疗机构对本单位内被传染病病原体污染的场所、物品以及医疗废物，依照法律、法规必须实施消毒或者无害化处理。

38、按照《传染病防治法》的规定，医疗机构的基本标准、建筑设计和服务流程，应符合预防传染病医院感染的要求。

39、医疗机构是指按照《医疗机构管理条例》取得医疗机构执业许可证，从事疾病诊断、治疗活动的机构。

40、灭菌是杀灭或清除传播媒介上一切微生物的处理。实验室感染是指从事实验室工作时，因接触病原体所致的感染。

四、判断题（30题）

1、病毒性乙型肝炎为常见传染病之一，它主要通过饮用水、食物、餐饮具、日常生活接触、经口传播。（×）

2、对乙类传染病中的传染性非典型肺炎，炭疽中的肺炭疽和人感染高致病性禽流感需要采取甲类传染病的预防，控制措施。（√）

3、《中华人民共和国传染病防治法》的执行中，外交人员应享有豁免权。（×）

4、《中华人民共和国传染病防治法》规定，疾病预防控制机构应当指定专门人员负责对医疗机构内传染病预防工作进行指导、考核，开展流行病学调查。（√）

5、性传播是世界范围内艾滋病主要传播途径之一。（√）

6、通过吸入被甲型H1N1流感病毒污染的空气和接触被甲型H1N1流感病毒污染的物品、器具感染。（√）

7、甲型H1N1流感纳入《中华人民共和国传染病防治法》规定的甲类传染病，并采取甲类传染病的预防、控制措施。（×）

8、任何单位和个人有权向政府及有关部门报告突发事件隐患，举报不履行或者不按照规定履行突发事件应急处理职责的情况。（√）

9、在突发事件中需要接受隔离治疗、医学观察措施的病人、疑似病人和传染病病人密切接触者，应当配合卫生部门或者有关机构采取医学措施。（√）

10、传染病暴发、流行时，国务院卫生行政部门和省级人民政府卫生行政部门负责向社会公布传染病疫情信息。（√）

11、体温表、内窥镜（胃镜、肠镜、气管镜、喉镜）等属于中度危险性物品，但消毒要求并不同，必须达到高水平消毒。（√）

12、保护性隔离措施：是指为预防高度易感病人受到来自其他病人、医务人员、探视者及病区环境中各种致病微生物的感染，而采取的隔离措施。（√）

13、消毒是指杀灭或清除传播媒介物上一切微生物，使其达到无活微生物存在的过程。（×）

14、灭菌是指杀灭或清除传播媒介物上的病原微生物，使其达到无害化的过程。（×）

15、医院在采购消毒剂、消毒器械时，必须索取生产企业卫生许可证和产品卫生许可批件。(√)

16、医疗机构不要根据传染病的流行季节、周期和流行趋势做好特定传染病的预检、分诊工作。(×)

17、医疗机构不具备传染病救治能力时，应当及时将病人转诊到具备救治能力的医疗机构诊疗，并将病历资料复印件转至相应的医疗机构。(√)

18、医疗卫生机构购进消毒产品可以建立并执行进货检查验收制度。(×)

19、消毒产品的标签(含说明书)和宣传内容必须真实，不得出现或暗示对疾病的治疗效果。(√)

20、急救中心(站)应当设置专门的区域停放转运救护车辆，采取洗消措施，配备专门的医务人员、司机、救护车辆负责甲型 H1N1 流感疑似病例和确诊病例的转运工作。(√)

21、医务人员在诊疗、护理每一位病例后，均应认真洗手或对双手消毒，或更换使用一次性手套。(√)

22、手足口病易感人群是学龄前儿童，特别是 5 岁以上儿童。(×)

23、医疗机构必须严格执行国务院卫生行政部门规定的管理制度、操作规范，防止传染病的医源性感染和医院感染。(√)

24、对传染病菌种、毒种和传染病检测样本的采集、保藏、携带、运输和使用可不实行分类管理，建立健全严格的管理制度。(×)

25、生产用于传染病防治的消毒产品的单位和生产用于传染病防治的消毒产品，应当经市级以上人民政府卫生行政部门审批。(×)

26、任何单位和个人发现传染病病人或者疑似传染病病人时，应当及时向附近的疾病预防控制机构或者医疗机构报告。(√)

27、负有传染病疫情报告职责的人民政府有关部门、疾病预防控制机构、医疗机构、采供血机构及其工作人员，不得隐瞒、谎报、缓报传染病疫情。(√)

28、发生传染病时，疾病预防控制机构、医疗机构可以宣布停工、停业、停课。(×)

29、市级以上人民政府卫生行政部门负责组织对传染病防治重大事项的处理。(×)

30、医疗机构未按照规定报告传染病疫情，或者隐瞒、谎报、缓报传染病疫情的；构成犯罪的，依法追究刑事责任。(√)

五、简答题(10 题)

1、传染源？

答：病原体进入人体或动物体内，在体内生长、繁殖，然后排出体外，再经过一定的途径，传染给其他人或动物，这些能将病原体播散到外界的人或动物就是传染源。病人、病原携带者、被感染的人和动物均可成为传染源。

2、群体性不明原因疾病？

答：是指在短时间内，某个相对集中的区域内同时或者相继出现具有共同临床表现病人，且病例不断增加，范围不断扩大，又暂时不能明确诊断的疾病。

3、甲型 H1N1 流感？

答：是一种具有高度传染性的急性呼吸道疾病，由 A 型流感病毒其中的一种引起。发病率高，死亡率低。甲型 H1N1 流感病毒最常见的是 H1N1 亚型，但是也存在其他的亚型（如 H1N2、H3N1、H3N2）。

4、人感染甲型 H1N1 流感后有何症状和表现？

答：人感染本次出现的甲型 H1N1 流感后的症状和表现与以往的人流感类似，包括发热、咳嗽、喉咙痛、身体疼痛、头痛、发冷和疲劳等，有些还会出现腹泻和呕吐，重者会继发和呼吸衰竭，甚至死亡。

5、医疗机构发现甲类传染病时，应当及时采取哪些措施？

答：应当及时采取下列措施：

(1)对病人、病原携带者，予以隔离治疗，隔离期限根据医学检查结果确定；

(2)对疑似病人，确诊前在指定场所单独隔离治疗；

(3)对医疗机构内的病人、病原携带者、疑似病人的密切接触者，在指定场所进行医学观察和采取其他必要的预防措施。拒绝隔离治疗或者隔离期未满擅自脱离隔离治疗的，可以由公安机关协助医疗机构采取强制隔离治疗措施。

6、新发现的传染病包括哪些？

答：(1)过去早已存在的疾病，但当时未认识是传染病，现今才确定为传染病。如消化性溃疡、胃炎、胃淋巴瘤由幽门螺杆菌引起。

(2)早已知道为传染病，当时未发现其病原体，近年由于诊断技术提高发现其相应病原体。如丙肝、戊肝、流行性出热血。

(3)过去确实不存在、新近才出现的如艾滋病（AIDS）

(4)已知传染病的病原体，由于变异出现新症状或症状加重及病原学诊断发生变化，如霍乱弧菌 O139、SARS、禽流感。

7、《消毒管理办法》对医疗机构的消毒灭菌是如何规定的？

答：医疗卫生机构使用的进入人体组织或无菌器官的医疗用品必须达到灭菌要求。各种注射、穿刺、采血器具应当一人一用一灭菌。凡接触皮肤、粘膜的器械和用品必须达到消毒要求。

8、手足口的传染源？

答：人是人肠道病毒的唯一宿主，患者和隐性感染者均为本病的传染源，隐性感染者难以鉴别和发现。发病前数天，感染者咽部与粪便就可检出病毒，通常以发病后一周内传染性最强。

9、手足口病？

答：是由多种肠道病毒引起的常见传染病，以婴幼儿发病为主。大多数患者症状轻微，以发热和手、足、口腔等部位的皮疹或疱疹为主要特征。少数患者可表现为病毒性脑炎、神经源性肺水肿和心肌炎等，个别重症患儿病情进展快，易发生死亡。少年儿童和成人感染后多不发病，但能够传播病毒，肠道病毒传染性强，易引起暴发或流行，使住院病人急剧增加。

10、甲型 H1N1 流感的传播途径？

答：主要通过飞沫或气溶胶经呼吸道传播，也可通过口腔、鼻腔、眼睛等处黏膜直接或间接接触传播。接触患者的呼吸道分泌物、体液和被病毒污染的物品亦可能造成传播。

（李　晶）

隔离技术规范试题

一、单项选择（18 题）
二、多项选择（16 题）
三、填空题（31 题）
四、判断题（16 题）
五、简答题（4 题）

一、单项选择（18 题）

1、患者，王某，28 岁，因足底外伤，继而发热、惊厥、牙关紧闭呈苦笑面容入院，诊断为破伤风。该患者换下的敷料应（D）

A.先清洗后消毒
B.先灭菌后清洗
C.先清洗后曝晒
D.焚烧

2、医用防护口罩的效能持续应用多长时间？（A）

A.6－8 小时
B.4－6 小时
C.8 小时以上
D.10 小时以上

3、近距离接触经空气传播或飞沫传播的呼吸道传染病患者时应戴哪种口罩？（D）

A.纱布口罩
B.一次性医用口罩
C.外科口罩
D.医用防护口罩

4、进行诊疗护理操作时，可能发生血液、分泌物喷溅时执行标准预防措施包括哪些防护用品的使用（D）

A.口罩、帽子
B.口罩、帽子、手套
C.口罩帽子、手套、防护面罩
D.口罩帽子、手套、防护面罩、隔离衣

5、口罩何时更换?(B)

A.2 小时

B.潮湿或污染时

C.24 小时

D.一周 2 次

6、MRSA 肺部感染者如不能单间放置最好与下列哪类病人同室安置?(D)

A.昏迷患者

B.气管切开患者

C.开放性创口患者

D.MRSA 尿路感染患者

7、飞沫传播是一种近距离传播,近距离是(A)

A.1 米以内

B.1.2 米以内

C.1.5 米以内

D.2 米以内

8、空气传播是指带有病原微生物的微粒子通过空气流动导致的疾病传播,微粒子直径为(A)

A.直径$\leqslant 5\mu m$

B.直径$\geqq 10\mu m$

C.直径$\geqq 5\mu m$

D.直径$\leqslant 10\mu m$

9、传染病区内属半污染区的是(B)

A.库房

B.病区走廊

C.值班室

D.病室

10、各种治疗、护理及换药操作次序应为(A)

A.清洁伤口—感染伤口—隔离伤口

B.感染伤口—隔离伤口—清洁伤口

C.清洁伤口—隔离伤口—感染伤口

D.隔离伤口—感染伤口—清洁伤口

11、传染病患者出院时的终末消毒处理,错误的做法是(C)

A.患者洗澡、换清洁衣裤

B.个人用物经消毒后带出病区

C.被服及时送洗衣房清洗

D.室内空气可用喷雾消毒

12、不符合隔离原则的一项是(D)

A.隔离单位标记明显

B.门口设消毒盆、手刷、毛巾

C.脚垫用消毒液浸湿

D.使用过的物品冲洗后立即消毒

13、进行戴无菌手套的练习时，以下哪项操作是错误的？(C)

A.戴手套前先洗手、戴口罩和工作帽

B.核对标签上的手套号码和灭菌日期

C.戴上手套的右手持另一手套的内面戴上左手

D.戴上手套的双手置腰部水平以上

14、隔离衣的使用，正确的做法是(D)

A.每周更换 1 次

B.保持袖口内外面清洁

C.隔离衣潮湿后立即晾干

D.隔离衣必须全部盖住工作服

15、护士小张为传染病人进行注射，她使用过的隔离衣，清洁处应是(B)

A.衣的肩部

B.衣的内面和衣领

C.两侧腰部

D.腰以下部分

16、无菌操作中发现手套破裂应(C)

A.用无菌纱布将破裂处包好

B.用胶布将破裂处粘好

C.立即更换

D.再加套一副手套

17、为防止交叉感染，具有针对性的措施是：(D)

A.进行无菌操作时要戴口罩、帽子

B.无菌操作环境要清洁、干燥、宽敞

C.无菌物品与非无菌物品要分开放置

D.一份无菌物品只供一人一次使用

18、急诊观察室床间距应不小于(A)

A.1.2 米

B.1.1 米

C.1 米

D.0.9 米

二、多项选择(16 题)

1、某病区住院病人 1 周内出现 6 例 MRSA 感染病例，经调查病人均为院内感染，以下哪些可能是传播途径？(BCE)

A.空气

B.医务人员手
C.呼吸机管道
D.食物
E 病室内抹布

2、感染途径是病原微生物从感染源传播到新宿主的方式包括哪几种？(ABCDE)
A.接触传播
B.飞沫传播
C.空气传播
D.消化道传播
E.昆虫媒介传播

3、哪些是戴医用防护口罩的注意事项(ABCDE)
A.不应一只手提鼻夹
B.医用外科口罩只能一次性使用
C.口罩潮湿后,应及时更换。
D.每次佩戴医用防护口罩进入工作区域之前,应进行密合性检查
E 口罩受到患者血液、体液污染后,应及时更换。

4、个人防护用品包括(ABCDE)
A.口罩
B.帽子
C.防护衣
D.眼罩
E.手套

5、标准预防是医院所有患者和医务人员采取的一组预防感染措施。包括(ABCD)
A.手卫生
B.个人防护用品的使用
C.安全注射
D.穿戴 PPE 正确处理患者环境中污染的物品与医疗器械
E.医疗垃圾规范处理

6、急性传染性非典型肺炎,人感染高致病性禽流感的隔离要求医务人员穿戴防护用品应遵循的程序(AB)
A.清洁区进入潜在污染区:洗手→戴帽子→戴医用防护口罩→穿工作衣裤→换工作鞋后→进入潜在污染区。手部皮肤破损的戴乳胶手套。
B.潜在污染区进入污染区:穿隔离衣或防护服→戴护目镜/防护面罩→戴手套→穿鞋套→进入污染区。
C.清洁区进入潜在污染区:洗手→穿工作衣裤→戴医用防护口罩→戴帽子→换工作鞋后→进入潜在污染区。手部皮肤破损的戴乳胶手套。
D.潜在污染区进入污染区:戴护目镜/防护面罩→穿隔离衣或防护服→戴手套→穿鞋套→进入污染区。

E.清洁区进入潜在污染区:戴帽子→洗手→戴医用防护口罩→穿工作衣裤→换工作鞋后→进入潜在污染区。手部皮肤破损的戴乳胶手套。

7、脱防护用品应遵循的程序正确的是(ABC)

A.医务人员离开污染区进入潜在污染区前:摘手套、消毒双手→摘护日镜/防护面屏→脱隔离衣或防护服→脱鞋套→洗手和/或手消毒→进入潜在污染区,洗手或手消毒。用后物品分别放置于专用污物容器内。

B.从潜在污染区进入清洁区前:洗手和/或手消毒→脱工作服→摘医用防护口罩→摘帽子→洗手和/或手消毒后,进入清洁区

C.离开清洁区:沐浴、更衣→离开清洁区

D.离开清洁区:更衣、沐浴→离开清洁区

E.从潜在污染区进入清洁区前:洗手和/或手消毒→摘医用防护口罩→脱工作服→摘帽子→洗手和/或手消毒后,进入清洁区

8、下列情况应穿防护服:(AB)

A.临床医务人员在接触甲类或按甲类传染病管理的传染病患者时。

B.接触经空气传播或飞沫传播的传染病患者,可能受到患者血液、体液、分泌物、排泄物喷溅时。

C.在治疗室加药时

D.护理呼吸道感染病人时

E.铺无菌治疗盘时

9、医务人员的防护包括(ABCDE)

A.接触隔离患者的血液、体液、分泌物、排泄物等物质时,应戴手套

B.离开隔离病室前,接触污染物品后应摘除手套,洗手和/或手消毒

C.手上有伤口时应戴双层手套。

D.进入隔离病室,从事可能污染工作服的操作时,应穿隔离衣

E.离开病室前,脱下隔离衣,按要求悬挂,每天更换清洗与消毒;或使用一次性隔离衣,用后按医疗废物管理要求进行处置

10、医院感染传播过程包括以下环节(ABC)

A.感染源

B.传播途径

C.易感人群

D.疫源地

E.免疫力

11、各种诊疗活动所致的医院感染的传播,常见有以下几种(ABCDE)

A.血液及血制品

B.输液制品

C.药品及药液

D.诊疗器械和设备

E.一次性使用无菌医疗用品

12、下列哪些情况应穿隔离衣(ABC)

A.接触经接触传播的感染性疾病患者如传染病患者、多重耐药菌感染患者等时。

B.对患者实行保护性隔离时,如大面积烧伤患者、骨髓移植患者等患者的诊疗、护理时。

C.可能受到患者血液、体液、分泌物、排泄物喷溅时。

D.在治疗室加药时

E.铺无菌治疗盘时

13、清洁区是进行呼吸道传染病诊治的病区中不易受到患者血液、体液和病原微生物等物质污染及传染病患者不应进入的区域,包括(ABCD)

A.医务人员的值班室

B.卫生间

C.男女更衣室

D.浴室以及储物间

E.治疗室

14、潜在污染区是进行呼吸道传染病诊治的病区中位于清洁区与污染区之间,有可能被患者血液、体液和病原微生物等物质污染的区域,包括(ABCDE)

A.医务人员的办公室

B.治疗室

C.护士站

D.患者用后的物品

E 医疗器械等的处理室。

15、医院建筑区域划分,根据患者获得感染危险性的程度,应将医院分区(ABCD)

A.低危险区域

B.中等危险区域

C.高危险区域

D.极高危区域

E.超高危区域

16、下列哪些情况应使用护目镜或防护面罩 :(ABC)

A.在进行诊疗、护理操作,可能发生患者血液、体液、分泌物等喷溅时。

B.近距离接触经飞沫传播的传染病患者时。

C.为呼吸道传染病患者进行气管切开、气管插管等近距离操作,可能发生患者血液、体液、分泌物喷溅时,应使用全面型防护面罩。

D.在治疗室加药时

E.铺无菌治疗盘时

三、填空题(共 31 题)

1、医院内感染的发生必须具备感染源、传播途径和易感宿主 3 个基本条件。

2、隔离区工作的医务人员应每日监测体温两次,体温超过 37.5 ℃及时就诊。

3、易感人群的口、鼻黏膜或眼结膜等导致的传播，短距离指1米之内。

4、普通病室床位数单排不应超过3。

5、空气传播是指带有病原微生物的微粒子直径≤5μm通过空气流动导致的疾病传播。

6、标准预防是针对医院所有患者和医务人员采取的一组预防感染措施。包括手卫生，根据预期可能的暴露选用手套、隔离衣、口罩、护目镜或防护面屏，以及安全注射。也包括穿戴合适的防护用品处理患者环境中污染的物品与医疗器械。标准预防基于患者的血液、体液、分泌物(不包括汗液)、非完整皮肤和黏膜均可能含有感染性因子的原则。

7、医用防护口罩 能阻止经空气传播的直径≤5μm感染因子或近距离 ＜1m接触经飞沫传播的疾病而发生感染的口罩。医用防护口罩的使用包括密合性测试、培训、型号的选择、医学处理和维护。

8、防护服是临床医务人员在接触甲类或甲类传染病管理的传染病患者时所穿的一次性防护用品。应具有良好的防水、抗静电、过滤效率和无皮肤刺激性，穿脱方便，结合部严密，袖口、脚踝口应为弹性收口。

9、负压病区(房)是通过特殊通风装置，使病区(病房)的空气按照由清洁区向污染区流动，使病区(病房)内的压力低于室外压力。负压病区(房)排出的空气需经处理，确保对环境无害。

10、隔离的管理要求 在新建、改建与扩建时，建筑布局应符合医院卫生学要求，并应具备隔离预防的功能，区域划分应明确、标识清楚。

11、隔离的实施应遵循“标准预防” 和“基于疾病传播途径的预防”的原则。

12、医院建筑区域划分，根据患者获得感染危险性的程度，应将医院分为低危险区域 、中等危险区域、高危险区域、 极高危区域 4个区域。

13、医院建筑区域隔离要求应明确服务流程，保证洁、污分开，防止因人员流程、物品流程交叉导致污染吸道传染病病区的建筑布局与隔离要求

14、经呼吸道传播疾病患者的隔离建筑布局应设在医院相对独立的区域，分为清洁区、潜在污染区和污染区，设立两通道和三区之间的缓冲间。缓冲间两侧的门不应同时开启，以减少区域之间空气流通。

15、经空气传播疾病的隔离病区，应设置负压病室，病室的气压宜为－30Pa，缓冲间的气压宜为－15Pa。

16、同种类传染病患者应分室安置；疑似患者应单独安置；受条件限制的医院，同种疾病患者可安置于一室，两病床之间距离不少于1.1m。

17、普通病区的建筑布局与隔离要求受条件限制的医院，同种感染性疾病、同种病原体感染患者可安置于一室，病床间距宜大于0.8米。

18、建立预检分诊制度，发现传染病患者或疑似传染病患者，应到专用隔离诊室或引导至感染疾病科门诊诊治，可能污染的区域应及时消毒。

19、一般诊疗活动，可佩戴纱布口罩或外科口罩；手术室工作或护理免疫功能低下患者、进行体腔穿刺等操作时应戴外科口罩，接触经空气传播或近距离接触经飞沫传播的呼吸道传染病患者时，应戴医用防护口罨。

20、接触患者的血液、体液、分泌物、排泄物、呕吐物及污染物品时，应戴清洁手套。

21、进行手术等无菌操作、接触患者破损皮肤、粘膜时，应戴无菌手套。

22、重复使用的围裙，每班使用后应及时清洗消毒。遇有破损或渗透时，应及时更换。

23、在标准预防的基础上，医院应根据疾病的传播途径(接触传播、飞沫传播、空气传播和其它途径的传播)，结合本院的实际情况，制定相应的隔离与预防措施。

24、一种疾病可能有多重传播途径时，应在标准预防的基础上，采取相应传播途径的隔离与预防。

25、隔离病室应有隔离标志，并限制人员的出入，黄色为空气传播的隔离，粉色为飞沫传播的隔离，蓝色为接触传播的隔离。

26、传染病患者或可疑传染病患者应安置在单人隔离房间，受条件限制的医院同种病原体感染的患者可安置于一室。

27、急性传染性非典型肺炎，人感染高致病性禽流感的隔离要求将患者安置于有效通风的隔离病房或隔离区域内，必要时置于负压病房隔离。

28、急性传染性非典型肺炎，人感染高致病性禽流感的隔离要求严格限制探视者，如需探视，探视者应正确穿戴个人防护用品，并遵守手卫生规定。

29、急性传染性非典型肺炎，人感染高致病性禽流感的隔离要求限制患者活动范围，离开隔离病房或隔离区域时，应戴外科口罩。应减少转运，当需要转运时，医务人员应注意防护。

30、急性传染性非典型肺炎，人感染高致病性禽流感的隔离要求为患者进行吸痰、气管切开、气管插管等操作，可能被患者的分泌物及体内物质喷溅的诊疗护理工作前，应戴防护面罩或全面型呼吸防护器。

31、戴医用防护口罩或全面型呼吸防护器应进行面部密合性试验。

四、判断题(共 16 题)

1、标准预防是针对医院所有患者和医务人员采取的一组预防感染措施。包括手卫生，根据预期可能的暴露选用手套、隔离衣、口罩、护目镜或防护面屏，以及安全注射。也包括穿戴合适的防护用品处理患者环境中污染的物品与医疗器械。(√)

2、保护性隔离措施是指为预防高度易感病人受到来自其它病人、医务人员、探视者及病区环境中各种条件致病微生物的感染，而采取的措施(√)。

3、只要手套没有破就不用担心有害微生物会污染到手。(×)

4、感染源是病原体自然生存、繁殖并排出的宿主或场所。(√)

5、传播途径是病原体从感染源传播到易感者的途径。(√)

6、易感人群是对某种疾病或传染病缺乏免疫力的人群。(√)

7、隔离是采用各种方法、技术，防止病原体从患者及携带者传播给他人的措施。(√)

8、医院建筑布局分区的要求，同一等级分区的科室相对集中，高危险区的科室宜相对独立，宜与普通病区和生活区分开。(√)

9、病室采用负压通风，下送风、上排风；病室内送风口应远离排风口，排风口应置于病床床头附近，排风口下缘靠近地面但应高于地面 10cm。门窗应保持关闭。(×)

10、通风系统应区域化，防止区域间空气交叉污染。(√)

11、不同种类的感染性疾病患者应分室安置；每间病室不应超过 4 人，病床间距应不少于

0.5m。(×)

12、佩戴防方护目镜前应检查有无破损,佩戴装置有无松懈。每周应清洁与消毒1次。(×)

13、进入确诊或可疑传染病患者房间时,应戴帽子、医用防护口罩;进行可能产生喷溅的诊疗操作时,应戴护目镜或防护面罩,穿防护服,当接触患者及其血液、体液、分泌物、排泄物等物质时应戴手套。(√)

14、医务人员接触多个同类传染病患者时,防护服可连续应用。(√)

15、接触疑似患者,防护服每个患者之间不必进行更换。(×)

16、隔离衣每周更换、清洗与消毒,遇污染随时更换。(×)

五、简答题(共4题)

1、穿脱隔离衣的注意事项

答:(1)隔离衣和防护服只限在规定区域内穿脱。

(2)穿前应检查隔离衣和防护服有无破损;穿时勿使衣袖触及面部及衣领发现有渗漏或破损应及时更换;脱时应注意避免污染。

(3)隔离衣每天更换、清洗与消毒,遇污染随时更换。

2、什么是隔离?

答:采用各种方法、技术,防止病原体从患者及携带者传播给他人的措施。

3、隔离的原则是什么?

答:(1)在标准预防的基础上,医院应根据疾病的传播途径(接触传播、飞沫传播、空气传播和其它途径的传播),结合本院的实际情况,制定相应的隔离与预防措施。

(2)一种疾病可能有多重传播途径时,应在标准预防的基础上,采取相应传播途径的隔离与预防。

(3)隔离病室应有隔离标志,并限制人员的出入,黄色为空气传播的隔离,粉色为飞沫传播的隔离,蓝色为接触传播的隔离。

(4)传染病患者或可疑传染病患者应安置在单人隔离房间。

(5)受条件限制的医院,同种病原体感染的患者可安置于一室。

4、穿脱防护用品的注意事项?

答:(1)医用防护口罩的效能持续应用6h～8h,遇污染或潮湿,应及时更换。

(2)离开隔离区前应对佩戴的眼镜进行消毒。

(3)医务人员接触多个同类传染病患者时,防护服可连续应用。

(4)接触疑似患者,防护服应每个患者之间进行更换。

(5)防护服被患者血液、体液、污物污染时,应及时更换。

(6)戴医用防护口罩或全面型呼吸防护器应进行面部密合性试验。

(巩汉香)

抗菌药物临床应用指导原则试题

一、单项选择(11 题)
二、多项选择(10 题)
三、填空题(10 题)
四、判断题(10 题)
五、简答题(8 题)

一、单项选择(11 题)

1、老年人和儿童在应用抗菌药时,最安全的品种是(C)
A.氟喹诺酮类
B.氨基糖苷类
C.β-内酰胺类
D.氯霉素类

2、亚胺培南、美罗培南等青霉烯类抗菌药主要用于(A)
A.革兰氏阴性产酶菌
B.革兰氏阳性产酶菌
C.真菌
D.支原体

3、对产生超广谱β-内酰胺酶的细菌感染的患者进行治疗时宜首选______类抗生素。(A)
A.碳青霉烯类
B.氯霉素类
C.大环内酯类
D.氨基糖苷类

4、引起医院内感染的致病菌主要是(B)
A.革兰阳性菌
B.革兰阴性菌
C.真菌
D.支原体

5、在细菌所引起的医院内感染中,以____感染在我国最常见。(C)
A.尿路感染
B.术后伤口感染
C.肺部感染
D.皮肤感染

6、抗菌药物的选择及其合理使用是控制和治疗院内感染的关键和重要措施，以下哪项说法不正确(D)

A 病毒性感染者不用

B.尽量避免皮肤粘膜局部使用抗菌药物

C.联合使用必须有严格指征

D.发热原因不明者应使用抗菌药物

7、下列哪种手术宜预防性应用抗生素(D)

A.疝修补术

B.甲状腺腺瘤摘除术

C.乳房纤维腺瘤切除术

D.开放性骨折清创内固定术

8、耐甲氧西林的葡萄球菌(MRSA)的治疗应选用(D)

A.青霉素

B.头孢拉啶

C.头孢哌酮

D.万古霉素

9、预防用抗菌药物药缺乏指征(无效果，并易导致耐药菌感染)的是(D)

A.免疫抑制剂应用者

B.普通感冒、麻疹、病毒性肝炎、灰髓炎、水痘等病毒性疾病有发热的患者

C.昏迷、休克、心力衰竭患者

D.以上都是

10、经临床长期应用证明安全、有效，价格相对较低的抗菌药物在抗菌药物分级管理中属于(A)

A.非限制使用抗菌药物

B.限制使用抗菌药物

C.特殊使用抗菌药物

D.以上都不是

11、青霉素 G 最常见的不良反应是(D)

A.肝肾损害

B.耳毒性

C.二重感染

D.过敏反应

二、多项选择(10 题)

1、《抗菌药物临床应用指导原则》分哪四部分？(ABCD)

A.“抗菌药物临床应用的基本原则”

B.“抗菌药物临床应用的管理”

C.“各类抗菌药物的适应证和注意事项”

D.“各类细菌性感染的治疗原则及病原治疗”

E.以上都不是

2、抗菌药物的不合理应用表现在诸多方面:(ABCDE)

A.无指征的预防用药

B.无指征的治疗用药

C.抗菌药物品种、剂量的选择错误

D.给药途径、给药次数不合理

E.疗程不合理

3、抗菌药物治疗性应用的基本原则(ABCD)

A.诊断为细菌性感染者,方有指征应用抗菌药物;

B.尽早查明感染病原,根据病原种类及细菌药物敏感试验结果选用抗菌药物;

C.按照药物的抗菌作用特点及其体内过程特点选择用药;

D.抗菌药物治疗方案应综合患者病情、病原菌种类及抗菌药物特点制订;

E.非细菌感染也可以选择抗菌药物

4、肾功能减退患者抗菌药物应用的基本原则(ABCD)

A.尽量避免使用肾毒性抗菌药物,确有应用指征时,必须调整给药方案。

B.根据感染的严重程度选用无肾毒性或肾毒性低的抗菌药物。

C.根据患者肾功能减退程度以及抗菌药物在人体内排出途径调整给药剂量及方法。

D.根据病原菌种类及药敏试验结果等选用无肾毒性或肾毒性低的抗菌药物。

E.以上都不是

5、抗菌药物治疗方案应综合患者病情、病原菌种类及抗菌药物特点制订,根据什么制订抗菌药物治疗方案(ABCE)

A.病原菌

B.感染部位

C.感染严重程度

D.患者的体温

E.患者的生理、病理情况

6、抗菌药物治疗方案应综合患者病情、病原菌种类及抗菌药物特点制订,包括(ABCDE)

A.选用品种

B.剂量

C.给药次数

D.给药途径、疗程

E.联合用药

7、抗菌药物的联合应用要有明确指征(ABCDE)

A.原菌尚未查明的严重感染,包括免疫缺陷者的严重感染。

B.单一抗菌药物不能控制的需氧菌及厌氧菌混合感染。

C.单一抗菌药物不能有效控制的感染性心内膜炎或败血症等重症感染。

D.需长程治疗,但病原菌易对某些抗菌药物产生耐药性的感染,如结核病、深部真菌病。

E.2 种或 2 种以上病原菌感染。

8、外科手术预防用药目的(ABD)

A.预防手术后切口感染

B.清洁－污染或污染手术后手术部位感染

C.预防呼吸道感染

D.术后可能发生的全身性感染。

E.预防消化道感染

9、抗菌药物分哪三类进行分级管理。(ABC)

A.非限制使用

B.限制使用

C.特殊使用

D.随意使用

E.经验使用

三、填空题(10 题)

1、诊断为细菌性感染者,方有指征应用抗菌药物。

2、尽早查明感染病原,根据病原种类及细菌药物敏感试验结果选用抗菌药物。

3、按照药物的抗菌作用特点及其体内过程特点选择用药

4、根据病原菌、感染部位、感染严重程度和患者的生理、病理情况制订抗菌药物治疗方案。

5、治疗重症感染和抗菌药物不易达到的部位的感染,抗菌药物剂量宜较大。

6、轻症感染可接受口服给药者,应选用口服吸收完全的抗菌药物,不必采用静脉或肌内注射给药。

7、抗菌药物的联合应用要有明确指征:单一药物可有效治疗的感染,不需联合用药。

8、外科手术预防用药基本原则:根据手术野有否污染或污染可能,决定是否预防用抗菌药物。

9、外科预防用抗菌药物的给药方法:接受清洁手术者,在术前 0.5～2 小时内给药,或麻醉开始时给药。

10、如果手术时间超过 3 小时,或失血量大≥1500 ml,可手术中给予第 2 剂。

四、判断题(10 题)

1、按照抗菌药物临床使用分级管理要求,将抗菌药物分为非限制使用、限制使用与特殊使用三

类。(√)

2、局部用药宜采用刺激性小、不易吸收、不易导致耐药性和不易致过敏反应的杀菌剂,青霉素类、头孢菌素类等可局部应用。氨基糖苷类等可局部滴耳。(×)

3、预防应用抗菌药物,术中需要追加的情况见于手术时间长(>3小时)或术中失血量大(>1500mL)。(√)

4、新生儿禁用四环素类、喹诺酮类抗菌药物,可导致脑性核黄疸及溶血性贫血的磺胺类药和呋喃类药避免应用。(√)

5、预防应用抗菌药物要求Ⅱ类切口的停药时间为3至7天。(×)

6、术前已存在细菌性感染的手术,属抗菌药治疗性应用,不属预防应用范畴。(√)

7、头孢吡肟(马斯平)属于第四代头孢菌素,亚胺培南/西司他丁(泰能)属于碳青霉烯类抗菌药物。(√)

8、抗菌药物疗程因感染不同而异,一般宜用至体温正常、症状消退后72~96小时。(√)

9、上、下呼吸道、上、下消化道、泌尿生殖道手术,或经以上器官的手术不需预防用抗菌药。(×)

五、简答题(8题)

1、抗菌药物分级管理的分级原则?

答:(1)非限制使用:经临床长期应用证明安全、有效,对细菌耐药性影响较小,价格相对较低的抗菌药物。

(2)限制使用:与非限制使用抗菌药物相比较,这类药物在疗效、安全性、对细菌耐药性影响、药品价格等某方面存在局限性,不宜作为非限制、药物使用。

(3)特殊使用:不良反应明显,不宜随意使用或临床需要倍加保护以免细菌过快产生耐药而导致严重后果的抗菌药物;新上市的抗菌药物;其疗效或安全性任何一方面的临床资料尚较少,或并不优于现用药物者;药品价格昂贵。

2、抗菌药物联合应用指征?

答:(1)原菌尚未查明的严重感染,包括免疫缺陷者的严重感染。

(2)单一抗菌药物不能控制的需氧菌及厌氧菌混合感染,2种或2种以上病原菌感染。

(3)单一抗菌药物不能有效控制的感染性心内膜炎或败血症等重症感染。

(4)需长程治疗,但病原菌易对某些抗菌药物产生耐药性的感染,如结核病、深部真菌病。

(5)由于药物协同抗菌作用,联合用药时应将毒性大的抗菌药物剂量减少,如两性霉素B与氟胞嘧啶联合治疗隐球菌脑膜炎时,前者的剂量可适当减少,从而减少其毒性反应。

3、抗菌药物治疗性应用的基本原则?

答:(1)诊断为细菌性感染者,方有指征应用抗菌药物;

(2)尽早查明感染病原,根据病原种类及细菌药物敏感试验结果选用抗菌药物;

(3)按照药物的抗菌作用特点及其体内过程特点选择用药;

(4)抗菌药物治疗方案应综合患者病情、病原菌种类及抗菌药物特点制订。

4、清洁手术外科手术预防用药目的？

答：清洁手术：手术野为人体无菌部位，局部无炎症、无损伤，也不涉及呼吸道、消化道、泌尿生殖道等人体与外界相通的器官。手术野无污染，通常不需预防用抗菌药物，仅在下列情况时可考虑预防用药：①手术范围大、时间长、污染机会增加；②手术涉及重要脏器，一旦发生感染将造成严重后果者，如头颅手术、心脏手术、眼内手术等；③异物植入手术，如人工心瓣膜植入、永久性心脏起搏器放置、人工关节置换等；④高龄或免疫缺陷者等高危人群。

5、清洁一污染手术外科手术预防用药目的？

答：清洁-污染手术：上、下呼吸道、上、下消化道、泌尿生殖道手术，或经以上器官的手术，如经口咽部大手术、经阴道子宫切除术、经直肠前列腺手术，以及开放性骨折或创伤手术。由于手术部位存在大量人体寄殖菌群，手术时可能污染手术野引致感染，故此类手术需预防用抗菌药物。

6、污染手术外科手术预防用药目的？

答：污染手术：由于胃肠道、尿路、胆道体液大量溢出或开放性创伤未经扩创等已造成手术野严重污染的手术。此类手术需预防用抗菌药物。术前已存在细菌性感染的手术，如腹腔脏器穿孔腹膜炎、脓肿切除术、气性坏疽截肢术等，属抗菌药物治疗性应用，不属预防应用范畴。

7、外科手术预防用药目的？

答：预防手术后切口感染，以及清洁-污染或污染手术后手术部位感染及术后可能发生的全身性感染。

8、外科手术预防用药基本原则？（可分 3 个）

答：根据手术野有否污染或污染可能，决定是否预防用抗菌药物。

(1)清洁手术：手术野为人体无菌部位，局部无炎症、无损伤，也不涉及呼吸道、消化道、泌尿生殖道等人体与外界相通的器官。手术野无污染，通常不需预防用抗菌药物，仅在下列情况时可考虑预防用药：①手术范围大、时间长、污染机会增加；②手术涉及重要脏器，一旦发生感染将造成严重后果者，如头颅手术、心脏手术、眼内手术等；③异物植入手术，如人工心瓣膜植入、永久性心脏起搏器放置、人工关节置换等；④高龄或免疫缺陷者等高危人群。

(2)清洁-污染手术：上、下呼吸道、上、下消化道、泌尿生殖道手术，或经以上器官的手术，如经口咽部大手术、经阴道子宫切除术、经直肠前列腺手术，以及开放性骨折或创伤手术。由于手术部位存在大量人体寄殖菌群，手术时可能污染手术野引致感染，故此类手术需预防用抗菌药物。

(3)污染手术：由于胃肠道、尿路、胆道体液大量溢出或开放性创伤未经扩创等已造成手术野严重污染的手术。此类手术需预防用抗菌药物。术前已存在细菌性感染的手术，如腹腔脏器穿孔腹膜炎、脓肿切除术、气性坏疽截肢术等，属抗菌药物治疗性应用，不属预防应用范畴。

（韩月欣）

医院感染暴发报告及处置管理规范试题

一、单项选择(9 题)

1、医院感染暴发报告管理第一责任人为:(A)
A.法定代表人
B.主管院长
C.医院感染管理部门负责人
D.临床科主任

2、以下哪些说法是正确的?(C)
A.《医院感染暴发报告及处置管理规范》适用于二级和二级以上医院
B.医院感染暴发报告范围不包括疑似医院感染暴发
C.医院感染暴发报告管理遵循属地管理、分级报告的原则
D.卫生部负责全国医院感染暴发报告及处置的管理工作

3、医院发现多少例以上疑似医院感染暴发情形时,应当于 12 小时内向所在地县级卫生行政部门报告,并同时向所在地疾病预防控制机构报告。(B)
A.3 例
B.5 例
C.10 例
D.15 例

4、医院发现 5 例以上疑似医院感染暴发情形时,应当于多长时间内向所在地县级卫生行政部门报告,并同时向所在地疾病预防控制机构报告。(C)
A.2 小时
B.6 小时
C.12 小时
D.24 小时

5、关于医院感染,下列哪些说法是不正确的?(C)
A.医院感染是指病人在医院内获得的感染
B.医院工作人员在医院内获得的感染也属于医院感染

C.特殊病原体的医院感染指发生甲类传染病的医院感染

D.医源性感染是指在医学服务中因病原体传播引起的感染

6、______及以上地方卫生、中医药行政部门负责本辖区内的医院感染暴发报告及处置的管理工作。(B)

A.乡镇

B.县级

C.市级

D.省级

7、______负责全国医院感染暴发报告及处置的管理工作。(D)

A.县级卫生行政部门

B.市级卫生行政部门

C.省级卫生行政部门

D.卫生部和国家中医药管理局

8、______负责组织对重大医院感染暴发事件进行调查和业务指导。(D)

A 县级卫生行政部门

B 市级卫生行政部门

C.省级卫生行政部门

D.卫生部和国家中医药管理局

9、省级卫生行政部门和中医药管理部门上报卫生部和国家中医药管理局的医院感染暴发信息,内容不包括(D)

A.发生的时间和地点

B.感染初步诊断

C.累计感染人数

D.感染者家庭住址

二、多项选择(7题)

1、制定《医院感染暴发报告及处置管理规范》的目的包括以下哪些?(ABCE)

A.规范医院感染暴发报告管理

B.提高医院感染暴发处置能力

C.最大限度地降低医院感染对患者造成的危害

D.改善医患关系

E.保障医疗安全

2、以下哪些说法是不正确的?(ABD)

A.《医院感染暴发报告及处置管理规范》适用于二级和二级以上医院

B.医院感染暴发报告范围不包括疑似医院感染暴发

C.医院感染暴发报告管理遵循属地管理、分级报告的原则

D.卫生部负责全国医院感染暴发报告及处置的管理工作

E.县级及以上地方卫生、中医药行政部门负责本辖区内的医院感染暴发报告及处置的管理工作

3、医院发现以下哪些情形时，应当于12小时内向所在地县级卫生行政部门报告？（CE）

A.10例以上疑似医院感染暴发

B.5例以上医院感染暴发

C.5例以上疑似医院感染暴发

D.3例以上疑似医院感染暴发

E.3例以上医院感染暴发

4、省级卫生行政部门确认发生以下哪些情形时，应当于24小时内上报至卫生部？（CDE）

A.10例以上医院感染暴发

B.5例以上疑似医院感染暴发

C.5例以上医院感染暴发

D.由于医院感染暴发直接导致患者死亡

E.由于医院感染暴发导致3人以上人身损害后果

5、医院发生以下哪些情形时，应当在2小时内上报至卫生部？（BDE）

A.10例以上疑似医院感染暴发

B.10例以上医院感染暴发

C.15例以上医院感染暴发

D.发生特殊病原体或者新发病原体的医院感染

E.可能造成重大公共影响或者严重后果的医院感染

6、医院感染暴发信息报告表包括以下哪些内容？（ABCDE）

A.医院感染暴发发生的时间和地点

B.累计感染人数

C.疑似或者确认病原体、感染源

D.相关危险因素主要检测结果

E.下一步整改工作情况

7、关于医院感染，下列哪些说法是正确的？（ABDE）

A.医院感染是指病人在医院内获得的感染

B.医院工作人员在医院内获得的感染也属于医院感染

C.特殊病原体的医院感染指发生甲类传染病的医院感染

D.医源性感染是指在医学服务中因病原体传播引起的感染

E.医院感染暴发是指在医疗机构或其科室的患者中，短时间内发生3例以上同种同源感染病例的现象

三、填空题(10 题)

1、医院感染暴发报告范围,包括疑似医院感染暴发和医院感染暴发。
2、医院感染暴发报告管理遵循属地管理、分级报告的原则。
3、医院应当建立医院感染暴发报告管理责任制,明确法定代表人为第一责任人,制订并落实医院感染暴发报告的规章制度、工作程序和处置工作预案,有效控制医院感染暴发。
4、医院发生疑似医院感染暴发或者医院感染暴发,应当及时采取有效处理措施,控制感染源,切断传播途径,积极实施医疗救治,保障医疗安全。
5、医院发生疑似或者确认医院感染暴发时,应当及时开展现场流行病学调查、环境卫生学检测以及有关的标本采集、病原学检查等工作。
6、特殊病原体的医院感染指发生甲类传染病或依照甲类传染病管理的乙类传染病的医院感染。
7、医院感染暴发指在医疗机构或其科室的患者中,短时间内发生3例以上同种同源感染病例的现象。
8、疑似医院感染暴发指在医疗机构或其科室的患者中,短时间内出现3例以上临床症候群相似、怀疑有共同感染源的感染病例;或者3例以上怀疑有共同感染源或感染途径的感染病例现象。
9、省级卫生、中医药行政部门可以委托医院感染管理质量控制中心,开展本辖区内医院感染管理工作及医院感染暴发报告和处置工作的质量管理。
10、各级卫生行政部门及医院感染管理质量控制中心应当对本辖区内的医院感染管理工作及医院感染暴发的报告、处置工作进行质量评估和检查指导。

四、判断题(10 题)

1、医院感染暴发报告管理遵循属地管理、分级报告的原则,紧急情况下可越级直接报告。(×)
2、医院感染暴发报告范围,包括疑似医院感染暴发和医院感染暴发。(√)
3、特殊病原体的医院感染指发生甲类传染病或依照甲类传染病管理的乙类传染病的医院感染。(√)
4、医院应当建立医院感染暴发报告管理责任制,法定代表人或主管院长均为第一责任人。(×)
5、医院发现5例以上疑似医院感染暴发时,应当于12小时内向所在地县级卫生行政部门报告,并同时向所在地疾病预防控制机构报告。(√)
6、县级卫生行政部门接到3例以上医院感染暴发报告后,应当于24小时内逐级上报至省级卫生行政部门。(√)
7、省级卫生行政部门接到医院感染暴发报告后组织专家进行调查,确认发生3例以上医院感染暴发的,应当于24小时内上报至卫生部。(×)

8、医院发生特殊病原体或者新发病原体的医院感染，应在2小时内向所在地县级卫生行政部门报告，并同时向所在地疾病预防控制机构报告。(√)

9、医院发生疑似或者确认医院感染暴发时，应当及时开展现场流行病学调查、环境卫生学检测以及有关的标本采集、病原学检查等工作。(√)

10、卫生、中医药行政部门发现医院存在医院感染暴发报告不及时、瞒报、缓报等情形的，应当按照有关规定对相关责任人进行处理。(√)

五、简答题(2题)

1、简述上报医院感染暴发信息的主要内容。

答：医院感染暴发上报信息主要包括：医院感染暴发发生的时间和地点、感染初步诊断、累计感染人数、感染者目前健康状况、感染者主要临床症候群、疑似或者确认病原体、感染源、感染途径及事件原因分析、相关危险因素主要检测结果、采取的控制措施、事件结果及下一步整改工作情况等。

2、简述疑似医院感染暴发的含义。

答：疑似医院感染暴发指在医疗机构或其科室的患者中，短时间内出现3例以上临床症候群相似、怀疑有共同感染源的感染病例；或者3例以上怀疑有共同感染源或感染途径的感染病例现象。

(巩汉香)

多重耐药菌医院感染控制试题

一、多项选择(5题)
二、多项选择(7题)
三、填空题(9题)
四、判断题(6题)
五、简答题(1题)

一、单项选择(5题)

1、医务人员在直接接触患者前后、对患者实施诊疗护理操作前后、接触患者体液或者分泌物后、摘掉手套后、接触患者使用过的物品后以及从患者的污染部位转到清洁部位实施操作时(B)

A.不用实施手卫生

B.都应当实施手卫生

C.没必要实施手卫生

D.以上都不对

2、对收治多重耐药菌感染患者和定植患者的病房(C)

A.随便进行清洁和消毒

B.不用使用专用的物品进行清洁和消毒

C.应当使用专用的物品进行清洁和消毒

D.没必要使用专用的物品进行清洁和消毒

3、完成对多重耐药菌感染患者或者定植患者的诊疗护理操作后,必须做的哪项是错误的?(D)

A.及时脱去手套

B.及时脱去隔离衣

C.及时进行手卫生

D.以上都无必要

4、加强抗菌药物的合理应用,以下哪种说法是错误的?(A)

A.不必执行抗菌药物临床应用的基本原则

B.正确、合理地实施抗菌药物给药方案

C.加强抗菌药物临床合理应用的管理

D.减少或者延缓多重耐药菌的产生

5、以下多重耐药菌与代码不正确的是哪一个(D)

A.耐甲氧西林金黄色葡萄球菌 (MRSA)

B.耐万古霉素肠球菌 (VRE))

C.产超广谱β-内酰胺酶 (ESBLs)

D.多重耐药菌 (MRSA)

二、多项选择(7题)

1、医务人员实施诊疗护理操作中,有可能接触多重耐药菌感染患者或者定植患者的哪些时,应当使用手套,必要时使用隔离衣?(ABCDE)

A.溃烂面

B.血液和体液

C.分泌物

D.伤口

E.正常皮肤

2、对患者经常接触的物体表面、设备设施表面如何处理?(AB)

A.应当每天进行清洁和擦拭消毒。

B.出现或者疑似有多重耐药菌感染暴发时,应当增加清洁和消毒频次。

C.仅用清水擦拭

D.以上都不用

E.没必要处理

3、医务人员在何种情况下都应当实施手卫生？（ABCE）

A.直接接触患者前后

B.接触患者体液或者分泌物后

C.接触患者使用过的物品后

D.处理清洁物品后

E.摘掉手套后

4、医疗机构应当加强对那些细菌实施目标性监测（ABCD）

A.耐甲氧西林金黄色葡萄球菌（MRSA）

B.耐万古霉素肠球菌（VRE）

C.产超广谱β-内酰胺酶（ESBLs）的细菌

D.多重耐药的鲍曼不动杆菌

E.表皮葡萄球菌

5、制定并落实多重耐药菌医院感染管理的规章制度和有关技术操作规范，从那些部门采取有效措施（ABCDE）

A.医疗

B.护理

C.检验

D.感染控制

E.后勤

6、医疗机构应当对多重耐药菌感染患者和定植患者实施隔离措施（ABD）

A.首选单间隔离

B.可以将同类多重耐药菌感染患者或者定植患者安置在同一房间

C.可以同其他非多重耐药菌感染患者安置在同一房间

D.不能将多重耐药菌感染患者或者定植患者与气管插管、深静脉留置导管、有开放伤口或者免疫功能抑制患者安置在同一房间。

E.不必单独安置

7、医院应当对全体医务人员进行多重耐药菌感染的教育。（ABCD）

A.开展有关多重耐药菌感染及预防、控制措施等方面知识的培训

B.强化医务人员对多重耐药菌医院感染控制工作的重视

C.掌握并实施预防和控制多重耐药菌传播的策略和措施

D.保障患者的医疗安全

E.以上都不是

三、填空题(9题)

1、医疗机构应当高度重视医院感染的预防与控制。

2、从医疗、护理、临床检验、感染控制等多学科的角度,采取有效措施,预防和控制多重耐药菌的传播。

3、医院应当(强化)医务人员对多重耐药菌医院感染控制工作的重视,掌握并实施预防和控制多重耐药菌传播的策略和措施,保障患者的医疗安全。

4、医务人员对患者实施诊疗护理活动过程中,应当严格遵循手卫生规范。

5、完成对多重耐药菌感染患者或者定植患者的诊疗护理操作后,必须及时脱去手套和隔离衣。

6、医务人员在实施中心静脉置管、气管切开、气管插管、留置尿管、放置引流管等操作时,应当避免污染,减少感染的危险因素。

7、手上有明显污染时,应当洗手。

8、无明显污染时,可以使用速干手消毒剂进行手部消毒。

9、严格执行抗菌药物临床应用的基本原则,正确、合理地实施抗菌药物给药方案。

四、判断题(6题)

1、手上有明显污染时,应当洗手。(√)

2、手上无明显污染时,可以使用速干手消毒剂进行手部消毒。(√)

3、医务人员在直接接触患者前后、对患者实施诊疗护理操作前后、接触患者体液或者分泌物后、摘掉手套后、接触患者使用过的物品后以及从患者的污染部位转到清洁部位实施操作时,都应当实施手卫生。(√)

4、及时发现、早期诊断多重耐药菌感染患者和定植患者,加强微生物实验室对多重耐药菌的检测及其对抗菌药物敏感性、耐药模式的监测,根据监测结果指导临床对多重耐药菌医院感染的控制工作。(√)

5、医务人员应当严格遵守无菌技术操作规程,特别是实施中心静脉置管、气管切开、气管插管、留置尿管、放置引流管等操作时,应当避免污染,减少感染的危险因素。(√)

6、医疗机构没必要采取措施,来有效预防和控制多重耐药菌的传播。(×)

五、简答题(1题)

1、对多重耐药菌监测的重要性是什么?

答:及时发现、早期诊断多重耐药菌感染患者和定植患者,加强微生物实验室对多重耐药菌的检测及其对抗菌药物敏感性、耐药模式的监测,根据监测结果指导临床对多重耐药菌医院感染的控制工作。

(巩汉香)

艾滋病职业暴露试题

一、单项选择(10 题)
二、多项选择(10 题)
三、填空题(18 题)
四、判断题(4 题)
五、简答题(2 题)

一、单项选择(10 题)

1、职业暴露的原因有(D)
A.针刺
B.切割
C.直接接触
D.以上都对
2、预防艾滋病病毒感染的防护措施应当遵照什么原则(B)
A.一般预防
B.标准预防
C.直接接触
D.以上都对
3、下列哪类人群不属于艾滋病毒感染的高危人群(D)
A.同性恋者
B.性乱交者
C.静脉吸毒者
D.医护人员
4、艾滋病毒不可以通过下列哪种方式传播(C)
A.共用针头或注射器
B.性接触
C.日常生活接触
D.母婴传播
5、在诊疗、护理操作过程中,有可能发生艾滋病人的血液、体液飞溅到医务人员的面部时,医务人员以下哪种做法是错误的(D)
A.戴手套
B.戴具有防渗透性能的口罩

C.戴防护眼镜

D.不用戴手套

6、为防针刺伤,错误的做法是(D)

A.使用后的锐器直接放入耐刺、防渗漏的利器盒

B.利用针头处理设备进行安全处置

C.使用具有安全性能的注射器、输液器等医用锐器,以防刺伤

D.将针套套回针头,以防扎伤别人

7、艾滋病病毒职业暴露级别分为三级,发生以下情形时,确定为三级暴露(C)

A.暴露类型为暴露源沾染了有损伤的皮肤或者粘膜,暴露量大且暴露时间较长

B.暴露类型为暴露源沾染了有损伤的皮肤或者粘膜,暴露量小且暴露时间较短

C.暴露类型为暴露源刺伤或者割伤皮肤,但损伤程度较重,为深部伤口或者割伤物有明显可见的血液

D.暴露类型为暴露源刺伤或者割伤皮肤,但损伤程度较轻,为表皮擦伤或者针刺伤

8、艾滋病暴露源的病毒载量水平分为轻度、重度和暴露源不明三种类型,以下属于轻度的是(A)

A.经检验,暴露源为艾滋病病毒阳性,但滴度低、艾滋病病毒感染者无临床症状、CD4 计数正常者

B.经检验,暴露源为艾滋病病毒阳性,但滴度高、艾滋病病毒感染者有临床症状、CD4 计数低者

C.不能确定暴露源是否为艾滋病病毒阳性者

D.上述都不对

9、艾滋病暴露源的病毒载量水平分为轻度、重度和暴露源不明三种类型,以下属于重度的是(B)

A.经检验,暴露源为艾滋病病毒阳性,但滴度低、艾滋病病毒感染者无临床症状、CD4 计数正常者

B.经检验,暴露源为艾滋病病毒阳性,但滴度高、艾滋病病毒感染者有临床症状、CD4 计数低者

C.不能确定暴露源是否为艾滋病病毒阳性者

D.上述都不对

10、预防性用药应当在发生艾滋病病毒职业暴露后多久应用最好(D)

A.72 小时内

B.36 小时内

C.24 小时内

D.4 小时内

二、多项选择(10题)

1、体液包括:(ABCDE)

A.胸腔液

B.羊水

C.心包液

D.阴道分泌物

E.脑脊液

2、医疗卫生机构应当对艾滋病病毒职业暴露情况进行登记,登记的内容包括:(ABCDE)

A.艾滋病病毒职业暴露发生的时间、地点及经过

B.暴露方式

C.暴露的具体部位及损伤程度

D.暴露源种类和含有艾滋病病毒的情况

E.处理方法及处理经过

3、艾滋病病毒职业暴露是指医务人员从事诊疗、护理等工作过程中出现哪几种意外,有可能被艾滋病病毒感染的情况。(ABCD)

A.艾滋病病毒感染者或者艾滋病病人的血液污染了皮肤或者粘膜

B.艾滋病病毒感染者或者艾滋病病人的体液污染了皮肤或者粘膜

C.被含有艾滋病病毒的血液污染了的针头及其他锐器刺破皮肤

D.被含有艾滋病病毒的体液污染了的针头及其他锐器刺破皮肤

E.接触了艾滋病感染病人

4、为防针刺伤,正确的做法是:(ABC)

A.使用后的锐器直接放入耐刺、防渗漏的利器盒

B.利用针头处理设备进行安全处置

C.使用具有安全性能的注射器、输液器等医用锐器,以防刺伤

D.将针套套回针头,以防扎伤别人

E.同其他医疗废物一同放于双层黄色垃圾袋内

5、医务人员发生艾滋病病毒职业暴露后,以下做法正确的是:(ABD)

A.立即用肥皂液和流动水清洗污染的皮肤

B.用生理盐水冲洗粘膜

C.进行伤口的局部挤压。

D.如有伤口,应当在伤口旁端轻轻挤压,尽可能挤出损伤处的血液,可再用肥皂液和流动水进行冲洗

E.以上都正确

6、医务人员发生艾滋病病毒职业暴露后,如有伤口,以下做法正确的是:(ACD)

A.应当在伤口旁端轻轻挤压,尽可能挤出损伤处的血液,可再用肥皂液和流动水进行冲洗

B.进行伤口的局部挤压

C.受伤部位的伤口冲洗后，应当用消毒液，如：75%酒精或者 0.5%碘伏进行消毒，并包扎伤口

D.被暴露的粘膜，应当反复用生理盐水冲洗干净

E.以上都对

7、艾滋病病毒职业暴露级别分为三级，发生以下情形时，确定为一级暴露。(AB)

A.暴露源为体液、血液或者含有体液、血液的医疗器械、物品；

B.暴露类型为暴露源沾染了有损伤的皮肤或者粘膜，暴露量小且暴露时间较短。

C.暴露类型为暴露源沾染了有损伤的皮肤或者粘膜，暴露量大且暴露时间较长

D.暴露类型为暴露源刺伤或者割伤皮肤，但损伤程度较轻，为表皮擦伤或者针刺伤

E.以上都对

8、艾滋病暴露源的病毒载量水平分为那三种类型：(ACD)

A.轻度

B.中度

C.重度

D.暴露源不明

E.以上都对

9、以下哪种情况下不需要使用强化用药程序：(ABCE)

A.发生一级暴露且暴露源的病毒载量水平为轻度时

B.发生一级暴露且暴露源的病毒载量水平为重度

C.发生二级暴露且暴露源的病毒载量水平为轻度时

D.发生二级暴露且暴露源的病毒载量水平为重度或者发生三级暴露且暴露源的病毒载量水平为轻度或者重度时

E.暴露源的病毒载量水平不明时

10、医务人员发生艾滋病病毒职业暴露后，应对其进行随访，随访的时间为职业暴露后：(AC-DE)

A.第 4 周

B.第 6 周

C.第 8 周

D.第 12 周

E.6 个月时

三、填空题(18 题)

1、医务人员预防艾滋病病毒感染的防护措施应当遵照<u>标准预防</u>原则，对所有病人的血液、体液及被血液、体液污染的物品均视为<u>具有传染性的病源物质</u>，医务人员接触这些物质时，必须采取防护措施。

2、在诊疗、护理操作过程中，有可能发生血液、体液飞溅到医务人员的面部时，医务人员应当戴手套、具有防渗透性能的口罩、防护眼镜；有可能发生血液、体液大面积飞溅或者有可能污染医务人员的身体时，还应当穿戴具有防渗透性能的隔离衣或者围裙。

3、医务人员手部皮肤发生破损，在进行有可能接触病人血液、体液的诊疗和护理操作时必须戴双层手套。

4、医务人员发生艾滋病病毒职业暴露后，医疗卫生机构应当对其暴露的级别和暴露源的病毒载量水平进行评估和确定。

5、暴露源的病毒载量水平分为轻度、重度和暴露源不明三种类型。

6、暴露源为艾滋病病毒阳性，经检验，滴度低、艾滋病病毒感染者无临床症状、CD4 计数正常者，为轻度类型。

7、经检验，暴露源为艾滋病病毒阳性，但滴度高、艾滋病病毒感染者有临床症状、CD4 计数低者，为重度类型。

8、医疗卫生机构应当根据暴露级别和暴露源病毒载量水平对发生艾滋病病毒职业暴露的医务人员实施预防性用药方案。

9、发生艾滋病职业暴露时预防性用药方案分为基本用药程序和强化用药程序。

10、发生艾滋病职业暴露时基本用药程序为两种逆转录酶制剂，使用常规治疗剂量，连续使用 28 天。

11、发生艾滋病职业暴露时强化用药程序是在基本用药程序的基础上，同时增加一种蛋白酶抑制剂，使用常规治疗剂量，连续使用 28 天。

12、发生艾滋病职业暴露时预防性用药应当在发生艾滋病病毒职业暴露后尽早开始，最好在 4 小时内实施，最迟不得超过 24 小时；即使超过 24 小时，也应当实施预防性用药。

13、发生艾滋病职业暴露时，发生一级暴露且暴露源的病毒载量水平为重度或者发生二级暴露且暴露源的病毒载量水平为轻度时，使用基本用药程序。

14、发生艾滋病职业暴露时发生二级暴露且暴露源的病毒载量水平为重度或者发生三级暴露且暴露源的病毒载量水平为轻度或者重度时，使用强化用药程序。

15、发生艾滋病职业暴露时暴露源的病毒载量水平不明时，可以使用基本用药程序。

16、医务人员发生艾滋病病毒职业暴露后，医疗卫生机构应当给予随访和咨询。随访和咨询的内容包括：在暴露后的第 4 周、第 8 周、第 12 周及 6 个月时对艾滋病病毒抗体进行检测，对服用药物的毒性进行监控和处理，观察和记录艾滋病病毒感染的早期症状等。

17、医疗卫生机构每半年应当将本单位发生艾滋病病毒职业暴露情况进行汇总，逐级上报至省级疾病预防控制中心，省级疾病预防控制中心汇总后上报中国疾病预防控制中心。

18、医务人员发生艾滋病病毒职业暴露后，医疗卫生机构应当给予随访和咨询。随访和咨询的时间是在暴露后的第 4 周、第 8 周、第 12 周及 6 个月，对艾滋病病毒抗体进行检测，对服用药物的毒性进行监控和处理，观察和记录艾滋病病毒感染的早期症状等。

四、判断题(4题)

1、医疗卫生机构每半年应当将本单位发生艾滋病病毒职业暴露情况进行汇总,逐级上报至省级疾病预防控制中心。(√)

2、医务人员手部皮肤发生破损,在进行有可能接触病人血液、体液的诊疗和护理操作时不必须戴双层手套。(×)

3、医务人员预防艾滋病病毒感染的防护措施应当遵照标准预防原则。(√)

4、医务人员进行有可能接触艾滋病人血液、体液的诊疗和护理操作时必须戴手套,操作完毕,脱去手套后立即洗手,必要时进行手消毒。(√)

五、简答题(2题)

1、何谓艾滋病病毒职业暴露?

答:是指医务人员从事诊疗、护理等工作过程中意外被艾滋病病毒感染者或者艾滋病病人的血液、体液污染了皮肤或者粘膜,或者被含有艾滋病病毒的血液、体液污染了的针头及其他锐器刺破皮肤,有可能被艾滋病病毒感染的情况。

2、艾滋病病毒职业暴露级别分为几级?请简要说明

答:分三级

一级暴露:(1)暴露源为体液、血液或者含有体液、血液的医疗器械、物品;

(2)暴露类型为暴露源沾染了有损伤的皮肤或者粘膜,暴露量小且暴露时间较短。

二级暴露:(1)暴露源为体液、血液或者含有体液、血液的医疗器械、物品;

(2)暴露类型为暴露源沾染了有损伤的皮肤或者粘膜,暴露量大且暴露时间较长;或者暴露类型为暴露源刺伤或者割伤皮肤,但损伤程度较轻,为表皮擦伤或者针刺伤。

三级暴露:(1)暴露源为体液、血液或者含有体液、血液的医疗器械、物品;

(2)暴露类型为暴露源刺伤或者割伤皮肤,但损伤程度较重,为深部伤口或者割伤物有明显可见的血液。

(韩月欣)

医疗废物管理试题

一、单项选择(30题)

二、多项选择(20题)

三、填空题(35题)

四、判断题(50题)

五、简答题(24题)

一、单项选择(30题)

1、《医疗废物管理条例》于何时颁布？(A)

A.2003年6月16日

B.2003年7月16日

C.2004年6月16日

D.2004年7月16日

2、《医疗废物管理条例》中所称的医疗废物是指什么？(B)

A.医疗卫生机构在医疗、预防、保健活动中产生的危害性的废物

B.医疗卫生机构在医疗、预防、保健以及其他相关活动中产生的具有直接或者间接感染性、毒性以及其危害性的废物

C.在医疗、预防、保健活动中产生的具有直接或间接感染性、毒性以及其危害性的废物

D.在日常公益活动中产生的废物

3、《医疗废物管理条例》适用于(D)

A.医疗废物的收集、运送、贮存、处置以及监督管理

B.医疗卫生机构收治的传染病病人产生的生活垃圾

C.医疗卫生机构废弃的麻醉、精神、放射性、毒性等药品及相关的废弃物

D.医疗废物的收集、运送、贮存、处置以及监督管理；医疗卫生机构收治的传染病病人或者疑似传染病病人产生的生活垃圾

4、对医疗废物收集、运送、贮存、处置活动中的环境污染防治工作实施统一监督管理的相关部门是：(C)

A.卫生行政主管部门

B.地方人民政府

C.环境保护主管部门

D.交通运输主管部门

5、医疗废物中病原体的培养基、标本和菌种、毒种保存液等高危险废物处理的原则是(D)

A.交医疗废物集中处置单位处置

B.医疗卫生机构自行处置

C.不必处置

D.在交医疗废物集中处置单位处置前应当就地消毒

6、医疗卫生机构产生的污水、传染病病人或者疑似传染病病人的排泄物，处理方法正确的是以下哪项？(C)

A.严格消毒后排入污水处理系统。

B.严格消毒，达到国家规定的排放标准后，即可排入地表水体。

C.严格消毒，达到国家规定的排放标准后，方可排入污水处理系统。

D.直接排入污水处理系统。

7、《医疗卫生机构医疗废物管理办法》于由何部门制定发布？(B)

A.国家环境保护总局

B.中华人民共和国卫生部

C.国家中医药管理局

D.国家食品药品监督管理局

8、卫生部根据以下哪部法律法规制定了《医疗卫生机构医疗废物管理办法》？(C)

A.《中华人民共和国固体废物污染环境防治法》

B.《中华人民共和国传染病防治法》

C.《医疗废物管理条例》

D.《消毒管理办法》

9、以下哪个部门负责对医疗卫生机构的医疗废物管理工作实施监督？(A)

A.县级以上地方人民政府卫生行政主管部门

B.县级以上地方人民政府环境保护行政主管部门

C.县级以上地方人民政府工商行政管理部门

D.县级以上地方人民政府建设主管部门

10、医疗卫生机构中医疗废物管理的第一责任人应该是谁？(B)

A.法定代理人

B.法定代表人

C.分管废物处理的主要负责人

D.医院感染管理委员会主任

11、医疗卫生机构发生医疗废物流失、泄漏、扩散时，应当在多长时间内向所在地的县级人民政府卫生行政主管部门、环境保护行政主管部门报告？(C)

A.12 小时

B.24 小时

C.48 小时

D.72 小时

12、医疗卫生机构发生医疗废物流失、泄漏、扩散的调查处理结果，省级人民政府卫生行政主管部门需多长时间汇总报卫生部？(C)

A.每个月

B.每季度

C.每半年

D.每年

13、医疗卫生机构发生因医疗废物管理不当导致 1 人以上死亡或者 3 人以上健康损害，需要对致病人员提供医疗救护和现场救援的重大事故时，应当在多长时间内向所在地的县级人民政府卫生行政主管部门、环境保护行政主管部门报告？(B)

A.12 小时

B.24 小时

C.48 小时

D.72 小时

14、发生医疗废物管理不当导致 1 人以上死亡或者 3 人以上健康损害重大事故时，县级、省级卫生行政主管部门逐级上报的时限是多少？(B)

A.6 小时

B.12 小时

C.24 小时

D.48 小时

15、对传染病病人或者疑似传染病病人产生的医疗废物处理正确的是哪一项？(C)

A.使用单层专用包装袋，及时密封

B.置于专用容器内，及时密封

C.使用双层专用包装物，及时密封

D.装于黄色塑料袋内，扎紧袋口

16、医疗废物收集过程中应注意的事项不正确的是(B)

A.包装应防渗漏、防穿漏

B.采用黄色包装袋、双层收集

C.规定的时间、线路移送带储存点

D.运送工具应定期、定点消毒处理

17、在医疗活动中使用过的一次性帽子、口罩、防护服、鞋套等应投入以下哪种颜色的包装袋？(A)

A.黄色专用包装袋

B.黑色专用包装袋

C.红色专用包装袋

D.白色专用包装袋

18、对病原体的培养基、标本和菌种、毒种保存液等高危险废物，处理正确的是哪一项？(A)

A.首先在产生地点进行压力蒸汽灭菌或者化学消毒处理，然后按感染性废物收集处理

B.按感染性废物收集处理

C.置于专用包装容器内，密封送医疗废物处置单位

D.在产生地点进行压力蒸汽灭菌或者化学消毒处理后倒入生活垃圾中

19、医疗卫生机构对医疗废物实施分类管理的根据是什么？(B)

A.《消毒管理办法》

B.《医疗废物分类目录》

C.《医疗器械管理条例》

D.《传染病防治法》

20、盛装医疗废物的包装袋或容器应符合哪项规定？(C)

A.《医疗卫生机构医疗废物管理办法》

B.《医疗机构管理条例》

C.《医疗废物专用包装物、容器的标准和警示标识的规定》

D.《医院消毒卫生标准》

21、《医疗废物分类目录》将医疗废物分几类？（C）

A.3 类

B.4 类

C.5 类

D.6 类

22、医疗机构收治的传染病病人或者疑似传染病病人产生的生活垃圾属于什么废物？（D）

A.病理性废物

B.严重污染性废物

C.生活垃圾

D.感染性废物

23、以下哪种物品不属于病理性废物？（B）

A.手术及其他诊疗过程中产生的废弃的人体组织、器官

B.各种废弃的医学标本

C.病理切片后废弃的人体组织、病理腊块

D.医学实验动物的组织、尸体

24、以下哪类物品不属于药物性废物？（C）

A.废弃的一般性药品

B.废弃的细胞毒性药物和遗传毒性药物

C.菌种、毒种保存液

D.废弃的疫苗、血液制品

25、废弃的化学消毒剂属于哪类医疗废物？（D）

A.病理性废物

B.药物性废物

C.损伤性废物

D.化学性废物

26、以下物品中不属于感染性废物的是哪种？（A）

A.过期的乙肝疫苗

B.印模托盘

C.压舌板

D.皮肤清洁巾

27、以下物品中属于感染性废物的是哪种？（B）

A.变质的免疫球蛋白

B.臀垫

C.过期的 84 消毒液

D.用过的酒精消毒剂

28、病人使用过的吸氧面罩属于哪种医疗废物？（A）

A.感染性废物

B.病理性废物

C.损伤性废物

D.化学性废物

29、下列物品中不属于医疗废物是哪种？（B）

A.使用后的一次性医疗器械

B.使用后的(一次性塑料)输液瓶(袋)

C.过期消毒剂

D.病理标本

30、《医疗废物专用包装物、容器标准和警示标识规定》中规定，利器盒应是什么颜色？（D）

A.红色

B.白色

C.黑色

D.黄色

二、多项选择(20题)

1、制定《医疗废物管理条例》的根据是(BC)

A.《环境保护法》

B.《中华人民共和国传染病防治法》

C.《中华人民共和国固体废物污染环境防治法》

D.《医疗卫生机构医疗废物管理办法》

2、医疗废物的暂时贮存设施、设备，除应设置明显的警告标识外，还应有相关的安全措施是(ABCDE)

A.防渗漏

B.防鼠、防蚊蝇、防蟑螂

C.防盗

D.防火

E.预防儿童接触

3、医疗卫生机构应为机构内从事医疗废物分类收集、运送、暂时贮存和处置等工作的人员和管理人员采取的职业卫生防护措施有哪些？（ABCDE）

A.配备必要的防护用品

B.定期进行健康检查

C.健康教育

D.必要时进行免疫接种

E.相关知识培训

4、《医疗废物管理条例》中对医疗卫生机构和医疗废物集中处置单位的要求有(ABCD)

A.禁止任何单位和个人转让、买卖医疗废物

B.禁止邮寄医疗废物

C.禁止在运送过程中丢弃医疗废物

D.禁止在饮用水源保护区的水体上运输医疗废物

E.禁止水路运输医疗废物

5、《医疗废物管理条例》中对医疗卫生机构和医疗废物集中处置单位的要求有(ABCDE)

A.制定与医疗废物安全处置有关的规章制度和发生意外事故时的应急方案

B.设置监控部门或专(兼)职人员,负责检查、督促、落实本单位医疗废物的管理工作

C.依照《中华人民共和国固体废物污染环境防治法》的规定,执行危险废物转移联单管理制度

D.对从事医疗废物的收集、运送、贮存、处置等工作的人员和管理人员,进行相关法律、专业技术、安全防护及紧急处理的知识培训

E.采取有效措施,防止医疗废物流失、泄漏、扩散

6、医疗卫生机构应当对医疗废物进行登记,登记内容应当包括以下那些方面?(ACDE)

A.医疗废物的来源

B.医疗废物运送路线

C.医疗废物重量或者数量

D.医疗废物交接时间

E.医疗废物最终去向以及经办人签名

7、不具备集中处置医疗废物条件的农村,医疗卫生机构应当按照县级人民政府卫生行政主管部门、环境保护行政主管部门的要求,自行就地处置其产生的医疗废物。自行处置医疗废物的,应当符合下列哪几项基本要求?(BCD)

A.使用后的一次性医疗器具和容易致人损伤的医疗废物,应当消毒处理

B.使用后的一次性医疗器具和容易致人损伤的医疗废物,应当消毒并作毁形处理

C.能够焚烧的,应当及时焚烧

D.不能焚烧的,消毒后集中填埋

E.以上都对

8、医疗废物集中处置单位,应当符合下列哪些条件?(ABCD)

A.具有符合环境保护和卫生要求的医疗废物贮存、处置设施或者设备

B.具有经过培训的技术人员以及相应的技术工人

C.具有负责医疗废物处置效果检测、评价工作的机构和人员

D.具有保证医疗废物安全处置的规章制度

E.具有运输车辆

9、《医疗废物管理条例》适用于(ABCDE)

A.医疗废物的收集活动

B.医疗废物的运送活动

C.医疗废物的贮存活动

D.医疗废物的处置活动

E.医疗废物的监督管理活动

10、医疗卫生机构发生医疗废物流失、泄漏、扩散时，医疗卫生机构应当将调查处理结果向何部门报告？（AD）

A.所在地的县级人民政府卫生行政主管部门

B.所在地的市级人民政府卫生行政主管部门

C.所在地的县级人民政府工商行政管理部门

D.所在地的县级人民政府环境保护行政主管部门

E.所在地的市级人民政府环境保护行政主管部门

11、医疗卫生机构在分类收集医疗废物时，以下哪项不正确？（AE）

A.医疗废物应置于密闭包装物或者容器内

B.在盛装医疗废物前，应当对医疗废物包装物或者容器进行认真检查，确保无破损、渗漏和其它缺陷

C.感染性废物、病理性废物、损伤性废物、药物性废物及化学性废物不能混合收集

D.废弃的麻醉、精神、放射性、毒性等药品及其相关的废物的管理，依照有关法律、行政法规和国家有关规定、标准执行。

E.化学性废物中批量的废化学试剂、废消毒剂可以自行处置

12、盛装医疗废物的每个包装物、容器外表面除应当标有明显警示标志外，还应当系中文标签，其标识内容有以下哪几项？（ABCE）

A.医疗废物产生单位

B.产生日期

C.医疗废物类别

D.运送路线

E.特殊说明

13、包装物或者容器的外表面一旦被感染性废物污染，可对污染进行如下哪几种处理？（BC）

A.用清水冲洗

B.增加一层包装

C.消毒处理

D.不需处理

E.擦拭处理

14、《医疗废物分类目录》是由以下哪些部门制定发布？（BE）

A.国家工商局

B.中华人民共和国卫生部

C.国家中医药管理局

D.国家食品药品监督管理局

E.国家环境保护总局

15、以下哪些物品属于感染性废物？(ABCD)

A.病原体的培养基、标本和菌种、毒种保存液

B.各种废弃的医学标本

C.废弃的血液、血清

D.使用后的一次性使用医疗用品

E.一次性使用医疗器械

16、以下哪些物品属于损伤性废物？(ABCDE)

A.手术锯

B.玻璃安瓿

C.医用针头、缝合针

D.备皮刀

E.玻璃试管。

17、以下物品属于药物性废物有哪些？(ABCE)

A.废弃的疫苗、血液制品

B.废弃的免疫抑制剂

C.废弃的可疑致癌性药物

D.废弃的消毒液

E.废弃的抗生素、非处方类药品

18、以下哪些物品属于化学性废物？(ABCE)

A.医学影像室废弃的化学试剂

B.废弃的过氧乙酸

C.废弃的汞血压计、汞温度计

D.废弃的抗生素

E.实验室废弃的化学试剂。

19、以下哪些是《医疗废物专用包装物、容器标准和警示标识规定》中对包装袋的要求？(ACDE)

A.包装袋颜色为黄色

B.包装袋可使用聚氯乙烯(PVC)塑料为制造原料

C.盛装感染性废物，包装袋上加注“感染性废物”字样

D.包装袋上应印制医疗废物警示标识

E.包装袋大小和形状适中，便于搬运和配合周转箱(桶)盛状

20、以下对利器盒的要求哪些是正确的？(ABDE)

A.利器盒整体为硬制材料制成，密封

B.利器盒能防刺穿

C.利器盒封口后可重复使用

D.利器盒整体颜色为黄色，在盒体侧面注明“损伤性废物”

E.利器盒上应印制医疗废物警示标识

三、填空题(35题)

1、医疗废物管理条例由国务院颁布，于2003年6月16日实施。

2、医疗废物管理条例适用于医疗废物的 收集、运送、贮存、处置以及监督管理等活动。

3、县级以上地方人民政府负责组织建设医疗废物集中处置设施。

4、医疗卫生机构和医疗废物集中处置单位，应当采取有效的职业卫生防护措施，为从事医疗废物收集、运送、贮存、处置等工作的人员和管理人员配备必要的防护用品，定期进行健康检查；必要时，对有关人员进行免疫接种，防止其受到健康损害。

5、医疗卫生机构和医疗废物集中处置单位，应当对医疗废物进行登记，登记内容应当包括医疗废物的来源、种类、重量或者数量、交接时间、处置方法、最终去向以及经办人签名等项目。登记资料至少保存3年。

6、发生医疗废物流失、泄漏、扩散时，医疗卫生机构和医疗废物集中处置单位应当采取减少危害的紧急处理措施，对致病人员提供医疗救护和现场救援；同时向所在地的县级人民政府卫生行政主管部门、环境保护行政主管部门报告，并向可能受到危害的单位和居民通报。

7、医疗卫生机构应当建立医疗废物的暂时贮存设施、设备，不得露天存放医疗废物；医疗废物暂时贮存的时间不得超过2天。

8、运送医疗废物用具，使用后应在医疗卫生机构指定地点及时进行消毒和清洁。

9、医疗卫生机构应当根据就近集中处置的原则，及时将医疗废物交由医疗废物集中处直单位处置。

10、医疗废物集中处置单位应当至少每2天到医疗卫生机构收集、运送一次医疗废物，并负责医疗废物的贮存、处置。

11、医疗废物集中处置单位应当安装 污染物排放 在线监控装置，并确保经常处于正常运行状态。

12、医疗卫生机构、医疗废物集中处置单位违反《医疗废物管理条例》相关规定并逾期不改正的，最高可处以3万元以下的罚款；转让、买卖医疗废物，邮寄或者通过铁路、航空运输医疗废物的，可处以违法所得2倍以上5倍以下的罚款。

13、未取得经营许可证从事医疗废物的收集、运送、贮存、处置等活动的，由县级以上地方人民政府环境保护行政主管部门责令立即停止违法行为，没收违法所得，可以并处违法所得1倍以下的罚款。

14、违反《医疗废物管理条例》规定，导致传染病传播或者发生环境污染事故，给他人造成损害的相关机构，依法承担民事赔偿责任。

15、医疗卫生机构发生医疗废物流失、泄漏、扩散时，应当在48小时内向所在地的县级人民政府卫生行政主管部门、环境保护行政主管部门报告。

16、医疗卫生机构应当根据医疗废物分类目录，对医疗废物实施分类管理。

17、在盛装医疗废物前，应对医疗废物包装物或容器进行认真检查，确保无破损、渗漏和其它缺陷。

18、隔离的传染病病人或者疑似传染病病人产生的医疗废物应当使用双层包装物，并及时密封。

19、放入包装物或者容器内的感染性废物、病理性废物、损伤性废物不得取出。

20、盛装的医疗废物达到包装物或者容器的3/4时，应当使用有效的封口方式，使包装物或者容器的封口紧实、严密。

21、在医疗卫生机构内丢弃医疗废物和在非贮存地点倾倒、堆放医疗废物或者将医疗废物混入其他废物和生活垃圾的，由县级以上地方人民政府卫生行政主管部门责令限期改正，给予警告，并处5000元以上1万元以下的罚款。

22、医疗机构对收治的传染病病人或者疑似传染病病人产生的生活垃圾，未按照医疗废物进行管理和处置并逾期不改正的，处1万元以上3万元以下的罚款；造成传染病传播的，由原发证部门暂扣或者吊销医疗卫生机构执业许可证件；构成犯罪的，依法追究刑事责任。

23、医疗卫生机构发生医疗废物流失、泄漏、扩散时，未及时向卫生行政主管部门报告并造成传染病传播的，由原发证部门暂扣或者吊销医疗卫生机构执业许可证件；构成犯罪的，依法追究刑事责任。

24、医疗废物共分5类，感染性废物、病理性废物、损伤性废物、药物性废物、化学性废物。

25、运送医疗废物应当使用防渗漏、防遗撒、无锐利边角、易于装卸和清洁的专用运送工具。

26、重大传染病疫情期间医疗废物应由专人收集、双层包装，包装袋应特别注明是高度感染性废物。

27、《医疗废物专用包装物、容器标准和警示标识规定》于2003年11月20日发布实施。

28、利器盒整体颜色为黄色，在盒体侧面注明“损伤性废物”。

29、周转箱整体为硬制材料，防液体渗漏，可一次性或多次重复使用。

30、多次重复使用的周转箱（桶）应能被快速消毒或清洁。

31、《医疗废物管理行政处罚办法（试行）》自2004年6月1日起施行。

32、《医疗废物管理行政处罚办法（试行）》由中华人民共和国卫生部、国家环境保护总局令第21号形式发布。

33、根据《医疗废物管理行政处罚办法（试行）》的相关规定，未执行危险废物转移联单管理制度或将医疗废物交给或委托给未取得经营许可证的单位或者个人收集、运送、贮存、处置的，由县级以上人民政府环境保护行政主管部门责令停止违法行为，限期改正，并处5万元以下的罚款。

34、未取得经营许可证从事医疗废物的收集、运送、贮存、处置等活动的，由县级以上地方人民政府环境保护行政主管部门责令停止违法行为，没收违法所得，可以并处违法所得1倍以下的罚款。

35、医疗废物集中处置单位造成传染病传播的，由县级以上地方人民政府卫生行政主管部门依法处罚，并由原发证环境保护行政主管部门的暂扣或者吊销经营许可证件。

四、判断题(50 题)

1、《医疗废物管理条例》于 03 年 6 月 4 日经国务院第十次常务会议讨论通过，于同年 6 月 16 日以 380 号国务院令颁布实施。(√)

2、医疗卫生机构收治的病人产生的生活垃圾，按照医疗废物进行管理和处置。(×)

3、县级以上卫生行政主管部门负责组织建设医疗废物集中处置设施。(×)

4、县级以上各级人民政府卫生行政主管部门，对医疗废物收集、运送、贮存、处置活动中的疾病防治工作实施统一监督管理。(√)

5、任何单位和个人有权对医疗卫生机构、医疗废物集中处置单位和监督管理部门及其工作人员的违法行为进行举报、投诉、检举和控告。(√)

6、有关单位和个人可以转让，买卖医疗废物。(×)

7、医疗废物与旅客可在同一运输工具上载运。(×)

8、医疗废物可以通过铁路、航空等运输工具转运。(×)

9、经设区的市级以上人民政府环境保护行政主管部门批准，并采取严格的环境保护措施后，可经水路运输医疗废物。(√)

10、医疗废物专用包装物、容器，应当有明显的警示标识和警示说明。(√)

11、医疗卫生机构按照规定支付的医疗废物处置费用，不可以纳入医疗成本。(×)

12、医疗卫生机构内医疗废物产生地点应当有医疗废物分类收集方法的示意图或者文字说明。(√)

13、少量的感染性废物可以混入药物性废物，但应当在标签上注明。(×)

14、老张在医院的医疗废物暂存处工作，每天将收到的医疗废物的数量在记录本上做一标记，以便计算工作量，至于收到的是何种医疗废物则与他无关。(×)

15、批量的含有汞的体温计、血压计等医疗器具报废时，应当按损伤性废物处置。(×)

16、运送人员每天从医疗废物产生地点将分类包装的医疗废物按照规定的时间和路线运送至内部指定的暂时贮存地点。(√)

17、运送人员在运送医疗废物前，应当填写交接单，然后将医疗废物运送至暂时贮存地点。(×)

18、运送人员在运送医疗废物至暂存地点时，应当防止造成包装物或容器破损和医疗废物的流失、泄漏和扩散，并防止医疗废物直接接触身体。(√)

19、医疗机构内运送医疗废物应当使用防渗漏、防遗撒、无锐利边角、易于装卸和清洁的专用运送工具。(√)

20、每天运送工作结束后，应当对运送医疗废物的运送工具进行清洁。(×)

21、暂时贮存病理性废物，应当具备低温贮存或者防腐条件。(√)

22、医疗卫生机构应当将医疗废物交由取得县级以上人民政府环境保护行政主管部门许可的医疗废物集中处置单位处置，依照危险废物转移联单制度填写和保存转移联单。(√)

23.医疗机构医疗废物转交出去后，应当对暂时贮存地点、设施及时进行清洁和消毒处理。(√)

24.医疗卫生机构应当对本机构工作人员进行培训，提高全体工作人员对医疗废物管理工作的认识。(√)

25.医疗卫生机构的工作人员在工作中发生被医疗废物刺伤、擦伤等伤害时，应当采取相应的处理措施，并及时报告卫生行政主管部门。(×)

26.医疗卫生机构未建立、健全医疗废物管理制度，或者未设置监控部门或者专(兼)职人员的并逾期不改正者，可以处以2000元以上5000以下的罚款。(√)

27.医疗卫生机构未将医疗废物按类别分置于专用包装物或者容器并逾期不改正的，可以处1万元以上3万元以下的罚款。(×)

28.医疗卫生机构无正当理由，阻碍卫生行政主管部门执法人员执行职务，拒绝执法人员进入现场的，由县级以上地方人民政府卫生行政主管部门责令改正，给予警告；拒不改正的，由原发证部门暂扣或者吊销医疗卫生机构执业许可证件。(√)

29.医疗卫生机构违反《医疗废物管理条例》及《医疗卫生机构医疗废物管理办法》规定，导致传染病传播，给他人造成损害的，依法承担民事赔偿责任。(√)

30.《医疗卫生机构医疗废物管理办法》所称医疗卫生机构指依照《医疗机构管理条例》的规定取得《医疗机构执业许可证》的机构。(×)

31、携带病原微生物具有引发感染性疾病传播危险的医疗废物属于感染性废物。(√)

32、诊疗过程中产生的人体废弃物和医学实验动物尸体等属于病理性废物。(√)

33、能够刺伤或者割伤人体的废弃的医用锐器属于损伤性废物。(√)

34、过期、淘汰、变质或者被污染的废弃的药品属于化学性废物。(×)

35、具有毒性、腐蚀性、易燃易爆性的废弃的化学物品属于化学性废物。(√)

36、《医疗废物分类目录》中所指的一次性使用医疗用品是指临床用于病人检查、诊断、治疗、护理的各类一次性使用医疗、护理用品。(√)

37.根据《医疗废物分类目录》规定使用后的一次性医疗器械，不论是否剪除针头，是否被病人体液、血液、排泄物污染，均属于医疗废物，均作为医疗废物进行管理。(√)

38.使用后的各种玻璃(一次性塑料)输液瓶(袋)，未被病人血液、体液、排泄物污染的，不属于医疗废物，不必按照医疗废物进行管理，但这类废物回收利用时不能用于原用途，用于其他用途时应符合不危害人体健康的原则。(√)

39.根据医疗废物的类别将医疗废物分置于符合《医疗废物专用包装物，容器的标准和警告标识的规定》的包装物或容器内。(√)

40、盛放生活垃圾的塑料袋为黑色，盛放医疗废物的塑料袋为黄色。(√)

41、隔离的传染病病人产生的具有传染性的排泄物、分泌物、体液等，应当严格消毒达到国家规定的排放标准后排入污水处理系统。(√)

42.医疗卫生机构应当制定并落实医疗废物管理的规章制度、工作流程和要求、有关人员的工作职责及发生医疗卫生机构内医疗废物流失、泄漏、扩散和意外事故的应急方案。(√)

43、医疗机构产生的批量的废化学试剂、废消毒剂可自行处置。(×)

44、《医疗废物专用包装物、容器标准和警示标识规定》由卫生部制定发布。(×)

45、利器盒一旦被封口,则无法在不破坏的情况下被再次打开。(√)

46、利器盒规格尺寸可根据用户要求确定。(√)

47、周转箱(桶)规格可根据用户要求制造。(√)

48、医疗废物专用包装袋不得使用聚氯乙烯(PVC)塑料为制造原料。(√)

49、医疗废物专用包装袋最大容积为 0.2m^3。(×)

50、利器盒易于焚烧,可使用聚氯乙烯(PVC)塑料作为制造原材料。(×)

五、简答题(24 题)

1、简述医疗废物的定义。

答:医疗废物管理条例所称医疗废物,是指医疗卫生机构在医疗、预防、保健以及其他相关活动中产生的具有直接或者间接感染性、毒性以及其他危害性的废物。

2、简述医疗卫生机构和医疗废物集中处置单位对医疗废物登记的内容及资料保存年限。

答:登记的内容应当包括医疗废物的来源、种类、重量或者数量、交接时间、处置方法、最终去向以及经办人签名等项目。登记资料至少保存 3 年。

3、医疗卫生机构内部医疗废物运送有何要求?

答:应当使用防渗漏、防遗撒的专用运送工具,按照本单位确定的内部医疗废物运送时间、路线,将医疗废物收集、运送至暂时贮存地点。

4、简述负责医疗废物管理的监控部门或者专(兼)职人员的职责。

答:(1)负责指导、检查医疗废物分类收集、运送、暂时贮存及机构内处置过程中各项工作的落实情况;

(2)负责指导、检查医疗废物分类收集、运送、暂时贮存及机构内处置过程中的职业卫生安全防护工作;

(3)负责组织医疗废物流失、泄漏、扩散和意外事故发生时的紧急处理工作;

(4)负责组织有关医疗废物管理的培训工作;

(5)负责有关医疗废物登记和档案资料的管理;

(6)负责及时分析和处理医疗废物管理中的其它问题。

5、医疗机构建立的医疗废物暂时贮存设施、设备应当达到哪些要求?

答:(1)远离医疗区、食品加工区、人员活动区和生活垃圾存放场所,方便医疗废物运送人员及运送工具、车辆的出入;

(2)有严密的封闭措施,设专(兼)职人员管理,防止非工作人员接触医疗废物;

(3)有防鼠、防蚊蝇、防蟑螂的安全措施;

(4)防止渗漏和雨水冲刷;

(5)易于清洁和消毒;

(6)避免阳光直射;

(7)设有明显的医疗废物警示标识和“禁止吸烟、饮食”的警示标识。

6、医疗卫生机构发生医疗废物流失、泄漏、扩散和意外事故时，除向当地卫生、环保部门报告外，还应当采取哪些紧急处理措施？

答：(1)确定流失、泄漏、扩散的医疗废物的类别、数量、发生时间、影响范围及严重程度；

(2)组织有关人员尽快按照应急方案，对发生医疗废物泄漏、扩散的现场进行处理；

(3)对被医疗废物污染的区域进行处理时，应当尽可能减少对病人、医务人员、其它现场人员及环境的影响；

(4)采取适当的安全处置措施，对泄漏物及受污染的区域、物品进行消毒或者其他无害化处置，必要时封锁污染区域，以防扩大污染；

(5)对感染性废物污染区域进行消毒时，消毒工作从污染最轻区域向污染最严重区域进行，对可能被污染的所有使用过的工具也应当进行消毒；

(6)工作人员应当做好卫生安全防护后进行工作。

(7)处理工作结束后，医疗卫生机构应当对事件的起因进行调查，并采取有效措施。

7、医疗废物相关工作人员和管理人员应当达到哪些要求？

答：(1)掌握国家相关法律、法规、规章和有关规范性文件的规定，熟悉本机构制定的医疗废物管理的规章制度、工作流程和各项工作要求；

(2)掌握医疗废物分类收集、运送、暂时贮存的正确方法和操作程序；

(3)掌握医疗废物分类中的安全知识、专业技术、职业卫生安全防护等知识；

(4)掌握在医疗废物分类收集、运送、暂时贮存及处置过程中预防被医疗废物刺伤、擦伤等伤害的措施及发生后的处理措施；

(5)掌握发生医疗废物流失、泄漏、扩散和意外事故情况时的紧急处理措施。

8、县级以上地方人民政府卫生行政主管部门依照《医疗废物管理条例》对医疗卫生机构监督检查和抽查的主要内容有哪些？

答：(1)医疗废物管理的规章制度及落实情况；

(2)医疗废物分类收集、运送、暂时贮存及机构内处置的工作状况；

(3)有关医疗废物管理的登记资料和记录；

(4)医疗废物管理工作中，相关人员的安全防护工作；

(5)发生医疗废物流失、泄漏、扩散和意外事故的上报及调查处理情况；

(6)进行现场卫生学监测。

9、传染性废物特征？

答：携带病原微生物具有引发感染性疾病传播危险的医疗废物。

10、病理性废物特征？

答：诊疗过程中产生的人体废弃物和医疗实验动物尸体等。

11、损伤性废物特征？

答：能够刺伤或者割伤人体的废弃的医用锐器。

12、药物性废物特征？

答：过期、淘汰、变质或者被污染的废弃的药品。

13、化学性废物特征？

答：具有毒性、腐蚀性、易燃易爆性的废弃的化学物品。

14、医疗废物分类有哪几种？

答：感染性废物、病理性废物、损伤性废物、药物性废物、化学性废物。

15、“感染性废物”主要包括哪些？

答：(1)被病人血液、体液、排泄物污染的物品包括：棉球、棉签、引流棉条、纱布及其他多种敷料；一次性使用卫生用品，一次性使用医疗用品及一次性医疗器械；废弃的被服；其他被病人血液、体液、排泄物污染的物品。

(2)医疗机构收治的隔离传染病人或者疑似传染病病人产生的生活垃圾

(3)病原体的培养基、标本和菌种，毒种保存液

(4)各种废弃的医学标本。

(5)各种废弃的血液、血清。

(6)使用后的一次性使用医疗用品及一次性医疗器械视为感染性废物。

16、“病理性废物”主要包括哪些？

答：(1)手术及其他诊疗过程中产生的废弃的人体组织、器官等。

(2)医学实验动物的组织、尸体。

(3)病理切片后废弃的人体组织、病理腊块等。

17、“损伤性废物”主要包括哪些？

答：(1)医用针头、缝合针

(2)各类医用锐器，包括：解剖刀、手术刀、备皮刀、手术锯等。

(3)载玻片、玻璃试管、玻璃药瓿等。

18、“药物性废物”主要包括哪些？

答：(1)废弃的一般性药品，如抗生素、非处方类药品等；

(2)废弃的细胞毒性药物和遗传毒性药物包括：致癌性药物，如硫唑呤、苯丁酸氨芥、萘氮芥、环孢霉素、环磷酰胺、苯丙氨酸氮芥、司莫司汀、三苯氧氨、硫替派等；可疑致癌性药物，如顺铂、丝裂霉素、阿霉素、苯巴比妥等；免疫抑制剂。

(3)废弃的疫苗、血液制品等。

19、“化学性废物”主要包括哪些？

答：(1)医学影像室、实验室废弃的化学试剂。

(2)废弃的过氧乙酸、戊乙醛等化学清洁剂。

(3)废弃的汞血压计、汞温度计。

20、医疗卫生机构根据接触医疗废物种类及风险大小的不同，应采取哪些不同的职业卫生安全防护措施？

答：为从事医疗废物收集、转运、暂存和处理的工作人员配备必要的防护用品，定期进行健康检查，必要时对有关人员进行免疫接种，防止其受到健康伤害。

在医疗废物处置过程中，发生刺伤、擦伤等损害时，应当及时上报医院感染专职管理人员，进行详细的记录，并根据受伤害的种类与程度采取相应的措施，对受伤人员进行感染跟踪

监测。

21、医疗废物处理站收集医疗废物时间？

答：医疗废物集中处置单位应当至少每2天到医疗卫生机构收集、运送一次医疗废物，并负责医疗废物的贮存、处置。

22、医疗废物的主要包装物有哪些？

答：包括包装袋、利器盒与周转箱。

23、医疗废物管理行政处罚办法（试行）的制定依据是什么？

答：根据《中华人民共和国传染病防治法》、《中华人民共和国固体废物污染环境防治法》和《医疗废物管理条例》，特制定《医疗废物管理行政处罚办法》。

24、对违反医疗废物管理规定的行为实施行政处罚的部门有哪些？

答：县级以上人民政府卫生行政主管部门和环境保护行政主管部门，按照各自职责，对违反医疗废物管理规定的行为实施的行政处罚。

（刘玉芳）

医务人员手卫生规范试题

一、单项选择（6题）
二、多项选择（10题）
三、填空题（28题）
四、判断题（25题）
五、简答题（10题）

一、单项选择（共6题）

1、可通过直接接触患者或被污染的物体表面时获得，随时通过手传播，与医院感染密切相关的是。（A）

A.暂居菌

B.常驻菌

C.病毒

D.支原体

2、接触传染病患者后刷洗双手，正确的顺序是（A）

A.前臂，腕部，手背，手掌，手指，指缝，指甲

B.手指，指缝，手背，手掌，腕部，前臂

C.前臂，腕部，指甲，指缝，手背，手掌

D.手掌，腕部，手指，前臂，指甲，指缝

3、护生，赵某，在进行戴无菌手套的练习，老师应给予纠正的操作是（C）

A.戴手套前先洗手、戴口罩和工作帽

B.核对标签上的手套号码和灭菌日期

C.戴上手套的右手持另一手套的内面戴上左手

D.戴上手套的双手置腰部水平以上

4、控制医院感染最简单、最有效、最方便、最经济的方法是:(C)

A.环境消毒

B.合理使用抗菌素

C.洗手

D.隔离传染病人

5、手消毒效果应达到的要求:卫生手消毒监测的细菌数应(A)

A.$\leqslant 10cfu/cm^2$

B$\leqslant 5cfu/cm^2$

C.$\leqslant 15cfu/cm^2$

D.$\leqslant 8cfu/cm^2$

6、手消毒效果应达到的要求:外科手消毒监测的细菌数应(B)

A.$\leqslant 10cfu/cm^2$

B.$\leqslant 5cfu/cm^2$

C.$\leqslant 15cfu/cm^2$

D.$\leqslant 8cfu/cm^2$

二、多项选择(共8题)

1、关于皮肤暂居菌的描述正确的是(ABCD)

A.机械清洗容易被去除

B.通过直接接触病人或被污染的环境表面获得

C.存活时间较短,会自行消亡

D.具有致病性,与医院感染有很大关系

E.不具有致病性,与医院感染没有很大关系

2、下列哪些情况医务人员应认真洗手(ABCDE)

A.接触病人前后

B.进行无菌操作之前

C.摘手套后

D.处理药物之前

E.穿脱隔离衣前后

3、手卫生包括(ABC)

A.洗手

B.卫生手消毒

C.外科手消毒

D.消毒剂泡手

E.手消毒剂使用

4、关于手卫生设施的配备正确的是(ABCE)

A.水池应方便医务人员使用,重点部门应当采用非手触式水龙头开关

B.尽量使用皂液洗手,使用的固体肥皂应保持干燥

C.干手物品或者设施应当避免造成二次污染

D.科室内可以设公用擦手毛巾方便医务人员

E.科室内擦手毛巾应一人一用一巾

5、关于戴手套的描述正确的是(ABC)

A.进行侵入性操作时应当戴无菌手套

B.戴手套前应当洗手

C.摘手套后应当洗手

D.若不是无菌操作不同病人之间可以不换手套

E.戴手套前不用洗手

6、医务人员在下列哪些情况下应当洗手?(ABDE)

A.直接接触病人前后

B.接触特殊易感病人前

C.从同一病人身体一个部位移动到另一部位时

D.接触不同病人之间

E.摘手套后

7、关于六步洗手法正确的描述是(ABCD)

A.皂液(肥皂)均匀涂抹至整个手掌、手背、手指和指缝。

B.洗手的每步顺序不必有先后

C.认真揉搓双手至少15秒

D.应注意清洗指背、指尖和指缝

E.洗手的每步顺序必须有先后

8、什么情况下必须先用流动水冲净双手,然后再使用手消毒剂消毒双手?(ABC)

A.手被感染性物质污染时

B.处理传染病病人污染物之后

C.直接为传染病病人进行检查、治疗、护理时

D.为病人进行身体检查前

E.接触特殊易感病人前

三、填空题(共22题)

1、医务人员用速干手消毒剂揉搓双手,以减少手部暂居菌的过程,称卫生手消毒。

2、手卫生为医务人员洗手、卫生手消毒和外科手消毒的总称。

3、卫生手消毒为医务人员用速干手消毒剂揉搓双手，以减少手部暂居菌的过程。

4、暂居菌寄居在皮肤表层，常规洗手容易被清除的微生物。直接接触患者或被污染的物体表面时可获得，可随时通过手传播，与医院感染密切相关。

5、免冲洗手消毒剂主要用于外科手消毒，消毒后不需用水冲洗的手消毒剂。包括水剂、凝胶和泡沫型。

6、医疗机构应制定并落实手卫生管理制度，配备有效、便捷的手卫生设施。

7、医疗机构应定期开展手卫生的全员培训，医务人员应掌握手卫生知识和正确的手卫生方法，保障洗手与手消毒的效果。

8、医疗机构应加强对医务人员手卫生工作的指导与监督，提高医务人员手卫生的依从性。

9、手消毒效果应达到如下相应要求：

a)卫生手消毒，监测的细菌菌落总数应≤10cfu/cm^2。

b)外科手消毒，监测的细菌菌落总数应≤5cfu/cm^2。

10、手术室、产房、导管室、层流洁净病房、骨髓移植病房、器官移植病房、重症监护病房、新生儿室、母婴室、血液透析病房、烧伤病房、感染疾病科、口腔科、消毒供应中心等重点部门应配备非手触式水龙头。有条件的医疗机构在诊疗区域均宜配备非手触式水龙头。

11、肥皂应保持清洁与干燥。盛放皂液的容器宜为一次性使用，重复使用的容器应每周清洁与消毒。皂液有浑浊或变色时及时更换，并清洁、消毒容器。

12、医疗机构应配备干手物品或者设施，避免二次污染，若无干手物品或者设施时，应自然甩干。

13、手消毒剂应取得卫生部卫生许可批件，有效期内使用。

14、手消毒剂的出液器应采用非手触式。消毒剂宜采用一次性包装，重复使用的消毒剂容器应每周清洁与消毒。

15、应配备干手物品，干手巾应每人一用，用后清洁、灭菌；盛装消毒巾的容器应每次清洗、灭菌。

16、外科手消毒洗手方法：取适量的清洁剂清洗双手、前臂和上臂下1/3，并认真揉搓。清洁双手时，应注意清洁指甲下的污垢和手部皮肤的皱褶处。流动水冲洗双手、前臂和上臂下1/3。使用干手物品擦干双手、前臂和上臂下1/3。

17、冲洗手消毒方法：取适量的手消毒剂涂抹至双手的每个部位、前臂和上臂下1/3，并认真揉搓2min－6min，用流动水冲净双手、前臂和上臂下1/3，无菌巾彻底擦干。特殊情况水质达不到要求时，手术医师在戴手套前，应用醇类手消毒剂再消毒双手后戴手套。

18、在整个手消毒过程中应保持双手位于胸前并高于肘部，使水由手部流向肘部。

19、清洁指甲用品应每日清洁与消毒。

20、医疗机构应每季度对手术室、产房、导管室、层流洁净病房、骨髓移植病房、器官移植病房、重症监护病房、新生儿室、母婴室、血液透析病房、烧伤病房、感染疾病科、口腔科等部门工作的医务人员手进行消毒效果的监测；当怀疑医院感染暴发与医务人员手卫生有关时，应及时进行监测，并进行相应致病性微生物的检测。

21、盛装肥皂或者皂液的容器应当每周进行消毒，对容器进行清洁消毒时，容器内剩余的皂液应废弃，使用固体肥皂应当保持干燥。

22、当手部没有明显可见污染物时，可以使用快速手消毒剂消毒双手代替洗手。

四、判断题（共20题）

1、洗手肥皂应保持清洁与干燥。盛放皂液的容器宜为一次性使用，重复使用的容器应每周清洁与消毒。皂液有浑浊或变色时及时更换，并清洁、消毒容器。（√）

2、洗手与卫生手消毒应遵循以下原则：a）当手部有血液或其他体液等肉眼可见的污染时，应用肥皂（皂液）和流动水洗手。b）手部没有肉眼可见污染时，宜使用速干手消毒剂消毒双手代替洗手。（√）

3、医务人员在下列情况时应先洗手，然后进行卫生手消毒：a）接触患者的血液、体液和分泌物以及被传染性致病微生物污染的物品后。b）直接为传染病患者进行检查、治疗、护理或处理传染患者污物之后。（√）

4、手皮肤消毒方法：用清洁剂认真揉搓掌心、指缝、手背、手指关节、指腹、指尖、拇指、腕部，时间不少于10—15秒钟，流动水洗手（√）。

5、只要手套没有破就不用担心有害微生物会污染到手。（×）

6、外科手术前医务人员用肥皂（皂液）和流动水洗手，再用手消毒剂清除或者杀灭手部暂居菌和减少常居菌的过程。使用的手消毒剂可具有持续抗菌活性。（√）

7、医务人员对选用的手消毒剂应有良好的接受性，手消毒剂无异味、无刺激性等。（√）

8、洗手池设置在手术间附近，水池大小、高矮适宜，能防止洗手水溅出，池面应光滑无死角易于清洁。洗手池应每日清洁与消毒。（√）

9、手术室洗手池及水龙头的数量应根据手术间的数量设置，水龙头数量应不少于手术间的数量，水龙头开关应为非手触式。（√）

10、当手部有血液或其他体液等肉眼可见的污染时，宜使用速干手消毒剂消毒双手代替洗手。（×）

11、手部没有肉眼可见污染时，宜使用速干手消毒剂消毒双手代替洗手。（√）

12、外科手消毒应遵循先消毒，后洗手的原则（×）

13、不同患者手术之间、手套破损或手被污染时，应重新进行外科手消毒。（√）

14、医务人员留长指甲、戴戒指不利于手的卫生。（√）

15、接触病人黏膜、破损皮肤或伤口之前可以不洗手，接触之后必须洗手。（×）

16、接触病人的血液、体液、分泌物、排泄物、伤口敷料之后要洗手。（√）

17、洗手的目的之一是保护医务人员自身不受病原微生物的污染（√）

18、口腔科医生给病人进行口腔治疗时必须戴手套（√）

19、医生为病人查体前可以采用速干手消毒剂进行手的消毒然后为病人查体。（√）

20、医务人员为病人换药前必须进行洗手或手消毒。（√）

五、简答题(共10题)

1、外科刷手消毒的注意事项是什么?

答:(1)不应戴假指甲,保持指甲和指甲周围组织的清洁。

(2)在整个手消毒过程中应保持双手位于胸前并高于肘部,使水由手部流向肘部。

(3)洗手与消毒可使用海绵、其他揉搓用品或双手相互揉搓。

(4)术后摘除外科手套后,应用肥皂(皂液)清洁双手。

(5)用后的清洁指甲用具、揉搓用品如海绵、手刷等,应放到指定的容器中;揉搓用品应每人使用后消毒或者一次性使用;清洁指甲用品应每日清洁与消毒。

2、医务人员在哪些情况时应先洗手,然后进行卫生手消毒?

答:(1)接触患者的血液、体液和分泌物以及被传染性致病微生物污染的物品后。

(2)直接为传染病患者进行检查、治疗、护理或处理传染患者污物之后。

3、在临床工作中哪些情况下应洗手?

答:(1)直接接触患者前后,从同一患者身体的污染部位移动到清洁部位时。

(2)接触患者粘膜、破损皮肤或伤口前后,接触患者的血液、体液、分泌物、排泄物、伤口敷料等之后。

(3)穿脱隔离衣前后,摘手套后。

(4)进行无菌技术操作、接触清洁、无菌物品之前。

(5)接触患者周围环境及物品后。

(6)处理药物或配餐前

4、洗手六步法具体内容是什么?

答:(1)掌心相对,手指并拢,相互揉搓;

(2)手心对手背沿指缝相互揉搓,交替进行;

(3)掌心相对,双手交叉沿指缝相互揉搓;

(4)一手握另一手大拇指旋转揉搓,交替进行;

(5)弯曲手指使关节在另一手掌心旋转揉搓,交换进行;

(6)将5个手指尖并拢在另一手掌心揉搓,交替进行。

5、何为手卫生?

答:医务人员洗手、卫生手消毒和外科手消毒的总称。

6、何为洗手?

答:指医务人员用肥皂或者皂液和流动水洗手,去除手部皮肤污垢、碎屑和部分致病菌的过程。

7、何为卫生手消毒?

答:指医务人员用速干手消毒剂揉搓双手,以减少手部暂居菌的过程。

8、何为外科手消毒?

答:指外科手术前医务人员用肥皂(液)或抗菌皂(液)和流动水洗手,再用手消毒剂清除或者杀灭手部暂居菌和减少常居菌的过程。使用的手消毒剂可具有持续抗菌活性。

9、常驻菌?

答:指能从大部分人的皮肤上分离出来的微生物,是皮肤上持久的固有的寄居者。如凝固酶阴性葡萄球菌、棒状杆菌类、丙酸菌属、不动杆菌属等。

10、暂居菌?

答:指寄居在皮肤表层,常规洗手容易被清除的微生物。接触患者或被污染的物体表面时可获得,可随时通过手传播。

(王常芳)

医院手术部(室)管理规范试题

一、单项选择(10 题)
二、多项选择(10 题)
三、填空题(10 题)
四、判断题(10 题)
五、简答题(4 题)

一、单项选择(10 题)

1、手术室的工作区域,应多长时间清洁消毒一次,连台手术之间、当天手术完毕后,及时对手术间清洁消毒处理(D)

A.12h

B.8h

C.4h

D.24h

2、洁净手术室空气细菌菌落数是多少,并不得检出致病性微生物(A)

A.$\leqslant$10cfu/m^3

B.$\leqslant$200cfu/m^3

C.$\leqslant$5cfu/m^3

D.$\leqslant$500cfu/m^3

3、地面等处被血液、体液污染时应采用下列哪种方法清理(B)

A.直接使用拖把清理掉

B.覆盖消毒(蘸有消毒液的布类或纸巾覆盖)30 分钟后清理

C.消毒液倒在表面

D.以上方法都不对

4、手术用可重复、不耐热的电刀头、电极导线等电子仪器和光学仪器,采用何种方法灭菌(C)

A.压力蒸汽灭菌

B.75%乙醇擦拭

C.环氧乙烷和等离子体

D.2%戊二醛浸泡

5、手术器械、敷料首选哪种方法灭菌(A)

A.压力蒸汽灭菌

B.2%戊二醛 10 小时

C.环氧乙烷

D 等离子体

6、洗手刷应做到(C)

A.不必消毒

B.一周一消毒

C.一用一消毒

D.一刷多用

7、植入物和植入性手术器械应该在何种情况下方可使用(B)

A.灭菌后直接使用

B.灭菌后应在生物监测合格后使用

C.浸泡消毒后直接使用

D.以上都对

8、灭菌后的物品在何种情况下视为已被污染,不得使用(A)

A.手感潮湿

B.标志清楚

C.在有效期内

D.灭菌包装适宜

9、普通手术室监测空气细菌菌落总数时,采用直径 90mm 培养皿在空气中暴露时间为(B)

A.15min

B.5min

C.30min

D.10min

10、洁净手术室监测空气细菌菌落总数时,采用直径 90mm 培养皿在空气中暴露时间为(C)

A.15min

B.5min

C.30min

D.10min

二、多项选择(10 题)

1、手术室的建筑布局应遵循哪些医院感染预防与控制的原则(ABCDE)

A.布局合理

B.分区明确

C.标识清楚

D.符合功能流程合理

E.洁污区域分开。

2、医务人员在实施手术过程中必须遵守下列哪些规定(ABCD)

A.遵守无菌技术原则

B.严格执行手卫生规范

C.实施标准预防

D.围术期抗生素应用

E.以上均不是

3、手术室应加强医务人员的下列那些职业卫生安全防护工作,保障医务人员的职业安全(ABCD)

A.制订具体措施

B.提供必要的防护用品、做好手卫生

C.进行职业卫生安全防护培训教育

D.标准预防

E.以上均不是

4、手术室医务人员应遵循的消毒隔离原则包括哪些(ABCD)

A.严格遵守消毒灭菌制度和无菌技术操作规程

B.严格执行卫生消毒制度

C.必须湿式清洁,每周固定卫生日

D.严格限制手术室内人员数量

E.以上均不是

5、洁净手术室控制"尘源"应做到下列那几项(ABCDE)

A.严格执行手卫生规范

B.戴口罩、帽子、穿洁净服

C.室内放置必备设施和家具

D.控制人员数量

E.有外包装的物品拆去外包装,无外包装的物品应彻底清洁后方可入室

6、洁净手术室静态监测时,监测项目包括下列哪几项(ABCDE)

A.截面风速和压差

B.洁净度

C.温湿度

D.沉降菌细菌菌落数

E.换气次数

7、洁净手术室下列几方面应符合《医院洁净手术部建筑技术规范 GB50333—2002》的标准(ABCD)

A.建筑布局

B.基本配备

C.净化标准

D.用房分级
E.以上均不是

8、洁净手术室分为下列哪几种手术间(ABCD)
A.特别洁净手术室(Ⅰ类)
B.标准洁净手术室(Ⅱ类)
C.一般洁净手术室(Ⅲ类)
D.准洁净手术室(Ⅳ类)
E.以上都不对

9、特别洁净手术室(Ⅰ类)适合做下列哪些无菌手术(ABCD)
A.关节置换手术
B.器官移植手术
C.脑外科
D.心脏外科和眼科
E.以上都不对

10、普通手术室空气消毒可以采用下列哪种方法消毒(BC)
A.紫外线照射
B.紫外线循环风空气消毒机
C.静电吸附式空气消毒机
D.消毒液喷洒
E.以上均不是

三、填空题(10题)

1、手术室的建筑布局应遵循医院感染预防与控制的原则,做到布局合理、分区明确、标识清楚,符合功能流程合理和洁污区域分开的基本原则。

2、手术室设有工作人员出入通道、患者出入通道,物流做到洁污分开,流向合理。

3、普通手术室空气细菌菌落数应≤200 cfu/m^3;洁净手术室空气细菌菌落数应≤10 cfu/m^3,不得检出致病性微生物。

4、洁净手术室监测空气细菌菌落总数时,采用直径90mm培养皿在空气中暴露时间为30min。

5、普通手术室物体表面菌检应≤5cfu/cm^2;外科手消毒后细菌菌落数应≤5 cfu/cm^2,不得检出致病性微生物。

6、手术室空气培养、物体表面、手术人员手、使用中消毒剂微生物菌检每月监测一次。

7、手术人员在手术过程中,必须遵守无菌技术原则,严格执行手卫生规范,实行标准预防。

8、洁净手术室的建筑布局、基本配备、净化标准和用房分级等应当符合《医院洁净手术部建筑技术规范GB50333—2002》的标准;辅助用房应当按规定分洁净和非洁净辅助用房,并设置在洁净和非洁净手术部的不同区域内。

9、手术部室应通过有效的医院感染监测、空气质量控制、环境清洁管理、医疗设备和手术器械的清洗消毒灭菌等措施,降低发生感染的危险。

10、手术部室应与临床科室等有关部门共同实施患者手术部位感染的预防措施包括：正确准备皮肤、有效控制血糖、合理使用抗菌药物以及预防患者在手术过程中发生低体温等。

四、判断题（10 题）

1、连台手术之间不必对手术间进行及时清洁消毒处理。（×）

2、2%戊二醛灭菌时间必须达到 10 小时。（√）

3、手术器具及物品、敷料等首选的灭菌方法是环氧乙烷。（×）

4、外科刷手不必用刷子蘸洗涤剂将指甲内污物刷净，并洗净双手臂，擦干，再用手消毒剂刷手或泡手。（×）

5、手术时使用的一次性医疗用品，应检查小包装有无破损、过期失效、产品有无不洁或霉变等。同时去除外包装后方可放入无菌物品存放区。（√）

6、手术室的外来的医疗器械应由 CSSD 专职人员统一清洗、消毒、灭菌后使用。（√）

7、普通手术室空气消毒采用静电吸附式空气消毒机和紫外线循环风空气消毒机消毒。（√）

8、洁净手术部的辅助用房应当按规定分洁净和非洁净辅助用房，并设置在洁净和非洁净手术部的不同区域内。（√）

9、手术室应设有工作人员出入通道、患者出入通道，物流做到洁污分开，流向合理。（√）

10、麻醉机的螺纹管、氧气面罩等通过管道与浅表体腔接触的器具最好是送 CSSD 集中清洗消毒，可在清洁的基础上耐高温的采用压力蒸汽灭菌；不耐热的部分可清洁后采用含氯或含溴消毒剂 1000—2000mg/L 浸泡 30—45 分钟清洗擦干备用。（√）

五、简答题（4 题）

1、简述外科手消毒应遵循的原则是什么？

答：外科手消毒应遵循的原则是：

(1)先洗手、后消毒。

(2)外科手术前。

(3)不同病人手术之间；手术开始后手套破损或手被污染时应重新进行外科手消毒。

2、简述手术室通过哪些有效措施，降低医院感染的危险？

答：手术室通过有效的医院感染监测、空气质量控制、环境清洁管理、医疗设备和手术器械的清洗消毒灭菌等措施，降低发生感染的危险。

3、手术室应与临床科室等有关部门共同实施患者手术部位感染的预防措施包括哪些？

答：手术室应与临床科室等有关部门共同实施患者手术部位感染的预防措施包括：正确准备皮肤、有效控制血糖、合理使用抗菌药物以及预防患者在手术过程中发生低体温等。

4、在手术室内当必须连台手术时，如何进行空气消毒？

答：连台手术时空气消毒：

(1)普通手术室：清洁工作后，有人的情况下采用空气净化机消毒后方可进行下一台手术。

(2)洁净手术室：清洁工作在净化系统运行下进行。负压手术间应在负压下持续运转 15min

后再进行；清洁工作完成后，不同级别的手术间应运行一段时间达到自净要求后，方可进行下一台手术。

（韩月欣）

血液透析管理相关试题

一、单项选择（72 题）
二、多项选择（60 题）
三、填空题（54 题）
四、判断题（56 题）
五、简答题（15 题）

一、单项选择（72 题）

1、三级医院血液透析室的负责人应当由具备____以上专业技术职务任职资格的执业医师担任。（C）
A.初级
B.中级
C.副高
D.正高

2、二级医院及其他医疗机构血液透析室的负责人应当具有____以上专业技术职务任职资格的执业医师担任。（B）
A.初级
B.中级
C.副高
D.正高

3、三级医院血液透析室护士长应由具备一定透析护理工作经验的____以上专业技术职务任职资格的注册护士担任。（B）
A.初级
B.中级
C.副高
D.正高

4、二级医院血液透析室护士长应由具备一定透析护理工作经验的____以上专业技术职务任职资格的注册护士的担任。（A）
A.初级
B.中级

C.副高

D.正高

5、血液透析室每名护士每班负责治疗和护理的患者应相对集中，且数量不超过　多少______名透析患者。(C)

A.3 名

B.4 名

C.5 名

D.6 名

6、医疗机构设置血液透析室，应当经________批准并进行执业登记后，方可开展血液透析工作。(A)

A.地方卫生行政部门

B.工商部门

C.税务部门

D.医学会

7、血液透析室应当根据设备要求定期对水处理系统进行冲洗消毒，并定期进行水质检测。每次冲洗消毒后均应____，确保安全。(B)

A.监测水中细菌量

B.测定管路中消毒液残留量

C.测定管路压力

D.不需要测定任何项目

8、血液透析室应当建立严格的接诊制度，对所有初次透析的患者进行乙型肝炎病毒、丙型肝炎病毒、梅毒、艾滋病病毒感染的相关检查，每____复查 1 次。(C)

A.月

B.季度

C.半年

D.年

9、____部门应当建立血液透析室工作人员岗位规范化培训和考核制度，加强继续教育，提高血液透析室工作人员的业务技术水平。(C)

A.县级卫生行政

B.市级卫生行政

C.省级卫生行政

D.省级疾病控制

10、血液透析室使用的消毒药械、一次性医疗器械和器具应当符合国家有关规定。一次性使用的医疗器械、器具(A)

A.不得重复使用

B.可以重复使用

C.部分贵重的可以重复使用，但必须进行严格的消毒灭菌

D.应进行可回收利用

11、血液透析治疗单位负责人对复用人员的______负责。(A)

A.技术资格

B.晋升

C.安全

D.防护

12、透析液水处理系统的消毒程序应包括冲洗系统的____。(D)

A.入口部分

B.出口部分

C.管路部分

D.所有部分

13、血液复用用水细菌和内毒素的污染程度检测应在______进行水质检测。(D)

A.血液透析器

B.复用系统处

C.排水管处

D.血液透析器与复用系统连接处或尽可能接近此处

14、血液透析器复用用水细菌水平不得超过 200 CFU/ml,干预限度为______。(C)

A.20 CFU/ml

B.30 CFU/ml

C.50 CFU/ml

D.100 CFU/ml

15、透析器复用用水内毒素含量不得超过____EU/ml。(B)

A.1EU/ml

B.0.25EU/ml

C.0.5EU/ml

D.4EU/ml

6、血液透析复用用水的水质细菌学、内毒素最初检测时间应为____检测 1 次。(B)

A.每天

B.每周

C.每月

D.每季

17、血液透析复用用水的常规细菌学检测应____1 次。(C)

A.每天

B.每周

C.每月

D.每季

18、血液透析复用用水的常规内毒素检测应____至少 1 次。(D)

A.每天

B.每周

C.每月

D.每季

19、透析室复用间应设有紧急____冲洗水龙头，确保复用工作人员一旦被化学物质飞溅损伤时能即刻有效地冲洗。(A)

A.眼部

B.口腔

C.鼻腔

D.耳朵

20、血液透析器复用：(D)

A.可用于不同的患者

B.经彻底消毒可用于不同的患者

C.无使用次数限制

D.只能用于同一患者

8、透析结束后的复用血液透析器，如有特殊情况，2 小时内不准备处置的血液透析器可在冲洗后冷藏，但____之内必须完成血液透析器的消毒和灭菌程序。(B)

A.12 小时

B.24 小时

C.36 小时

D.48 小时

22、复用血液透析器应使用标准的____水冲洗和清洁血液透析器的血室和透析液室，包括反超滤冲洗。(B)

A.酸性水

B.反渗水

C.碱性水

D.纯净水

23、复用血液透析器整体纤维容积(TCV)检测：检测血液透析器的 TCV，复用后 TCV 应大于或等于原有 TCV 的______。(D)

A.20%

B.30%

C.50%

D.80%

24、对血液透析器进行消毒和灭菌时，血液透析器应注满消毒液，消毒液的浓度至少应达到规定浓度的______。(C)

A.70%

B.80%

C.90%

D.95%

25、采用半自动复用程序，低通量血液透析器复用次数应不超过____。(A)

A.5次

B.6次

C.7次

D.8次

26、采用半自动复用程序，高通量血液透析器复用次数不超过____次。(C)

A.5次

B.8次

C.10次

D.20次

27、采用自动复用程序，低通量血液透析器推荐复用次数不超过____次。(C)

A.5次

B.8次

C.10次

D.20次

28、采用自动复用程序，高通量血液透析器推荐复用次数不超过______次。(D)

A.5次

B.8次

C.10次

D.20次

29、将消毒液灌入血液透析器血室和透析液室，至少应有____血室容量的消毒液经过血液透析器，以保证消毒液不被水稀释，并能维持原有浓度的90%以上。(B)

A.2个

B.3个

C.4个

D.5个

30、开展血液透析治疗的单位必须是经过______卫生行政部门批准的医疗机构，并通过该级卫生行政部门定期校验。(B)

A.乡镇及以上

B.县级及以上

C.市级及以上

D.省级及以上

31、透析治疗室、候诊室应为______区。(C)

A.清洁区

B.半清洁区

C.污染区

D.以上都不是

32、透析治疗室应当具备____电力供应。(B)

A.单路

B.双路

C.完善的

D.以上都不是

33、透析准备室(治疗室)应达到________环境的要求。(C)

A.Ⅰ类

B.Ⅱ类

C.Ⅲ类

D.Ⅳ类

34、透析水处理间面积应为水处理装置占地面积的______倍以上。(B)

A.1.2 倍

B.1.5 倍

C.1.8 倍

D.2 倍

35、血液净化室清洁区应当保持空气清新,每日进行有效的空气消毒,空气培养细菌总数应。(C)

A.＜10cfu/m^3

B.＜200cfu/m^3

C.＜500cfu/m^3

D.无数个 cfu/m^3

36、血液净化室明显被污染的表面应使用含有至少______的含氯消毒剂消毒。(B)

A.200mg/L

B.500mg/L

C.1000mg/L

D.1500mg/L

37、透析管路预冲后必须______小时内使用,否则要重新预冲。(D)

A.1

B.2

C.3

D.4

38、20 台以上透析机的血液净化室(中心)应至少配备专职工程技术人员____名。(A)

A.1 名

B.2 名

C.3 名

D.4 名

39、新建的腹膜透析室(中心)应向______卫生行政部门提出申请,并经该级卫生行政部门认可

的专家委员会审核合格后经卫生行政部门审批后开业。(B)

A.乡镇及以上

B.县级及以上

C.市级及以上

D.省级及以上

40、腹透植管或拔管必须在____医院开展,由二级及以上医院的具有相应培训资格认证的医师进行。(B)

A.一级以上

B.二级以上

C.三级以上

D.三级甲等以上

41、每次透析结束后,如果血液污染到透析机,应立即用______mg/L 浓度的含氯消毒剂的一次性布擦拭去掉血迹后,再用______mg/L 浓度的含氯消毒剂擦拭消毒机器外部。(D)

A.500,200

B.500,250

C.1000,500

D.1500,500

42、____对透析室空气、物体、机器表面及部分医务人员手进行病原微生物的培养监测,保留原始记录,建立登记表。(C)

A.每天

B.每周

C.每月

D.每季

43、对长期透析的患者应该每______检查乙肝、丙肝病毒标志物 1 次。(C)

A.每月

B.每季

C.每 6 月

D.每年

44、对于血液透析患者____情况下应进行 HBV－DNA 和 HCV－RNA 定量检查?(A)

A.存在不能解释肝脏转氨酶异常升高

B.乙肝表面抗原阳性

C.丙肝表面抗原阳性

D.乙肝表面抗体阳性

45、每台透析机至少______检测 1 次。(D)

A.每月

B.每季

C.每 6 月

D.每年

46、使用半自动复用程序复用时，透析器容量至少应是原有初始容量的____%。(A)

A.80

B.85

C.90

D.95

47、透析器复用使用的过氧乙酸的最短消毒时间及温度是____:(C)

A.5 小时(20℃)

B.5 小时(4℃)

C.6 小时(20℃)

D.6 小时(4℃)

48、透析器复用时，哪种消毒剂的消毒有效期最长？(C)

A.福尔马林

B.戊二醛

C.Renalin

D.过氧乙酸

49、浓缩液配制室应位于透析室____内相对独立区域。(A)

A.清洁区

B.半清洁区

C.污染区

D.治疗区

50、浓缩液容器____至少更换 1 次或消毒 1 次。(C)

A.每班

B.每天

C.每周

D.每两周

51、常用透析液钠离子浓度为______mmol/L。(C)

A.低于 130

B.130－140

C.135－145

D.高于 145

52、终末期肾衰竭患者有低钙血症倾向。常用透析液钙离子浓度一般____mmol/L。(B)

A.1.25

B.1.5

C.1.75

D.2.0

53、中心静脉临时导管是各种血液净化疗法的血管通路之一，主要有单腔、双腔和三腔导管，目

前____导管最常用。(B)

A.单腔

B.双腔

C.三腔

D.以上都不是

54、中心静脉临时导管置入,因为______导管感染机会增加,不推荐常规使用。(C)

A.单腔

B.双腔

C.三腔

D.以上都不是

55、中心静脉长期导管置管术首选:(B)

A.左侧颈内静脉

B.右侧颈内静脉

C.颈外静脉

D.股静脉

56、血液透析室原则上应在________以上医院设置。(B)

A.一级

B.二级

C.三级

D.四级

57、透析治疗区的建筑应采用________设计。(A)

A.整体厅式设计

B 分隔式设计

C.分区设计

D.错层设计

58、每个透析单元床间距应不小于______。(A)

A.0.8M

B.1.0M

C.1.1M

D.1.1M

59、透析室水处理间面积至少应为水处理机占地面积的____以上,具有良好的隔和通风条件。(B)

A.1.2 倍

B.1.5 倍

C.1.8 倍

D.2.0 倍

60、透析室复用间要有：(D)

A.照明装置

B.消毒装置

C.物品存放装置

D.通风装置

61、血液透析设备应按照国家药品监督管理局及中华人民共和国卫生部的____类医疗器械管理规定执行。(c)

A.Ⅰ类

B.Ⅱ类

C.Ⅲ类

D.Ⅳ类

62、透析用水的化学污染物情况至少______测定1次。(D)

A.每天

B.每月

C.每季

D.每年

63、透析用反渗水电导度应____检查。(B)

A.小时

B.每天

C.每月

D.每季

64、透析用水及透析液______进行细菌培养1次。(B)

A.每天

B.每月

C.每季

D.半年

65、透析液和透析粉应符合国家药品监督管理局、卫生部公布的______医疗器械要求。(C)

A.Ⅰ类

B.Ⅱ类

C.Ⅲ类

D.Ⅳ类

66、透析机______使用后应根据说明书进行消毒。(A)

A.每次

B.每天

C.每月

D.每季

67、透析治疗区的空气消毒要求应达到________的标准。(D)

A.＜10cfu/m^3

B.＜$200cfu/m^3$

C.＜$300cfu/m^3$

D.＜$500cfu/m^3$

68、水路中消毒剂的最大允许残留浓度，如游离氯应少于：(C)

A.0.1mg/L

B.0.2mg/L

C.0.5mg/L

D.0.8mg/L

69、水路中消毒剂的最大允许残留浓度，甲醛应少于：(B)

A.5mg/L

B.10mg/L

C.15mg/L

D.20mg/L

70、新血液透析患者要严格______，必要时对患者做相应的检查，排除传染性疾病。(A)

A.询问接触史

B.询问病史

C.遗传史

D.家族史

71、每个透析单元面积不小于________。(C)

A.$2.0m^2$

B.$2.5m^2$

C.$3.2m^2$

D.$4.5m^2$

72、______应设在能够观察整个透析治疗区情况的地方。(A)

A.护士站

B.医生办公室

C.休息室

D.水处理间

二、多项选择(60 题)

1、《医疗机构血液透析室管理规范》是根据那几个法规、规章制订的？(ABC)

A.《医疗机构管理条例》

B.《医院感染管理办法》

C.《医疗技术临床应用管理办法》

D.《医院感染管理规范》

E.以上都不是

2、血液透析室质量监控指定部门的职责是:(ABCDE)

A.对血液透析室规章制度、技术规范、操作规程的落实情况进行检查;

B.对血液透析室的医疗质量、医源性感染管理、器械和设备管理、一次性医疗器具管理等方面进行检查;

C.对血液透析室的重点环节和影响医疗安全的高危因素进行监测、分析和反馈,提出控制措施;

D.对血液透析室工作人员的职业安全防护和健康管理提供指导;

E.对血液透析室发生的医源性感染进行调查,提出控制措施并协调、组织有关部进行处理。

3、血液透析室医师职责:(ABCD)

A.负责制定和调整患者透析治疗方案

B.评估患者的透析质量

C.处理患者出现的并发症

D.按照有关规定做好相关记录

E.以上都不是

4、血液透析室护士职责:(ABCDE)

A.协助医师实施患者透析治疗方案

B.观察患者情况及机器运行状况

C.严格执行核对制度

D.严格执行消毒隔离制度

E.严格执行各项技术操作规程

5、血液透析室技师职责:(ABCD)

A.负责透析设备日常维护

B.保证透析设备的正常运转

C.定期进行透析用水及透析液的监测

D.确保透析用水及透析液符合质量要求

E.以上都不是

6、血液透析室的建筑布局要求:(ABCDE)

A.布局合理

B.分区明确

C.标识清楚

D.功能流程合理

E.洁污区域分开

7、血液透析室的工作区域应当达到以下要求:(ABD)

A.患者使用的床单、被套、枕套等物品应当一人一用一更换

B.透析治疗区、治疗室等区域应当达到 III 类环境的要求

C.透析治疗区、治疗室等区域应当达到 II 类环境的要求

D.患者进行血液透析治疗时应当严格限制非工作人员进入透析治疗区

E.以上都不是

8、每次透析结束后的消毒工作包括：(ABCD)

A.对透析单元内透析机等设备设施表面、物品表面进行擦拭消毒

B.对透析机进行有效的水路消毒

C.对透析单元地面进行清洁

D.地面有血液、体液及分泌物污染时使用消毒液擦拭

E.以上都不是

9、血液透析室应当建立严格的接诊制度，对所有初次透析的患者进行以下检查：(ABCD)

A.乙型肝炎病毒

B.丙型肝炎病毒

C.梅毒

D.艾滋病病毒

E.以上都不是

10、传染病患者应当分别在各自隔离透析治疗间或者隔离透析治疗区进行专机血液透析，治疗间或者治疗区、血液透析机相互不能混用，包括：(ABCD)

A.乙型肝炎病毒

B.丙型肝炎病毒

C.梅毒

D.艾滋病病毒

E.以上都不是

11、医疗机构应当加强血液透析室医务人员的职业安全防护和健康管理工作，包括：(ABC)

A.提供必要的防护用品

B.定期进行健康检查

C.有关人员进行免疫接种

D.有职业防护制度

E.以上都不是

12、《血液透析器复用操作规范》适用于何种血液透析器？(ABC)

A.依法批准的

B.有明确标识的

C.可重复使用的

D.国产的

E.所有的血液透析器

13、血液透析器复用记录应包括哪些内容？(ABCDE)

A.患者姓名、性别、病案号

B.血液透析器型号

C.每次复用的日期和时间

D.复用工作人员的签名

E.血液透析器功能和安全性测试结果

14、血液透析器复用人员资格：(ABCD)

A.从事血液透析器复用的人员必须是护士、技术员或经过培训的专门人员

B.复用人员经过充分的培训及继续教育，能理解复用的每个环节及意义

C.能够按照每个程序进行操作

D.符合复用技术资格要求

E.以上都不是

15、血液透析器复用人员培训内容包括：(ABCDE)

A.透析基本原理

B.血液透析器性能及评价

C.消毒剂的理化特性及贮存，使用方法、残存消毒剂导致的副作用

D.透析用水标准及监测，透析充分性，复用对血液透析器的影响

E.评价血液透析器能否复用的标准。

16、血液透析室应建立培训资料档案，记录有关培训内容，包括：(ABCE)

A.题目

B.参加者姓名

C.培训的日期和时间

D.培训地点

E.考核结果

17、供血液透析器复用的反渗水必须符合以下要求：(ABC)

A.水质的生物学标准

B.有一定的压力和流速

C.满足高峰运行状态下的设备用水要求

D.酸性

E.无菌状态

18、血液透析复用设备必须确保以下功能：(ABCD)

A.使血液透析器处于反超状态能反复冲洗血室和透析液室

B.能完成血液透析器性能及膜的完整性试验

C.用至少 3 倍血室容积的消毒液冲洗血液透析器血室及透析液室后，可用标准消毒液将其充满

D.确保血液透析器内的消毒液达到有效浓度。

E.以上都不是

19、血液透析器复用标签应标注内容：(ABCD)

A.患者的姓名

B.病历号

C.使用次数

D.每次复用日期及时间

E.以上都不是

20、清洗后的血液透析器必须处理，防止污染。血液透析器的血室和透析液室必须达到什么状态？(CD)

A.清洁

B.消毒

C.高水平消毒

D.无菌

E.冲洗

21、血液透析器外壳处理：(AB)

A.使用与血液透析器外部材料相适应的低浓度消毒液(如 0.05%次氯酸钠)浸泡

B.清洗血液透析器外部的血迹及污物

C.使用与血液透析器外部材料相适应的高浓度消毒液(如 0.5%次氯酸钠)浸泡

D.戊二醛浸泡

E.碘伏擦拭

22、血液透析器复用后外观检查应符合哪些要求？(ABCDE)

A.外部无血迹和其他污物

B.外壳、血液和透析液端口无裂隙

C.标签正确，字迹清晰

D.血液透析器纤维两端无血凝块

E.血液和透析液的出入口加盖，无渗漏，中空纤维表面未见发黑、凝血的纤维

23、决定血液透析器可否复用，应符合以下要求：(ABC)

A.血液透析器 TCV

B.膜的完整性试验

C.外观检查

D.内毒素测定

E.以上都不是

24、血液透析器使用前外观检查哪些项目？(ABCDE)

A.标签字迹清楚

B.血液透析器无结构损坏和堵塞

C.血液透析器外观正常

D.存储时间在规定期限内

E.血液透析器端口封闭良好、充满消毒液(由血液透析器颜色、用试纸或化学试剂确认该血液透析器已经过有效浓度消毒液的消毒和处理)、无泄漏

25、血液透析器复用有关的综合征包括：(BC)

A.腹痛

B.发热和寒颤

C.血管通路侧上肢疼痛

D.头痛

E.以上都不是

26、血液透析器自动复用程序中,自动消毒包括:(ABCD)

A.将消毒液充满血室

B.用消毒液冲洗透析液室部分

C.将消毒液充满透析液室

D.用消毒液冲洗血室部分(从静脉到动脉)

E.以上都不是

27、出现下了何种情况可判断血液透析器处理失效?(ABCDE)

A.如血液透析器破膜或透析中超滤量与设定值偏离过多

B.如患者出现临床状况恶化

C.出现难以解释的血清肌酐水平升高

D.尿素下降率(URR)降低

E.Kt/V 降低

28、血液净化室必须具备的功能区包括:(ABC)

A.清洁区

B.半清洁区

C.污染区

D.生活区

E.以上都不是

29、水处理间地面应符合的要求:(ABE)

A.承重应符合设备要求

B.防水处理

C.防酸处理

D.防碱处理

E.设置地漏。

30、为了加强透析室的管理,各透析室制定详细的各项规章制度,包括:(ABCDE)

A.消毒隔离制度

B.医疗制度

C.透析液配制室制度

D.设备维护制度

E.库房制度

31、哪些患者不得复用透析器?(ABCDE)

A.乙肝

B.丙肝

C.HIV

D.梅毒

E.对复用过程中使用的消毒剂过敏的患者

32、开展腹膜透析的单位必须具备以下哪些基本检验与检查条件？（ABCDE）

A.血生化

B.血常规

C.体液细胞计数

D.细菌培养

E.X 线摄片

33、腹透中心医生应具有的条件：（ABCD）

A.取得《医师执业证书》

B.具有三年以上肾脏专业临床工作经验的医生

C.受过腹膜透析知识的系统培训并经考核合格

D.执业范围为内科专业或中医内科专业 E 以上都不是

34、血液透析治疗区域内应设置供医务人员手卫生设备，包括：（ACDE）

A.水池

B.接触式水龙头

C.消毒洗手液

D.速干手消毒剂

E.干手物品或设备

35、下列哪种患者必须在治疗前进行乙肝、丙肝、梅毒及艾滋病感染的相关检查？（AB）

A.第一次开始透析的患者

B.由其它中心转入的

C.连续透析时间超过 1 个月的

D.连续透析超过 3 个月的

E.以上都不是

36、复用透析器的工作人员应戴好：（ABCDE）

A.帽子

B.手套

C.围裙

D.面罩

E.护目镜

37、复用室环境与安全要求：（ABCD）

A.清洁卫生

B.通风良好

C.具备排气设施

D.具备排水设施

E.安装紫外线消毒灯

38、血液透析单位须设立透析器和滤器复用手册，内容包括：（CDE）

A.医院感染管理办法

B.消毒技术规范

C.复用的相关规定

D.复用程序

E.复用记录

39、全自动复用机透析器复用标签内容包括:(ABCDE)

A.病人的基本信息

B.透析器型号

C.复用日期

D.复用次数

E.操作人员姓名

40、复用透析器残余消毒剂浓度要求如下:(ABCD)

A.福尔马林<5mg/L

B.过氧乙酸<1mg/L

C.Renalin<3mg/L

D.戊二醛<1～3mg/L

E.以上都不是

41、出现哪种情况时应注意是否与复用相关,并检测复用冲洗的反渗水内毒素含量及复用透析器消毒剂残余量?(ABC)

A.不明原因的发热

B.寒颤

C.血管通路侧上肢疼痛

D.腹痛

E.以上都不是

42、复用次数应依据哪些要求?(ABC)

A.透析器或滤器 TCV

B.外观检查

C.膜的完整性实验

D.病人的经济情况

E.以上都不是

43、透析液成份与人体内环境成份相似,主要有哪几种阳离子?(BCDE)

A.磷

B.钠

C.钾

D.钙

E.镁

44、透析室购买的浓缩液和干粉,应具有国家相关部门颁发的:(ABCD)

A.注册证

B.生产许可证

C.经营许可证

D.卫生许可证

E.检测报告

45、中心静脉导管拔除指征:(ABCD)

A.导管有严重感染,不能控制

B.导管失去功能,如血流量低

C.导管内有血栓形成并不能抽出

D.导管周围出血不止,压迫也不能止血

E.以上都不是

46、腹膜透析液是腹膜透析过程中必不可少的组成部分,理想腹膜透析液的要求?(ABCD)

A.无致热原

B.无内毒素

C.无致敏性

D.无细菌

E.以上都不是

47、腹膜透析相关感染性腹膜炎最常见病原微生物为:(CDE)

A.真菌

B.分枝杆菌

C.凝固酶阴性葡萄糖球菌

D.链球菌

E.金黄色葡萄球菌

48、腹膜透析相关感染性腹膜炎如出现哪些症状的两条或两条以上则可诊断。(ABCD)

A.透出液浑浊伴或不伴腹痛

B.透出液常规 WBC＞100/μl

C.病原微生物阳性

D.透出液常规多核细胞＞50%

E.以上都不是

49、怀疑腹膜透析相关感染性腹膜炎时,应及时留取第一袋浑浊透出液送检,检测项目包括:(ABC)

A.细胞计数和分类

B.革兰氏染色

C.病原学培养

D.血常规

E.尿常规

50、一旦考虑为腹膜透析相关性腹膜炎,留取标本后即应开始经验性抗感染治疗。初始治疗可经验用药。应联合使用抗菌素,选用覆盖____的抗菌素。

(BC)

A.真菌

B.革兰氏阴性菌

C.革兰氏阳性菌

D.病毒

E.支原体

51、造成透析发热的原因有哪些？(ABCD)

A.致热源进入血液

B.透析时无菌操作不严

C.急性溶血

D.高温透析

E.以上都不是

52、血液透析室应具备下列基本条件：(ABCDE)

A.血液透析室应具有质量合格的水处理装置、双路供电系统、通风设备及抢救设备等设备。

B.血液透析卫生员需经过医院有关部门的岗前培训。

C.血液透析室必须建立并严格执行消毒隔离制度、透析液及透析用水质量检测制度、相关技术操作规范、设备运行记录与检修制度、垃圾处理制度及紧急意外情况处理预案等制度、规范。

D.血液透析室应具备透析治疗区、水处理间、复用间、治疗准备室、接诊区、医务人员办公室等基本功能区。

E.血液透析室原则上应在二级以上医院设置。

53、血液透析室应具备以下基本功能区。(ABD)

A.透析治疗区

B.水处理间

C.仓库

D.隔离透析间

E.接诊区

54、透析治疗区地面应符合以下要求：(ABE)

A.防酸

B.碱

C.防蚊蝇

D.防潮

E.设置有效地漏

55、每一个透析单元应配备：(ABCDE)

A.独立壁式电源插座组

B.反渗水供给接口

C.废液排放接口
D.供氧装置
E.中心负压接口或可移动负压吸引装置

56、透析室治疗准备室应具备以下条件:(ABDE)
A.药品柜
B.冰箱
C.加药台
D.穿刺器材柜
E.抢救设备

57、血液透析室工作人员包括:(BCDE)
A.维修人员
B.医师
C.护士
D.技师
E.卫生员

58、血液透析室使用的设备主要有:(ABCE)
A.水处理机
B.中心供液系统
C.血液透析机
D.内毒素检测设备
E.消耗品

59、对明确有传染性的乙型和丙型肝炎病人应当,(AB)
A.隔离透析
B.转专科医院透析
C.增加透析频次
D.加强透析机的消毒
E.设置布幔

60、透析记录的内容应包括:(ABCDE)
A.体重
B.血压
C.超滤量
D.血流量
E.血尿素氮

三、填空题(54题)

1、设置血液透析室的医疗机构应当明确工作人员岗位职责,落实血液透析室医源性感染的预防和控制措施，保障血液透析治疗安全、有效地开展。

2、血液透析室每名护士每班负责治疗和护理的患者应相对集中，且数量不超过5名透析患者。

3、血液透析室应当建立合理、规范的血液透析治疗流程，制定严格的接诊制度，实行患者实名制管理。

4、血液透析室应当建立透析液和透析用水质量监测制度，确保透析液和透析用水的质量和安全。

5、血液透析室应当根据设备要求定期对水处理系统进行冲洗消毒，并定期进行水质检测。

6、水处理系统每次冲洗消毒后应当测定管路中消毒液残留量，确保安全。

7、医务人员在诊疗过程中应当实施标准预防，并严格执行手卫生规范和无菌操作技术。

8、血液透析室应当建立医院感染控制监测制度，开展环境卫生学监测和感染病例监测。

9、血液透析事件记录应包括血液透析器失效的原因及副反应。

10、复用透析器应使用反渗水清洗。

11、透析复用水处理系统的设计应易于整个系统的清洁和消毒。

12、做好复用水处理系统的消毒是为了确保消毒剂残余量控制在安全标准允许的范围内。

13、定期检测透析用水细菌 和内毒素的污染程度。

14、当透析用水达到干预限度时，应对水处理系统进行消毒处理。

15、透析用水水质细菌学、内毒素检测最初每周1次，连续2 次检测结果符合要求后，可按照常规检测时间执行。

16、在对透析器复用过程中操作者应穿戴防护手套和防护衣，应遵守感染控制预防标准，从事已知或可疑毒性或污染物溅洒的操作步骤时，应戴面罩及口罩。

17、透析结束后的复用透析器，如有特殊情况，2小时内不准备处置的血液透析器可在冲洗后冷藏，但24小时之内必须完成血液透析器的消毒和灭菌程序。

18、在对复用透析器进行冲洗和消毒时，加入一种化学剂前必须清除前一种化学物质。次氯酸钠不能与过氧乙酸混合。

19、血液透析器复用时应进行破膜试验，如空气压力试验。

20、复用血液透析器经性能检验、符合多次使用的检验标准后，应在指定区域内存放，防止与待复用血液透析器或废弃血液透析器混淆。

21、采用半自动复用程序，高通量血液透析器复用次数不超过10次。

22、消毒剂残余量检测后15分钟内应开始透析，防止可能的消毒液浓度反跳。

23、不明原因的发热和/或寒颤常发生在透析开始时，应检测透析用水或复用水的内毒素含量及消毒液残余量。

24、肉眼观察血液透析器有无严重凝血纤维，若凝血纤维超过15个或血液透析器头部存在凝血块，或血液透析器外壳、血液出入口和透析液出入口有裂隙，则该血液透析器应废弃。

25、透析治疗室应当达到Ⅲ类环境要求，地面应使用防酸材料并设置地漏。

26、透析水处理间应维持合适的室温，并有良好的隔音和通风条件。

27、血液净化室物品表面细菌数应＜$10cfu/cm^2$。

28、血液透析室新安装的水处理系统或怀疑水处理系统有问题时应提高检测频度。

29、重复使用的消毒物品应标明消毒有效期，超出期限的应当根据物品特性重新消毒或作为废品处理。

30、血液净化室护士配备应根据透析机和患者的数量及透析布局等合理安排，每个护士最多同时负责5～6台透析机的操作及观察。

31、乙型肝炎和丙型肝炎患者必须分区分机进行隔离透析，感染病区的机器不能用于非感染病患者的治疗。

32、处理医疗污物或医疗废物时要戴手套，处理以后要洗手。

33、血液透析室医务人员在接触患者或透析单元内可能被污染的物体表面时应戴手套。

34、对于暴露于乙肝或丙肝怀疑可能感染的患者，如病毒检测阴性，在1～3月后重复检测病毒标志物。

35、对血液净化中心工作人员应定期进行乙肝和丙肝标志物监测。对于乙肝阴性的工作人员建议注射乙肝疫苗。

36、被HBV或HCV阳性患者血液、体液污染的锐器刺伤，推荐在24小时内注射乙肝免疫高价球蛋白，同时进行血液乙肝标志物检查。

37、目前透析水处理系统分为二类，一类为单极反渗透析水处理系统，另一类为双极反渗透析水处理系统。

38、水处理设备的精密过滤器，一般2个月更换1次，反渗透膜每2～3年更换1次。

39、透析用水的pH值应维持在5～7的正常范围。

40、透析用水细菌培养应每月1次，要求细菌数<200cfu/ml；采样部位为反渗水输水管路的末端。

41、透析用水化学污染物情况至少每年测定1次，软水硬度及游离氯检测至少每周进行1次。

42、将常用消毒剂灌入透析器血室和透析液室，保证至少应有3个血室容量的消毒剂经过透析器，使消毒剂不被水稀释，并能维持原有浓度的90%以上。

43、连续性肾脏替代治疗机及血浆置换机的维护与保养，每隔12个月必须对机器进行技术安全性检查，其维护和维修须由厂家指定的专业工程师来完成。

44、浓缩液配制桶每日用透析用水清洗1次；每周至少用消毒剂进行消毒1次，并用测试纸确认无残留消毒液。配制桶消毒时，须在桶外悬挂“消毒中”警示牌。浓缩液配制桶滤芯每周至少更换1次。

45、血液透析时，浓缩B液应在配制后24小时内使用。

46、血液透析液温度常设定为36.5℃左右，腹膜透析液的温度以37℃适宜。

47、腹膜透析皮下隧道口，在无感染情况下，每周至少应清洗消毒1次。

48、发生细菌性腹膜炎时应根据细菌种类及药敏试验选用适当的抗生素加入至腹膜透析液中，根据病情变化随时调整剂量。

49、一台透析机与一张透析床(或椅)称为一个透析单元。

50、透析室水处理间的自来水系统压力适宜，流量不低于水处理系统产水量的2.5倍。

51、透析器复用用水必须为合格的反渗水，不能用自来水。

52、透析室物品表面消毒效果菌落数应<$10cfu/cm^2$。

53、透析室医务人员手菌落数应达到$\leq 10cfu/cm^2$的标准。
54、透析水路中过氧乙酸消毒剂的最大允许残留浓度是1ppm。

四、判断题(56 题)

1、《医疗机构血液透析室管理规范》仅适用于二级以上医疗机构。(×)
2、血液透析室应实行血液透析室执业登记管理。(√)
3、血液透析室负责人必须具备透析专业知识和血液透析工作经验。(√)
4、血液透析室不可以配备血液透析器复用工作人员,所有的血液透析器都要一次性使用。(×)
5、血液透析器复用工作人员必须经过专业培训,掌握有关操作技术规程。(√)
6、血液透析室应当按照规定使用和管理医疗设备、医疗耗材、消毒药械和医疗用品等。(√)
7、血液透析室的医疗废弃物按照《医疗废物管理条例》及有关规定进行分类和处理。(√)
8、隔离透析治疗间应配备专门治疗用品和相对固定的工作人员,用于对需要隔离的患者进行血液透析治疗。(√)
9、血液透析室应当严格按照血液透析器复用的有关操作规范,对可重复使用的透析器进行复用。(√)
10、血液透析室工作人员在工作中发生被血液污染的锐器刺伤、擦伤等伤害时,应当采取相应的处理措施,向科室负责人报告。(×)
11、《血液透析器复用操作规范》不涉及血液透析器首次使用的情况。(√)
12、艾滋病病毒携带者或艾滋病患者使用过的血液透析器不能复用。(√)
13、乙型肝炎病毒标志物阳性患者使用过的血液透析器可以复用。(×)
14、可能通过血液传播传染病的患者使用过的血液透析器不能复用。(√)
15、血液透析器复用人员应掌握评价血液透析器能否复用的标准。(√)
16、血液透析复用设备须合理设计,不用测试,能够完成预定的任务就行。(×)
17、复用血液透析器标签可以遮盖产品型号、批号、血液及透析液流向等相关信息。(×)
18、血液净化污物处理室用来暂时存放生活垃圾和医疗废弃品,需分开存放,按相关部门要求分别处理。(√)
19、结束血液透析,首次复用前贴上血液透析器复用标签。(√)
20、内毒素是指革兰氏阳性杆菌产生的一类生物活性物质,可以引起机体发热等反应。(×)
21、血液透析器使用前冲洗消毒液,冲洗程序应经验证能确保将血室和透析液室填充的消毒液浓度降至安全水平。(√)
22、复用透析器的消毒程序不能影响血液透析器的完整性。(√)
23、血液透析器外壳应使用与血液透析器外部材料相适应的高浓度消毒液浸泡。(×)
24、血液透析器外壳选用低浓度消毒液反复消毒,可保护血液透析器的塑料外壳不被破损。(×)
25、为防止交叉感染,每周透析结束应更换床单,对透析单元内所有的物品表面(如透析机外

部、小桌板等)及地面进行擦洗消毒。(×)

26、乙型和丙型肝炎患者必须分区分机进行隔离透析,并配备专门的透析操作用品车。但护理人员不用固定,一人护理不多于5人。(×)

27、透析管路预冲后必须4小时内使用,否则要重新预冲。(√)

28、血液净化室应严格执行一次性使用物品的规章制度。(√)

29、腹膜透析置管医生手术时必须严格执行手术消毒灭菌规范,但无需更换标准手术衣。(×)

30、血液透析治疗区域内护理人员应做好手卫生,照顾乙肝和丙肝患者的护理人员应洗手或手消毒后再护理其他病人。(×)

31、工作人员进入工作区,应先洗手,按工作要求穿戴个人防护设备,如手套、口罩工作服等。(√)

32、从同一患者污染部位移动到清洁部位时,应强调洗手或用快速手消毒剂擦手。(√)

33、治疗车不能在传染病区和非传染病区交叉使用。(√)

34、每日透析结束时应对机器内部管路进行消毒。消毒方法按不同透析机厂家出厂说明进行消毒。(√)

35、经国家食品药品监督管理局批准的可复用透析器及透析器管路才可重复使用。(×)

36、透析水处理设备应该有省食品药品监督管理局颁发的注册证、生产许可证等。(×)

37、部分进口的一次性透析器质量很好,价格又贵,出于国情及成本考虑可以复用,但必须不超过5次。(×)

38、透析室用干粉配制浓缩液,应由经过培训的血透室护士或技术员实施,应做好配制记录,并有专人核查登记。(√)

39、复用处理后的透析器应贮存于专用贮存柜,分开放置,标识清楚。(√)

40、中心静脉临时导管置管术不能在治疗室内进行。(×)

41、透析室水处理间地面承重应符合要求,并具有有效的地漏;地面及墙面均应经过防潮、防酸碱处理。(√)

42、透析机供水管路应保证管路通畅不逆流,并避免有死水区存在。(√)

43、透析室工作人员与病人更衣区要分开,但不用设立各自的通往透析治疗区的通道。(×)

44、透析病人更换拖鞋后方可进入透析治疗区,拖鞋专人专用并在每次使用后以消毒液或紫外线消毒。(√)

45、透析室污染区用于暂时存放生活和医疗垃圾。但不用分开存放、单独处理。(×)

46、复用透析器须专人专用并分隔存放。(√)

47、有10台以上透析机的血液透析室应配备专职技师一名,不足10台透析机者若无专职技师,可由其他人员兼职。(√)

48、腹水感染时为避免纤维蛋白凝块形成,可在腹透液中加入适量肝素。(√)

49、透析用水的检查化验结果应进行登记并保留原始记录。(√)

50、新安装的透析水处理系统或怀疑水处理系统有问题时应提高检测频度。(√)

51、可以用同一注射器向不同的患者注射肝素或对深静脉置管进行肝素封管。(×)

52、血液透析室应严格区分清洁区和污染区。(√)

53、透析室清洁区的地面、台面和物体表面应当每日下班后打扫一遍。(×)

54、为确保透析安全,医务人员进入清洁区应当穿工作服、戴工作帽、口罩、换工作鞋,医生和护士对病人进行有创性诊断和治疗操作时,还应当戴一次性手套,对不同病人进行操作,必须更换手套。(√)

55、对 HBV、HCV 阳性者的血透应与一般血液透析室分开或有严格的隔离措施,防止交叉感染。(√)

56、透析设备消毒后水路中消毒液的残留量应在安全范围内。(√)

五、简答题(15 题)

1、设置血液透析室的医疗机构应当在医务人员职业安全防护方面做哪些工作?

答:(1)制定并落实对本机构血液透析室工作人员的培训计划,使工作人员具备与本职工作相关的专业知识。

(2)提供必要的防护用品

(3)定期进行健康检查

(4)必要时,对有关人员进行免疫接种。

2、每次透析结束后,应当做哪些消毒工作?

答:对透析单元内透析机等设备设施表面、物品表面进行擦拭消毒,对透析机进行有效的水路消毒,对透析单元地面进行清洁,地面有血液、体液及分泌物污染时使用消毒液擦拭。

3、血液透析室的建筑布局要求?

答:应当遵循环境卫生学和感染控制的原则,做到布局合理、分区明确、标识清楚,符合功能流程合理和洁污区域分开的基本要求。

4、血液透析室的医疗器械、器具的消毒工作应达到哪些要求?

答:(1)进入患者组织、无菌器官的医疗器械、器具和物品必须达到灭菌水平;

(2)接触患者皮肤、粘膜的医疗器械、器具和物品必须达到消毒水平;

(3)各种用于注射、穿刺、采血等有创操作的医疗器具必须一用一灭菌。血液透析室使用的消毒药械、一次性医疗器械和器具应当符合国家有关规定。一次性使用的医疗器械、器具不得重复使用。

5、消毒液浓度反跳指的是什么?

答:消毒液容易渗透到血液透析器的固体成分上,当用溶液清洗消毒液时,溶液中消毒液的浓度可以很低,如果停止冲洗,由于血液透析器内的消毒液从固体成分向溶液弥散,残留消毒液的浓度会反跳升高,并因此进入人体引起消毒液相关反应。

6、血液透析器透析液出入口指的是什么?

答:透析液从血液透析器一端侧孔(通常在静脉端)进入透析液室为透析液入口;透析液从血液透析器另一端侧孔出来为透析液出口。

7、血液透析器血液出入口指的是什么?

答:在透析过程中将患者血液引出体外进入血液透析器一端(动脉端)为血液透析器血液入

口;血液从血液透析器另一端(静脉端)进入体内为血液透析器血液出口。

8、透析相关发热应如何处理?

答:(1)对于出现高热患者,首先予对症处理,包括物理降温、口服退热药等,并适当调低透析液温度。

(2)考虑细菌感染时作血培养,并予抗生素治疗。通常由致热源引起者24小时内好转,如无好转应考虑是感染引起,应继续寻找病原体证据和抗生素治疗。

(3)考虑非感染引起者,可以应用小剂量糖皮质激素治疗。

9、血液透析室应当建立并执行的制度有哪些?

答:血液透析室必须建立并严格执行消毒隔离制度、透析液及透析用水质量检测制度、相关技术操作规范、设备运行记录与检修制度、垃圾处理制度及紧急意外情况处理预案等制度、规范。

10、在透析操作中,医务人员如何遵循手卫生规范?

答:(1)医务人员在接触患者前后应洗手或用快速手消毒剂擦手。

(2)医务人员在接触患者或透析单元内可能被污染的物体表面时应戴手套,离开透析单元时,应脱下手套。

(3)医务人员在进行以下操作前后应洗手或用快速手消毒剂擦手,操作时应戴口罩和手套:深静脉插管、静脉穿刺、注射药物、抽血、处理血标本、处理插管及通路部位、处理伤口、处理或清洗透析机时。

(4)在接触不同患者、进入不同治疗单元、清洗不同机器时应洗手或用快速手消毒剂擦手并更换手套。

(5)以下情况应强调洗手或用快速手消毒剂擦手:脱去个人保护装备后;开始操作前或结束操作后;从同一患者污染部位移动到清洁部位时;接触患者粘膜,破损皮肤及伤口前后;接触患者血液、体液、分泌物、排泄物、伤口敷料后;触摸被污染的物品后。

11、透析机器外部消毒的方法?

答:每次透析结束后,如没有肉眼可见的污染时应对透析机外部进行初步的消毒,采用500mg/L的含氯消毒剂擦拭消毒。如果血液污染到透析机,应立即用1500mg/L浓度的含氯消毒剂的一次性布擦拭去掉血迹后,再用500mg/L浓度的含氯消毒剂擦拭消毒机器外部。

12、导管出口处及隧道感染的处理?

答:(1)局部处理:首先最好行局部涂片和病原菌培养,培养结果出来前应先行经验性治疗,给予口服抗生素治疗。待培养有结果后再根据培养的致病菌选用敏感的抗生素。

(2)全身用药:感染严重时应静脉给予敏感抗生素。

(3)经局部处理及全身用药2周,感染难以控制者,应考虑拔除导管或去除皮下袖套。

13、血液透析器复用间的要求?

答:透析器须专人专用并分隔存放。复用用水必须为合格的反渗水,无论是人工、半人工或全自动复用机均应严格分区,废水排放必须符合污水处理规范,复用间要有通风装置。

14、透析器和滤器复用的注意事宜？

答：(1)透析器或滤器只能同一患者使用，不得他人使用。

(2)复用次数应依据透析器或滤器 TCV、膜的完整性实验和外观检查来确定，三项中任何一项不符合要求即应废弃。使用半自动复用程序，低通量透析器复用次数不得超过 5 次，高通量透析器复用次数不得超过 10 次。使用全自动复用程序，低通量透析器推荐复用次数不得超过 10 次，高通量透析器复用次数不得超过 20 次。

15、动静脉内瘘的感染预防与处理？

答：⑴感染部位应禁止穿刺，手臂制动。

⑵在病原微生物监测的基础上使用抗生素，初始经验治疗推荐采用广谱的万古霉素联合应用一种头孢类或青霉素类药物，并根据药敏结果调整抗生素的应用；初次自体内瘘感染治疗时间至少 6 周。

⑶极少数情况下瘘管感染需要立即进行外科手术，切除瘘管可以用自体静脉移植吻合，也可以在缺损部位的近端进行再次吻合。

（王清妍）

口腔诊疗器械消毒技术操作规范试题

一、单项选择(10 题)

二、多项选择(10 题)

三、填空题(10 题)

四、判断题(10 题)

五、简答题(4 题)

一、单项选择(10 题)

1、牙科手机和耐湿热、需要灭菌的口腔诊疗器械，首选下列哪种方法进行灭菌(C)

A.2%戊二醛浸泡 10 小时

B.环氧乙烷

C.压力蒸汽灭菌

D.等离子体灭菌

2、医务人员在每次牙科治疗前和结束后及时踩脚闸冲洗管腔多长时间减少回吸污染(A)

A.30 秒

B.60 秒

C.10 秒

D.5 秒

3、含氯消毒剂、过氧乙酸等易挥发的消毒剂应多长时间监测有效浓度(B)

A.每周

B.每天

C.每 8 小时

D.每 4 小时

4、对结构复杂、缝隙多的口腔科器械，应当采用下列哪种方法清洗(D)

A.酶洗

B.流水手洗

C.浸泡后毛刷刷洗

D.超声清洗加酶洗

5、采用卡式压力蒸汽灭菌器灭菌器械裸露灭菌后存放于无菌容器中备用，一经打开不得超过多长时间(D)

A.24 小时

B.2 小时

C.8 小时

D.4 小时

6、对口腔诊疗、清洗、消毒区域应多长时间进行清洁、消毒一次。对可能造成污染的诊疗环境表面应及时进行清洁、消毒处理(D)

A.4 小时

B.每周

C.2 小时

D.每日

7、口腔诊疗环境应多长时间进行一次彻底的清洁、消毒。(B)

A.4 小时

B.每周

C.每月

D.每日

8、牙科综合治疗台及其配套设施应多长时间清洁、消毒，遇污染应及时清洁、消毒(D)

A.每周

B.4 小时

C.每月

D.每日

9、选择压力蒸汽灭菌牙科手机时，应严格控制灭菌器的灭菌温度和灭菌时间，温度达到多少以上会损坏手机内的密封胶圈和轴承(C)

A.＞121°

B.＞130°

C.＞135°

D.＞125°

10.口腔科的压力蒸汽灭菌器常规使用时，多长时间进行一次生物监测(根据消毒供应中心三

个规范的新规定的要求)(A)

A.每周

B.每天

C.每月

D.每季度

二、多项选择(10题)

1、从事口腔诊疗医务人员应掌握以下哪几方面知识和技能(ABCDE)

A.口腔诊疗器械消毒

B.个人防护

C.医院感染预防与控制

D.标准预防的原则

E.本科室的部门规章

2、以下哪些口腔诊疗器械使用前必须达到灭菌(ABCD)

A.根管治疗器械

B.车针

C.拔牙钳

D.牙周治疗器械

E.口镜

3、无全自动手机清洗机的采用手工清洗方法是(ABCD)

A.流动水冲洗

B.酶洗或超声清洗机加酶洗

C.漂洗

D.终末漂洗(软水、纯化水或蒸馏水)

E.以上均不是

4、清洗后的手机有哪种方法干燥(ABCD)

A.注射器吹干

B.高压气枪

C.外表可注入75%乙醇

D.擦干或机械设备烘干

E.以上都不对

5、口腔科的器械消毒包括那些工作程序(ABCD)

A.清洗

B.器械维护与保养

C.消毒或灭菌

D.贮存

E.以上均不是

6、牙科手机和拔牙钳可以选择下列哪几种的方法进行灭菌(ACD)

A.压力蒸汽灭菌

B.75%乙醇擦拭

C.环氧乙烷

D.等离子体

E.以上都不对

7、口腔诊疗器械的灭菌效果工艺监测包括哪些(ABCD)

A.灭菌物品、洗涤、包装质量合格

B.灭菌物品放置灭菌器的方法合格

C.灭菌器的仪表运行正常

D.灭菌器的运行程序正常

E.以上都不对

8、在设备什么情况下应当进行灭菌效果确认性生物监测(ABC)

A.灭菌操作程序

B.灭菌物品重量发生改变时

C.灭菌物品包装形式

D.一件灭菌物品潮湿

E.以上都不是

9、工作人员应该在下列哪些操作过程中应做好个人防护(ABCD)

A.拍牙片操作

B.医生诊疗时

C.诊疗器械清洗时

D.诊疗器械消毒或灭菌时

E.以上都不是

10、下列哪些口腔诊疗器械,必须达到一人一用一灭菌(ACDE)

A.牙科手机

B.口镜

C.拔牙钳

D.手术用持针器

E.牙周治疗器械

三、填空题(10题)

1、口腔诊疗器械,必须达到一人一用一消毒或者灭菌的要求。

2、医务人员进行口腔诊疗操作时,应戴口罩、帽子;预计到病人血液、体液喷溅时,应戴护目镜。

3、每次操作前及操作后应严格洗手或者手消毒。

4、为了减少手机回吸污染，有条件医院可配备管腔防回吸装置 或使用防回吸 牙科手机。

5、为了减少手机回吸污染，当条件不具备购买防回吸设备时应采用每次治疗前、 后 及时踩脚闸冲洗管腔30秒。

6、牙科手机、车针、拔牙钳、牙周洁治器、手术器械必须达到灭菌的要求。

7、口镜、探针、牙科镊子等检查器械必须达到消毒。

8、口腔的修复、正畸模型送技工室操作前必须达到消毒。

9、对不耐湿热选用化学消毒剂浸泡消毒或灭菌时，在器械使用前应用无菌水 将消毒液冲洗干净。

10、口腔科的口腔诊疗区域和口腔诊疗器械清洗、消毒区域应分开，布局合理，能够满足诊疗工作和口腔诊疗器械清洗、消毒工作的基本需要。

四、判断题(10题)

1、凡接触病人体液、血液的修复、正畸模型等物品，送技工室操作前必须消毒。(√)

5、医务人员戴手套操作时，每治疗一个病人应更换一副手套并洗手或者手消毒。(√)

3、手机内部保养可采用石蜡油润滑保养。(×)

4、新灭菌设备和维修后的设备在使用前，应确定设备灭菌操作程序、灭菌物品包装形式和灭菌物品重量，进行生物监测合格后，方可投入使用。(√)

5、口腔手术器械不能集中到CSSD统一清洗灭菌时，采用压力蒸汽灭菌器常规用时，至少每月进行一次生物监测。(×)

6、牙科综合治疗椅，将控制开关、灯柄、治疗台拉手、三用枪手柄等医生手触摸的地方覆盖一次性的护套或薄膜，一人一用一更换，有条件的医院宜采用四手操作。(√)

7、采用快速卡式压力蒸汽灭菌器灭菌裸露器械，灭菌后存放于无菌容器中，一经打开使用，有效期是24小时。(×)

8、口腔诊疗器械使用后，应当及时用流动水彻底清洗，采用手工刷洗或清洗机清洗的方式。(√)

9、对口腔诊疗、清洗、消毒区域每日定时通风或进行空气净化。(√)

10、采用的消毒与灭菌的不同方式对口腔诊疗器械进行包装，并在包装外注明消毒日期、有效期、物品名称、包装者姓名。(√)

五、简答题(4题)

1、口腔科使用的化学消毒剂多长时间进行浓度监测和微生物监测？

答：(1)使用中的化学消毒剂浓度监测是：含氯消毒剂、过氧乙酸等易挥发的消毒剂应当每日监测有效浓度；2%戊二醛应每日监测有效浓度。

(2)使用中的化学消毒剂微生物监测是：使用中的消毒剂每季度监测一次；使用中的灭菌剂每月监测一次。

2、简述医务人员在口腔诊疗操作时如何做好个人防护？

答：医务人员在口腔诊疗操作时应当穿工作服、戴口罩、帽子；可能出现病人血液、体液喷溅时，应当戴护目镜。每次操作前及操作后应当严格洗手或者手消毒；戴手套操作时应一人一用一更换并洗手或手消毒。

3、有哪些口腔诊疗器械使用前必须达到灭菌？

答：接触病人伤口、血液、破损粘膜或者进入人体无菌组织的口腔诊疗器械有：牙科手机、车针、根管治疗器械、拔牙器械、手术治疗、牙周治疗器械、敷料等。

4、有哪些口腔诊疗器械使用前必须达到消毒？

答：(1)接触病人完整粘膜、皮肤的口腔诊疗器械，包括口镜、探针、牙科镊子等口腔检查器械；各类用于辅助治疗的物理测量仪器、印模托盘、漱口杯等。

(2)接触病人体液、血液的修复、正畸模型等物品，送技工室操作前必须消毒。

（韩月欣）

内镜清洗消毒技术操作规范试题

一、单项选择(10题)

二、多项选择(10题)

三、填空题(10题)

四、判断题(10题)

五、简答题(5题)

一、单项选择(10题)

1、清洗用的多酶洗液应多长时间更换(C)

A.2h

B.1h

C.每清洗1条内镜后

D.一周

2、内镜采用2%碱性戊二醛灭菌时，浸泡时间不少于多少(D)

A.30分钟

B.15分钟

C.1小时

D.10小时

3、胃镜、肠镜、十二指肠镜采用2%碱性戊二醛浸泡消毒时间不少于多少(B)

A.30钟

B.10分钟

C.1小时

D.15 分钟

4、支气管镜采用 2%碱性戊二醛浸泡消毒时间不少于多少分钟(C)

A.30 分钟

B.15 分钟

C.20 分钟

D.10 分钟

5、结核杆菌、其他分枝杆菌等特殊感染患者使用后内镜采用 2%碱性戊二醛浸泡消毒时间不少于多少分钟(C)

A.30 分钟

B.15 分钟

C.45 分钟

D.20 分钟

6、当日不再继续使用的胃镜、肠镜、十二指肠镜、支气管镜等需要消毒的内镜，采用 2%碱性戊二醛时，应延长消毒时间至多少分钟(D)

A.10 分钟

B.15 分钟

C.20 分钟

D.30 分钟

7、灭菌后内镜合格标准为：(D)

A.细菌总数＜20cfu/件

B.细菌总数＜10cfu/件

C.细菌总数＜100cfu/件

D.无菌检测合格。

8、内镜的每个诊疗单位的净使用面积不得少于多少平方米(C)

A.10 平方米

B.30 平方米

C.20 平方米

D.15 平方米

9、经过水洗、擦干后的附件、各类按钮和阀门用多酶洗液浸泡，附件还需在超声清洗器内清洗多长时间(B)

A.10～15 分钟

B.5～10 分钟。

C.20～30 分钟

D.30 分钟

10、灭菌后活检钳应多长时间进行生物学监测并做好监测记录(B)

A.每季度

B.每月
C.每天
D.每周

二、多项选择(10题)

1、工作人员清洗消毒内镜时,应当穿戴那些必要的防护用品(ABCDE)
A.工作服
B.防渗透围裙
C.口罩
D.帽子
E.手套
2、下列哪些内镜应该在手术室的条件下检查(BCDE)
A.气管镜
B.腹腔镜
C.膀胱镜
D.关节镜
E.胆道镜
3、下列哪些内镜必须灭菌(ACD)
A.腹腔镜
B.气管镜
C.膀胱镜
D.关节镜
E.喉镜
4、下列哪些内镜可以采用高水平消毒(ACDE)
A.肠镜
B.脑室镜
C.直肠镜
D.支气管镜
E.胃镜
5、内镜清洗消毒的登记内容包括有哪些(ABCDE)
A.病人姓名
B.使用内镜的编号
C.清洗时间
D.消毒时间
E.操作人员姓名

6、消毒后的内镜合格标准为(AD)

A.细菌总数<20cfu/件

B.细菌总数<100cfu/件

C.细菌总数<50cfu/件

D.不能检出致病菌

E.细菌总数<200cfu/件

7、下列哪些是内镜基本清洗消毒设备(ABCDE)

A.超声清洗器

B.负压吸引器

C.干燥设备

D.高压水枪

E.专用流动水清洗消毒槽(四槽或五槽)

8、选择内镜清洗酶应至少含哪几种酶,才能有效分解内镜上所有的生物污染(ABCD)

A.蛋白酶

B.淀粉酶

C.脂肪酶

D.糖酶

E.以上全不对

9、下列哪些内镜附件必须一用一灭菌,首选压力蒸汽灭菌(ABCD)

A.细胞刷

B.切开刀

C.导丝

D.碎石器

E.以上都不是

10、下列哪些内镜附件必须一用一灭菌,首选压力蒸汽灭菌(ABCD)

A.活检钳

B.造影导管

C.异物钳

D.网篮

E.以上都不是

三、填空题(10题)

1、内镜室应设立单独的清洗消毒室和内镜诊疗室,使内镜清洗与诊疗分开。

2、内镜清洗步骤是水洗、酶洗、清洗。

3、上、下消化道不能做到分室检查的应分开时间段进行检查。

4、内镜清洗用纱布应采用一次性使用的方式;清洗刷应一用一消毒。

5、用化学消毒剂浸泡灭菌的内镜，使用前必须用无菌水彻底冲洗的方法，去除残留消毒剂。

6、病人使用的弯盘、敷料缸应采用压力蒸汽灭菌；非一次性使用的口圈可采用高水平化学消毒剂消毒。

7、内镜使用的含氯消毒剂必须每日监测其浓度；2%戊二醛应每日监测其浓度并做好记录。

8、消毒后的内镜应当每季度进行生物学监测并做好监测记录。

9、灭菌后的内镜应当每月进行生物学监测并做好监测记录。

10、内镜消毒灭菌监测采样部位是内镜的内腔面。

四、判断题（10题）

1、胃镜和肠镜的清洗消毒可以在同一清洗设备内清洗。（√）

2、同诊室上消化道、下消化道内镜可以在同时段进行检查。（×）

3、活检钳、异物钳等内镜附件必须一用一灭菌。（√）

4、每日内镜诊疗前，必须对当日拟使用的消毒类内镜进行再次消毒。如采用2碱性戊二醛浸泡，消毒时间不少于20分钟，冲洗、干燥后，方可用于病人诊疗。（√）

5、细胞刷、切开刀、导丝、碎石器、网篮、造影导管、等内镜附件必须一用一灭菌。首选方法是压力蒸汽灭菌。（√）

6、硬式内镜的消毒或灭菌方法：首选压力蒸汽灭菌；可使用环氧乙烷灭菌不能采用压力蒸汽灭菌的可采用2%碱性戊二醛浸泡10小时灭菌。（√）

7、每日诊疗工作结束，用75%的乙醇对消毒后的内镜各管道进行冲洗、干燥，储存于专用洁净柜或镜房内。（√）

8、采用化学消毒剂浸泡消毒的硬式内镜，消毒后应当用流动水冲洗干净，再用无菌纱布擦干。采用化学消毒剂浸泡灭菌的硬式内镜，灭菌后应当用无菌水彻底冲洗，再用无菌纱布擦干。（√）

9、吸引瓶、吸引管经清洗后，用有效氯含量为500mg/L的含氯消毒剂或2000mg/L的过氧乙酸浸泡消毒30分钟，刷洗干净，干燥备用。（√）

10、非全浸式的内镜的操作部用后必须用清水擦拭后，再用75%酒精擦拭消毒。（√）

五、简答题（5题）

1、简述内镜的消毒效果监测采样方法？

答：内镜的消毒效果监测采样方法：监测采样部位为内镜的内腔面。用无菌注射器抽取10ml含相应中和剂的缓冲液，从待检内镜活检口注入，用15ml无菌试管从活检出口收集，及时送检，2小时内检测。

2、简述内镜检查中达到灭菌要求的内镜有哪些？

答：进入人体无菌组织、器官或者经外科切口进入人体无菌腔室的内镜及附件必须灭菌，有腹腔镜、关节镜、脑室镜、膀胱镜、宫腔镜等。

3、简述内镜检查中达到灭菌要求的内镜附件有哪些？

答：达到灭菌要求的内镜附件有活检钳、高频电刀、细胞刷、切开刀、导丝、异物钳、碎石器、网篮、造影导管等，必须一用灭菌。碗盘、敷料缸等应当采用压力蒸汽灭菌。

4、简述内镜检查中达到高水平消毒要求的内镜有哪些？

答：达到高水平消毒要求的内镜是：喉镜、气管镜、支气管镜、胃镜、肠镜、乙状结肠镜、直肠镜等进入人体消化道、呼吸道等与粘膜接触的内镜。

5、简述内镜清洗消毒的登记内容包括有哪些？

答：包括病人姓名、使用内镜的编号、清洗时间（包括水洗、酶洗、清洗时间）、消毒时间、操作人员姓名等。

（田祥燕）

医院消毒供应室试题

一、单项选择（98 题）
二、多项选择（56 题）
三、填空题（20 题）
四、判断题（20 题）
五、简答题（10 题）

一、单项选择（98 题）

1、植入型器械的灭菌方法首选，正确的是（A）

A.高压蒸汽灭菌
B.快速灭菌
C.等离子灭菌
D.戊二醛浸泡

2、关于手工清洗的描述下列哪项是错误的（B）

A.清洗人员必须采取标准防护
B.去除干固的污渍可用钢丝球、去污粉
C.必须在水面下刷洗器械，防止产生气溶胶
D.精密复杂器械应采用手工清洗

3、器械润滑时应使用（B）

A.凡士林
B.水溶性润化剂
C.机油
D.液状石蜡

4、等离子灭菌可用的包装材料为(C)

A.棉质包布

B.一次性皱纹纸

C.等离子专用包装材料

D.纸塑包装

5、B—D 试验的目的是(A)

A.检测灭菌锅内冷空气排出水平是否达到理想范围

B.检测灭菌锅的灭菌保障水平是否达到理想范围

C.不同的 B—D 测试,可以分别达到这两种目的

D.所有的 B—D 测试同时具有以上两种目的

6、对于纸塑包装袋来说,推荐的放置方法是(A)

A.垂直放置,这样有利于灭菌剂的穿透或冷凝水的排出

B.水平放置,这样有利于灭菌剂的穿透或冷凝水的排出

C.在灭菌柜的上层应该水平放置以减少冷凝水的滴落,下层应垂直放置以帮助蒸汽的穿透和冷空气的排出

D.水平垂直均可,怎样放置对灭菌剂的穿透和冷凝水的排出没有影响

7、下列哪个描述是错误的(C)

A.强调专业清洗润滑但无需每次除锈

B.器械需要时进行除锈

C.反复除锈会减少器械再生锈的概率

D.润滑防锈剂建议使用前需要进行有效的清洗

8、器械进入检查包装灭菌区之前应该被(C)

A.擦拭以除去大量污物

B.包装完好

C.清洗、消毒

D.零部件装配好

9、关于消毒,下列哪项描述是正确的(B)

A.是指杀灭或清除传播媒介上一切微生物的处理

B.是指杀灭或清除传播媒介上病原微生物,使其达到无害化处理

C.采用化学或物理方法抑制或妨碍细菌生产繁殖及其活性的过程

D.采用化学或物理方法杀灭包括细菌芽孢的过程

10、对污染的诊疗器械、器具和物品进行清点的场所是(B)。

A.诊疗场所

B.去污区

C.换药室

D.治疗室

11、干燥处理不耐热器械、器具和物品应使用消毒的(C)

A.棉布

B.无纺纱布

C.低纤维絮擦布

D.一次性纸巾

12、不适用干热灭菌的是(A)

A.塑料制品

B.粉剂

C.玻璃制品

D.凡士林纱布条

13、以下哪种病原体污染的器械不属于特殊感染的器械(B)

A.朊毒体

B.军团菌

C.气性坏疽

D.突发原因不明的传染病病原体

14、过氧化氢等离子体低温灭菌腔壁温度是(C)

A.35－55℃

B.40－60℃

C.45－65℃

D.50－65℃

15、在医用干热灭菌箱内进行灭菌,下列哪项不符合灭菌条件(A)

A.150℃,2 小时

B.160℃,2 小时

C.170℃,1 小时

D.180℃,30 分钟

16、快速压力蒸汽灭菌后的物品存放不能超过(B)

A.6 小时

B.4 小时

C.12 小时

D.24 小时

17、从灭菌器卸载取出的物品冷却时间应超过(D)

A.15 分钟

B.20 分钟

C.25 分钟

D.30 分钟

18、卫生行政部门在接到考核评估申请的(C)个工作日内,组织专家根据《省消毒供应中心考

核评估标准》进行现场审核、评分

A.60 个

B.90 个

C.30 个

D.20 个

19、医院应采取(A)的方式,对所有需要消毒或灭菌后重复使用的诊疗器械、器具和物品由CSSD 回收,集中清洗、消毒、灭菌和供应。

A.集中管理

B.分散管理

C.集中与分散相结合

D.专人管理

20、接触皮肤、粘膜的诊疗器械、器具和物品应进行(B)

A.灭菌

B.消毒

C.清洁

D.刷洗

21、消毒供应中心的建筑布局应分为(A)

A.辅助区域和工作区域

B.去污区和检查包装区

C.检查包装区和无菌物品存放区

D.去污区和办公区

22、关于消毒供应中心流程布置下列哪项错误(A)

A.双向流程

B.物品由污到洁

C.不交叉,不逆流

D.空气流由洁到污

23、关于手工清洗的注意事项,下列哪项不正确(C)

A.工作人员注意职业防护

B.应将器械轴节完全打开,复杂的组合器械应拆开

C.清洗水温宜在 50℃

D.宜选用无泡或低泡型的多酶清洗剂

24、按照规范要求,消毒供应中心检查、包装及灭菌区温度和相对湿度应维持在(B)

A.16～21℃ 30～60%

B.20～23℃ 30～60%

C.20～23℃ 40～60%

D.16～21℃ 40～60%

25、消毒供应中心对光的要求，下列哪项错误(C)

A.普通检查 500—1000 平均 750 照度单位

B.精细检查 1000—2000 平均 1500 照度单位

C.清洗池 500—1500 平均 750 照度单位

D.无菌物品存放区域 200—500 平均 300 照度单位

26、工作区域的地面与墙面踢脚及所有阴角均应为(C)设计

A.直角

B.钝角

C.弧形

D.无特殊要求

27、下列各种清洁剂中对金属无腐蚀的是(B)

A.碱性清洁剂

B.中性清洁剂

C.酸性清洁剂

D.酶清洁剂

28、CSSD 内对重复使用的诊疗器械、器具和物品进行回收、分类、清洗、消毒的区域是(A)

A.去污区

B.检查包装区

C.灭菌间

D.无菌物品发放区

29、纯化水电导率应符合(B)(25℃)

A.$\leqslant 10\mu S/cm$

B.$\leqslant 15\mu S/cm$

C.$\geqslant 10\mu S/cm$

D.$\geqslant 15\mu S/cm$

30、有较强的去污能力，能快速分解蛋白质等多种有机污染物的清洁剂是(D)

A.碱性清洁剂

B.中性清洁剂

C.酸性清洁剂

D.酶清洁剂

31、冲洗是使用(A)去除器械、器具和物品表面污物的过程。

A.流动水

B.软水

C.纯化水

D.蒸馏水

32、植入物是放置于外科操作造成的或者生理存在的体腔中，留存时间为(C)或者以上的可植

入型物品

A.10 天

B.20 天

C.30 天

D.50 天

33、清洗后的器械、器具和物品首选的消毒方法是(B)

A.75%酒精

B.机械热力消毒

C.酸性氧化电位水

D.消毒药械

34、消毒后直接使用的诊疗器械、器具和物品，湿热消毒温度及时间应为(C)

A.T≥90℃；时间≥3 分钟

B.T≥90℃；时间≥4 分钟

C.T≥90℃；时间≥5 分钟

D.T≥90℃；时间≥6 分钟

35、CSSD 灭菌器械包重量不宜超过(C)

A.5kg

B.6kg

C.7kg

D.8kg

36、CSSD 灭菌敷料包的重量不宜超过(A)

A.5kg

B.6kg

C.7kg

D.8kg

37、脉动预真空压力蒸汽灭菌器灭菌包体积不宜超过(D)

A.20cm×20cm×25cm

B.20cm×20cm×50cm

C.30cm×30cm×25cm

D.30cm×30cm×50cm

38、下列哪种包装材料不应用于灭菌物品的包装(C)

A.纸袋

B.医用皱纹纸

C.开放式储槽

D.纸塑袋

39、纸塑袋、纸袋等密封包装其密封宽度应(B)

A.≥5mm

B.≥6mm

C.≥7mm

D.≥8mm

40、纸塑袋.纸袋等包内器械距包装袋封口处(C)

A.≥1.5cm

B.≥2.0cm

C.≥2.5cm

D.≥3.5cm

41、预真空压力蒸汽灭菌器灭菌参数(温度、所需最短时间、压力)要求达到(C)

A.121℃;30min;102.9kPa

B.121℃; 20min;102.9kPa

C.132～134℃;4min;205.8kPa

D.132～134℃; 6min;205.8kPa

42、B－D 试验的条件是(A)

A.空载条件下进行

B.装载 50%灭菌物品条件下进行

C.满载条件下进行

D.无限定

43、预真空和脉动真空压力蒸汽灭菌器的装载量不应超过柜室容积的(C)

A.80%

B.85%

C.90%

D.95%

44、预真空和脉动真空压力蒸汽灭菌器灭菌时,为避免"小装量效应"物品装载不得小于柜室容积的(B)

A.5%和 10%

B.10%和 5%

C.10%和 15%

D.15%和 10%

45、油剂、粉剂使用干热灭菌时的厚度不应超过(B)

A.0.5cm

B.0.6cm

C.0.7cm

D.0.8cm

46、凡士林纱布条使用干热灭菌时厚度不应超过(C)

A.1.1cm

B.1.2cm

C.1.3cm

D.1.4cm

47、使用干热灭菌器灭菌有机物品时,温度应(B)

A.≤160℃

B.≤170℃

C.≤180℃

D.≤190℃

48、干热灭菌箱灭菌,物品包装不能过大,体积不应超过(C)

A.30cm×30cm×25cm

B.30cm×30cm×50cm

C.10cm×10cm×20cm

D.20cm×20cm×2cm

49、下列哪项不属于一次性使用包装材料(C)

A.纸塑袋

B.医用皱纹纸

C.硬质容器

D.一次性无纺布

50、压力蒸汽灭菌器生物监测使用的指示菌是(B)

A.枯草杆菌黑色变种芽孢

B.嗜热脂肪杆菌芽孢

C.结核杆菌芽孢

D.短小杆菌芽孢 E601

51、供应室灭菌合格率应达到(D)

A.90%

B.95%

C.98%

D.100%

52、环氧乙烷灭菌生物监测使用的指示菌是(A)

A.枯草杆菌黑色变种芽孢

B.嗜热脂肪杆菌芽孢

C.结核杆菌芽孢

D.短小杆菌芽孢 E601

53、环氧乙烷灭菌的四大要素中不包括下列哪项(D)

A.EO 浓度

B.灭菌温度

C.相对湿度

D.灭菌物品厚度

54、使用预真空压力蒸汽灭菌器灭菌时,如装载量小于柜室容积的 10%,易导致(D)

A.湿包

B.温度过低

C.压力过高

D.小装量效应

55、使用超声波清洗机清洗器材时,最佳的水温是(C)

A.20℃－25℃

B.30℃－35℃

C.40℃－45℃

D.50℃－55℃

56、压力蒸汽灭菌生物监测培养温度是(C)

A.37℃

B.45℃

C.56℃

D.65℃

57、下列哪项物品不可用 EO 灭菌(C)

A.内窥镜

B.医疗器械

C.液体石蜡

D.塑料制品

58、灭菌物品在温度高于 24℃,相对湿度高于 70%的条件下存放时,有效期正确的(A)

A.纺织品材料包装的为 7 天

B.医用无纺布为 1 个月

C.医用皱纹纸包装 3 个月

D.纸塑包装袋 3 个月

59、消毒供应中心应建立持续质量改进及措施,并建立灭菌物品的(B)

A.考核制度

B.召回制度

C.改进制度

D.应急制度

60、干热灭菌时温度高于__可造成有机物炭化(C)

A.150℃

B.160℃

C.170℃

D.180℃

61、可用过氧化氢等离子体灭菌的医疗物品不包括(B)

A.内镜和金属器械

B.棉布制品

C.电子电源设备

D.导线及光学设备

62、下列哪项不是清洁剂的特点(B)

A.增强和提高清洗效果

B.需含研磨剂

C.无毒、无腐蚀、自然降解

D.无附着、无残留

63、紫外线用于空气消毒时,其有效强度低于(D)应予以更换

A.100uw/cm^2

B.90uw/cm^2

C.80uw/cm^2

D.70uw/cm^2

64、超声波清洗机清洗时应空载运行__时间以排除空气(B)

A.2—4 分钟

B.5—10 分钟

C.10—15 分钟

D.15—20 分钟

65、灭菌质量监测资料和记录保留的期限应为下列哪项(D)

A.≥6 个月

B.≥12 个月

C.≥18 个月

D.≥36 个月

66、清洗、消毒监测资料和记录的保存期限(A)

A.≥6 个月

B.≥12 个月

C.≥18 个月

D.≥36 个月

67、消毒供应中心的英文代码是(A)

A.CSSD

B.TSSD

C.GSSD

D.XSSD

68、____是造成预真空压力蒸汽灭菌失败的主要原因之一(B)

A.冷凝水

B.冷空气

C.装载不当

D.干燥时间不足

69、B－D试验用于常规监测的时间是(A)

A.每天第一锅灭菌前

B.每天第一锅灭菌后

C.新安装的灭菌器

D.灭菌器维修后

70、压力蒸汽灭菌时,包装材料不可采用(B)

A.双层平纹布

B.铝制盒

C.抗湿皱纹纸

D.纸塑包装袋

71、下列哪些物品不可用干热灭菌(B)

A.玻璃类制品

B.塑料类制品

C.粉质物品

D.油剂

72、根据消毒技术规范要求,下列哪些不属于高度危险器材(C)

A.导尿管

B.腹腔镜

C.体温表

D.透析器

73、清洗器械时使用软化水或纯化水的作用是(B)

A.使器械产生条纹的色斑

B.防止器械产生斑点

C.消毒杀菌作用

D.去除热源作用

74、器械润滑剂的性能特点错误的是(D)

A.润滑、防锈的功能,用于保护器械

B.在不锈钢器械表面形成一层保护膜

C.为水溶性,与人体组织有较好的相容性

D.由石蜡油和乳化剂合成

75、酶清洗剂的性能特点错误的是(D)

A.分为单酶和多酶

B.有较强的去污能力

C.能快速分解蛋白质等多种有机污染物

D.酶清洗剂属于酸性物质

76、生物指示剂培养的温度下列哪项是正确的(A)

A.压力蒸汽灭菌生物监测采用 56℃

B.压力蒸汽灭菌生物监测采用 37℃

C.环氧乙烷灭菌生物监测采用 33℃

D.环氧乙烷灭菌生物监测采用 56℃

77、一次性无菌医疗用品的储存下列哪项是不正确的(D)

A.存放于阴凉干燥、通风良好的物架上

B.距地面 20－25cm

C.距墙壁 5－10cm

D.距地面≥5cm

78、能准确判断灭菌包裹内微生物是否被杀灭的监测方法是(C)

A.化学监测

B.B－D 试验

C.生物监测

D.无菌实验

79、干热灭菌箱灭菌,物品不能超过灭菌器内腔高度的(C)

A.1/3

B.1/2

C.2/3

D.3/4

80、干热灭菌生物监测的指示菌株为(A)

A.枯草杆菌黑色变种芽孢

B.嗜热脂肪杆菌芽孢

C.金黄色葡萄球菌

D.溶血性链球菌

81、医用一次性皱纹纸包装的无菌物品,有效期宜为(C)

A.1 个月

B.3 个月

C.6 个月

D.12 个月

82、清洗后物品质量的检查下列哪种方法最简单易行(A)

A.目测

B.镜检

C.杰力试纸测试

D.隐血试验

83、设计消毒供应中心时,在风向选择上应注意(C)

A.无菌物品存放区域应设在风向的末端

B.去污区域应设在风向的始端

C.无菌物品存放区应设在风向的始端

D.以上均对

84、关于手工清洗的适用范围,下列哪项不正确(D)

A.严重污染物品的初步处理

B.精密复杂的器械

C.不能采用机械清洗方法处理的器械

D.一次性医疗物品

85、采用新的包装材料和方法进行灭菌时应进行(B)

A.物理监测

B.生物监测

C.化学监测

D.以上都做

86、下列哪种灭菌方式要求每批次均进行生物监测(B)

A.干热灭菌

B.环氧乙烷灭菌

C.低温甲醛蒸汽灭菌

D.过氧化氢等离子灭菌

87、手工清洗时水温宜为(B)

A.15－20℃

B.15－30℃

C.30－45℃

D.20－30℃

88、清洗消毒器的清洗效果可每____检测一次(B)

A.6 个月

B.12 个月

C.18 个月

D.24 个月

89、消毒后直接使用的物品应____监测一次(B)

A.每月

B.每季度

C.每半年

D.每年

90、紧急情况灭菌植入型器械时,可在生物 PCD 中加入__化学指示物(D)

A.2 类

B.3 类

C.4 类

D.5 类

91、灭菌包内放置化学指示物的部位应为(C)

A.中心部位

B.边缘

C.最难灭菌部位

D.最上层

92、酸性氧化电位水有效氯含量为(A)

A.60mg/L±10mg/L

B.50mg/L±10mg/L

C.65mg/L±10mg/L

D.55mg/L±10mg/L

93、酸性氧化电位水 pH 值为(A)

A.2.0～3.0

B.1.0～2.0

C.3.0～4.0

D.4.0～5.0

94、酸性氧化电位水残留氯离子应小于(A)

A.1000mg/L

B.500mg/L

C.1500mg/L

D.2000mg/L

95、手工清洗后的待消毒物品,使用酸性氧化电位水流动冲洗或浸泡消毒(B)

A.1 分钟

B.2 分钟

C.3 分钟

D.5 分钟

96、选择避光、密闭室温下储存酸性氧化电位水不应超过(B)

A.2 天

B.3 天

C.4 天

D.5 天

97、CSSD内存放、保管、发放无菌物品的区域为(B)

A.无菌区域

B.清洁区域

C.污染区域

D.以上都不对

98、超声波清洗时间正确的是(A)

A.3—5分钟

B.3—4分钟

C.5—10分钟

D.10分钟以上

二、多项选择(56题)

1、消毒供应中心是医院内承担各科室所有重复使用诊疗器械、器具和物品____以及无菌物品供应的部门(ABCDE)

A.回收

B.清洗

C.消毒

D.灭菌

E.分类

2、消毒供应中心工作区域包括(ABC)

A.去污区

B.检查、包装及灭菌区

C.无菌物品存放区

D.办公室

E.休息室

3、消毒供应中心工作区域设计与材料要求符合要求的是(ACDE)

A.各区域间应设实际屏障

B.缓冲间应设洗手设施,采用非手触式水龙头开关。无菌物品存放区内应设洗手池。

C.工作区域的天花板、墙壁应无裂隙,不落尘,便于清洗和消毒

D.地面与墙面踢脚及所有阴角均应为弧形设计

E.检查、包装及灭菌区的专用洁具间应采用封闭式设计

4、下列哪项属于碱性清洁剂的特点(ABC)

A.pH值≥7.5

B.对各种有机物有较好的去除作用

C.对金属腐蚀性小,不会加快返锈的现象。

D.对无机固体粒子有较好的溶解去除作用

E.能快速分解蛋白质等多种有机污染物

5、下列哪项属于酸性清洁剂的特点(ACD)

A.pH 值≤6.5

B.对各种有机物有较好的去除作用

C.对无机固体粒子有较好的溶解去除作用

D.对金属物品的腐蚀性小

E.对金属无腐蚀

6、环氧乙烷灭菌效果取决于下列哪几项因素(ABCE)

A.环氧乙烷的浓度

B.灭菌温度

C.相对湿度

D.物品的厚度

E.灭菌时间

7、消毒供应中心污染器材去污过程包括下列哪些步骤(BCDE)

A.回收

B.冲洗

C.洗涤

D.漂洗

E.终末漂洗

8、管腔类器械进行干燥处理应使用(AC)

A.压力气枪

B.75%乙醇

C.95%乙醇

D.干燥柜

E.自然干燥

9、包装材料的选用具有以下那几种要求(ABCD)

A.具有良好的穿透性

B.能阻止外界微生物的侵袭

C.具有足够的牢固度

D.能保证打包的完整性

E.以上都不正确

10、环氧乙烷最大的缺点是(BCD)

A.穿透力弱

B.易燃

C.易爆

D.有毒性

E.无毒性

11、压力蒸汽灭菌器物理监测的含义是(ABCD)

A.又叫工艺监测、程序监测

B.对灭菌工艺有关参数进行检查

C.判断灭菌是否按规定的条件进行

D.可显示灭菌器的运转情况

E.判断灭菌是否达到灭菌合格要求

12、关于待灭菌物品的摆放,下列正确的是(BCDE)

A.金属物品放上层

B.下排气压力蒸汽灭菌中,大包放于上层

C.下排气压力蒸汽灭菌中,小包放于下层

D.玻璃瓶等底部无孔的器皿类物品应倒立或侧放

E.灭菌包之间应留有空隙,利于灭菌介质的穿透

13、湿包的危害有(ABCDE)

A.破坏防护屏障

B.有潜在医院感染的危险

C.返工造成工作负荷加大

D.增加成本消耗

E.有助细菌生长

14、化学指示胶带的用途(ABC)

A.主要用于每个包裹的包外

B.区分已灭菌和待灭菌物品

C.可作为记录和封包之用

D.可指示包裹内的灭菌技术参数

E.合格可作为提前放行的标志

15、压力蒸汽灭菌中冷空气的存在(BCD)

A.有利于温度的升高

B.不利于温度的升高

C.不利于热的穿透

D.不利于蛋白质的变性

E.利于灭菌介质的穿透

16、灭菌物品装放时应注意(ABCD)

A.应使用专用灭菌架或篮筐装载灭菌物品。

B.灭菌包之间应留有间隙,利于灭菌介质的穿透。

C.宜将同类材质的器械、器具和物品,应于同一批次进行灭菌。

D.材质不相同时,纺织类物品应放置于上层、竖放,金属器械类放置于下层。

E.手术器械包、硬式容器应例外

17、使用化学消毒剂的注意事项（ABCDE）

A.注意安全防护，戴口罩、手套、眼罩

B.消毒剂现用现配

C.正确选用和配制消毒剂

D.特殊感染物品需提高浓度和延长消毒时间

E.盛放容器加盖

18、纺织品类包装材料应符合以下那几个条件（ABCDE）

A.为非漂白织物

B.包布除四边外不应有缝线，不应缝补

C.初次使用前应高温洗涤，脱脂去浆、去色

D.应有使用次数的记录

E.应符和 GB/T19633 的要求

19、下面哪些物品必须达到灭菌处理水平：（ABC）

A.手术器械

B.关节镜

C.腹腔镜

D.胃镜

E.体温计

20、蒸汽灭菌用水应为（BC）

A.自来水

B.软水

C.纯化水

D.蒸馏水

E.以上都正确

21、消毒供应中心使用的清洁剂可以分为以下几类（ABCDE）

A.碱性清洁剂

B.中性清洁剂

C.酸性清洁剂

D.酶清洁剂

E.以上都正确

22、终末漂洗是用（BCD）对漂洗后的器械、器具和物品进行最终的处理过程

A.自来水

B.软水

C.纯化水

D.蒸馏水

E.以上都正确

23、消毒供应中心纺织品包装材料应(ABCE)

A.一用一清洗

B.无污渍

C.灯光检查无破损

D.使用次数无限制

E.记录使用次数

24、灭菌物品灭菌前应注明(ABCDE)

A.灭菌器编号

B.灭菌批次

C.灭菌日期

D.失效日期

E.物品名称和检查包装者的名称

25、关于环氧乙烷灭菌的注意事项描述正确的是(ABC)

A.金属和玻璃材质的器械,灭菌后可立即使用。

B.设置专用的排气系统,并保证足够的时间进行灭菌后的通风换气。

C.环氧乙烷灭菌器及气瓶或气罐应远离火源和静电。

D.气罐存放在冰箱中

E.灭菌物品及包装材料不应含植物性纤维材质

26、过氧化氢等离子体低温灭菌的注意事项(ABD)

A.灭菌前物品应充分干燥。

B.灭菌物品应使用专用包装材料和容器。

C.设置专用的排气系统

D.灭菌物品及包装材料不应含植物性纤维材质

E.灭菌物品体积不应超过 10cm×10cm×20cm

27、以下处理气性坏疽污染的器械、器具和物品的流程符合＜消毒技术规范＞规定的是(AC)

A.先采用含氯或含溴消毒剂 1000mg/L～2000mg/L 浸泡 30min～45min.

B.有明显污染物时应采用含氯消毒剂 2500mg/L～5000mg/L 浸泡至少 60min.

C.有明显污染物时应采用含氯消毒剂 5000mg/L～10000mg/L 浸泡至少 60min.

D.先采用含氯或含溴消毒剂 500mg/L～1000mg/L 浸泡 30min～45min.

E.以上都不对

28、以下关于手工清洗的注意事项描述正确的是(ABCD)

A.去除干固的污渍应先用酶清洁剂浸泡,再刷洗或擦洗。

B.刷洗操作应在流动水下进行,防止产生气溶胶。

C.管腔器械应用压力水枪冲洗,可拆卸部分应拆开后清洗。

D.不应使用钢丝球类用具和去污粉等用品,应选用相匹配的刷洗用具、用品,避免器械磨损。

E.手工清洗的水温宜为 30～45℃

29、超声波清洗机操作正确的是(ABDE)

A.先于流动水下冲洗器械，初步去除污染物。

B.清洗器内注入洗涤用水，并添加清洁剂。

C.水温应≤50℃

D.终末漂洗应用软水或纯化水

E.应将器械放入篮筐中浸没在水面下，腔内注满水

30、使用超声波清洗器注意事项，下列哪项正确(ABCDE)

A.禁止在无水情况下操作

B.禁止将清洗物品直接放置于超声清洗器底部

C.水温应≤45℃

D.清洗时应盖好超声清洗机盖子，防止产生气溶胶

E.应根据器械的不同材质选择相匹配的超声频率

31、关于清洗消毒器注意事项，描述正确的是(ABCE)

A.被清洗的器械、器具和物品应充分接触水流。

B.器械轴节应充分打开，可拆卸的零部件应拆开

C.冲洗、洗涤、漂洗时应使用软水，终末漂洗、消毒时应使用纯化水

D.塑胶类和软质金属材料器械，不应使用碱性清洁剂和软化剂

E.精细器械和锐利器械应固定放置

32、生物监测不合格时，应采取以下哪些措施(ABCDE)

A.立即通知使用部门停止使用

B.尽快召回上次生物监测合格以来所有尚未使用的灭菌物品，重新处理，同时分析不合格的原因

C.通知使用部门对已使用该期间无菌物品的病人进行密切观察

D.检查灭菌过程的各个环节查找灭菌失败的可能原因

E.改进后生物监测连续三次合格后方可使用

33、在下列哪些情况下，灭菌器在通过物理监测、化学监测后，生物监测应空载________连续监测三次合格后方可使用(ABD)

A.新安装的灭菌器

B.移位后的灭菌器

C.维修后的灭菌器

D.大修后的灭菌器

E.断电后的灭菌器

34、以下属于低温灭菌的是(ABC)

A.环氧乙烷灭菌法

B.过氧化氢等离子灭菌法

C.低温甲醛蒸汽灭菌法

D.干热灭菌法

E.以上都对

35、灭菌包外的标识内容包括以下哪几项(ABCDE)

A.物品名称

B.检查打包者姓名

C.灭菌器编号、批次号

D.灭菌日期

E.失效日期

36、消毒供应中心对各区域机械通风换气次数的要求正确的是(ABC)

A.去污区 10 次/小时

B.检查、包装和灭菌区 10 次/小时

C.无菌物品存放区 4－10 次/小时

D.无菌物品存放区 10 次/小时

E.以上都对

37、酸性氧化电位水适用于下列哪些物品的灭菌前的消毒(AB)

A.不锈钢

B.非金属材质的器械

C.金属材质的器械

D.铜铝的诊疗器械

E.以上都对

38、储存酸性氧化电位水的容器要求(ABC)

A.避光

B.密闭

C.硬质聚氯乙烯材质

D.塑料制品

E.不锈钢容器

39、在消毒供应中心以下哪些属于供应室辅助区域的范围(ABCE)

A.更衣室

B.办公室

C.卫生间

D.敷料制备间

E.休息室

40、关于消毒供应中心工作区域划分应遵循的基本原则正确的是(ABDE)

A.物品由污到洁,不交叉、不逆流

B.空气流向由洁到污

C.去污区保持相对正压

D.检查、包装及灭菌区保持相对正压

E.去污区保持相对负压

41、无菌物品发放要求正确的是(ABCDE)

A.遵循先进先出的原则

B.确认其有效性

C.发放记录具有可追溯性

D.运送无菌物品的器具保持清洁

E.植入物及植入性手术器械应在生物监测合格后方可发放

42、下列哪些物品适用过氧化氢等离子低温灭菌(ABD)

A.电子仪器

B.光学仪器

C.棉球

D.不耐高温、湿热的器械

E.以上均可

43、压力蒸汽灭菌器监测包括下列哪些(ABCDE)

A.物理监测

B.化学监测

C.生物监测

D.B—D 试验

E.以上都对

44、压力蒸汽灭菌物理监测参数有下列哪些(ABC)

A.温度

B.压力

C.时间

D.强度

E.体积

45、不耐高温医疗器械的灭菌方法有(ABC)

A.等离子低温灭菌

B.低温甲醛蒸汽灭菌

C.环氧乙烷灭菌

D.压力蒸汽灭菌

E.干热灭菌法

46、无菌物品存放区防护着装必备的是(AC)

A.圆帽

B.口罩

C.专用鞋

D.隔离衣

E.手套

47、对《医院消毒供应中心合格证》的内容包括(ABCD)

A.供应中心地址(具体到楼号楼层)

B.发证机关

C.发证日期

D.有效期限

E.科室负责人

48、在省卫生厅医院消毒供应中心考核评估工作程序中,要求医院组织哪些专业人员参与自查(ABCDE)

A.护理

B.医院感染管理

C.供应室

D.后勤

E.以上都是

49、三级医院消毒供应中心,由省卫生厅组织考核合格后,颁发《医院消毒供应中心合格证》,题中错误的有效期是____年。(ABCE)

A.五年

B.二年

C.四年

D.三年

E.一年

50、对二级及以下医院消毒供应中心颁发《医院消毒供应中心合格证》,不是指定审核组织的部门有(ACDE)

A.省卫生厅

B.市卫生局

C.医院

D.区卫生局

E.县卫生局

51、《山东省医院消毒供应中心考核评估标准(试行)》中对业务技术管理的要求包括(ABCD)

A.消毒供应中心各岗位职责明确

B.各级人员掌握操作规程及工作质量标准

C.消毒员应经过市级以上专业培训,持证上岗

D.每年参加院内、外业务培训

E.人事设备及后勤管理等相关部门对其提供工作保障

52、2009 年 4 月 1 日卫生部卫通[2009]10 号发布的强制性卫生行业标准有(ACD)

A.WS 310.3—2009 医院消毒供应中心第 3 部分:清洗消毒及灭菌效果监测标准

B.WS/T 312—2009 医院感染监测规范

C.WS 310.1—2009 医院消毒供应中心第 1 部分:管理规范

D.WS 310.2—2009 医院消毒供应中心第 2 部分:清洗消毒及灭菌技术操作规范

E.WS/T 313—2009 医务人员手卫生规范

53、《山东省医院消毒供应中心考核评估标准(试行)》中要求建立健全并落实的规章制度有(ABCDE)

A.消毒供应中心质量控制与可追溯制度

B.消毒供应中心职业安全防护制度

C.消毒供应中心监测制度

D.消毒供应中心设备管理制度

E.消毒供应中心消毒隔离制度

54、鲁卫医发〔2009〕2 号要求各级卫生行政部门根据______对医院消毒供应中心进行自审及申请评估验收工作。(ABC)

A.《山东省医院消毒供应中心考核评估工作程序(试行)》

B.《山东省医院消毒供应中心考核评估申请表(试行)》

C.《山东省医院消毒供应中心考核评估标准(试行)》

D.《医院感染检测规范》

E.以上都不对

55、《山东省医院消毒供应中心考核评估标准(试行)》对质量控制过程的记录与可追溯要求是(ABCE)

A.应建立清洗、消毒、灭菌操作的过程记录

B.应对清洗、消毒、灭菌质量的日常监测和定期监测进行记录。

C.应建立持续质量改进制度及措施,发现问题及时处理,并应建立灭菌物品召回制度。

D.记录应具有可追溯性,清洗、消毒监测资料和记录的保存期应≥12 个月,灭菌质量监测资料和记录的保留期应≥2 年。

E.记录应具有可追溯性,清洗、消毒监测资料和记录的保存期应≥6 个月,灭菌质量监测资料和记录的保留期应≥3 年。

56、《山东省医院消毒供应中心考核评估标准(试行)》对环境卫生学监测的要求有(ABC)

A.定期进行空气培养

B.定期进行物体表面培养

C.定期进行工作人员手培养

D.定期进行去污区清洗槽表面监测

E.以上都不对

三、填空题(20 题)

1、CSSD 内对重复使用的诊疗器械、器具和物品,进行回收、分类、清洗及消毒的区域,为污染区域。

2、去污是去除被处理物品上的有机物、无机物、微生物的过程。

3、终末漂洗是用软水、纯化水或蒸馏水对漂洗后的器械、器具和物品进行最终的处理过程。

4、消毒后直接使用的诊疗器械、器具和物品，湿热消毒温度应≥90℃，时间≥5min，或 A_0 值≥3000；消毒后继续灭菌处理的，其湿热消毒温度应≥90℃，时间≥1min 或 Ao 值≥600。

5、根据器械的材质选择适宜的干燥温度，金属类干燥温度 70℃～90℃；塑胶类干燥温度 65℃～75℃。

6、无干燥设备的及不耐热器械、器具和物品可使用消毒的低纤维絮擦布进行干燥处理。

7、穿刺针、手术吸引头等管腔类器械，应使用压力气枪或 95%乙醇进行干燥处理。

8、快速压力蒸汽灭菌适用于对裸露物品的灭菌。

9、干热灭菌物品包体积不应超过 10cm×10cm×20cm，油剂、粉剂的厚度不应超过 0.6cm，凡士林纱布条厚度不应超过 1.3cm，装载高度不应超过灭菌器内腔高度的 2/3，物品间应留有充分的空间。

10、干热灭菌时不应与灭菌器内腔底部及四壁接触，灭菌后温度降至 40℃以下再开灭菌器。

11、无菌物品存放架或柜应距地面高度 20cm～25cm，离墙 5cm～10cm，距天花板 50cm。

12、无菌物品存放的环境达到温度低于 24℃，湿度低于 70%的条件时，使用纺织品材料包装的无菌物品有效期宜为 14d；未达到环境标准时，有效期为 7d。医用一次性纸袋包装的无菌物品，有效期宜为 1 个月；使用一次性医用皱纹纸、医用无纺布包装的无菌物品，有效期宜为 6 个月；使用一次性纸塑袋包装的无菌物品，有效期宜为 6 个月。硬质容器包装的无菌物品，有效期宜为 6 个月。

13、超声波清洗机水温应≤45℃，应将器械放入篮筐中，浸泡在水面下，腔内注满水。超声清洗时间宜为 3min～5min，可根据器械污染情况适当延长清洗时间，不宜超过 10min。

14、酸性氧化电位水有效氯含量为 60mg/L±10mg/L，pH 值范围 2.0～3.0，氧化还原电位(ORP)≥1100mV，残留氯离子<1000mg/L。

15、手工清洗后的待消毒物品，使用酸性氧化电位水流动冲洗或浸泡消毒 2min，净水冲洗 30s，再按标准要求进行处理。

16、Ao 值为评价湿热消毒效果的指标，指当以 Z 值表示的微生物杀灭效果为 10K 时，温度相当于 80℃的时间(秒)。

17、管腔器械是含有管腔内直径≥2mm，且其腔体中的任何一点距其与外界相通的开口处的距离≤其内直径的 1500 倍的器械。

18、日常监测在检查包装时进行，应目测或借助带光源放大镜查。清洗后的器械表面及其关节、齿牙应光洁，无血渍、污渍、水垢等残留物质和锈斑。

19、湿热消毒应监测、记录每次消毒的温度与时间或 Ao 值，应每年检测清洗消毒器的主要性能参数。消毒后直接使用物品应每季度进行监测，每次检测 3 件～5 件有代表性的物品。

20、生物监测不合格时，应尽快召回上次生物监测合格以来所有尚未使用的灭菌物品，重新处理，并应分析不合格原因，改进后，生物监测连续三次合格后方可使用。

四、判断题(20题)

1、进入人体无菌组织、器官、腔隙,或接触人体破损的皮肤、粘膜、组织的诊疗器械、器具和物品应进行灭菌。(√)

2、去污区缓冲间应设洗手设施,应用手触式手水龙头开关。无菌物品存放区内不应设洗手池。(×)

3、清洗消毒器是具有消毒与灭菌功能的机器。(×)

4、植入物是放置于外科操作造成的或者生理存在的体腔中,留存时间为30天或者以上的可植入型物品。(√)

5、被朊毒体、气性坏疽及突发原因不明的传染病病原体污染的诊疗器械、器具和物品,使用者应双层封闭包装并标明感染性疾病名称,由CSSD单独回收处理。(√)

6、灭菌包装材料应符合要求,开放式的储槽可用于灭菌物品的包装。(×)

7、手术器械采用闭合式包装方法,应由2层包装材料一次包装。(×)

8、密封式包装如使用纸袋、纸塑袋等材料,应使用两层,适用于单独包装的器械。(×)

9、高度危险性物品灭菌包内应放置包内化学指示物,如果透过包装材料可直接观察包内灭菌化学指示物的颜色变化,则不放置包外灭菌化学指示物。(√)

10、快速压力蒸汽灭菌方法可不包括干燥程序,运输时避免污染,2小时内使用,不能储存。(×)

11、环氧乙烷灭菌器及气瓶或气罐应远离火源和静电,气罐可以存放在冰箱中。(×)

12、过氧化氢等离子灭菌物品及包装材料可以含有植物性纤维材质。(×)

13、发放时应确认无菌物品的有效性,植入物及植入性手术器械应在生物监测合格后才可以放行。(√)

14、无菌物品存放区工作人员上岗时必须戴圆帽、口罩、专用鞋。(×)

15、去除干固的污渍应先用含氯消毒剂浸泡,再刷洗或擦洗。(×)

16、刷洗操作应在水面上进行,防止产生气溶胶。(×)

17、管腔类器械应用压力水枪冲洗,可拆卸部分可以不用拆开清洗。(×)

18、可以使用钢丝球类用具去除锈迹较多的器具,不应使用去污粉。(×)

19、金属器械在终末漂洗过程中应使用润滑剂,塑胶类和软质金属材料器械,不应使用酸性清洁剂和润滑剂。(√)

20、酸性氧化电位水长时间排放可造成排水管路的腐蚀,故应每次排放后在排放少量碱性还原电位水或自来水。(√)

五、简答题(10题)

1、CSSD的工作人员应掌握哪些知识与技能?

答:(1)各类诊疗器械、器具和物品的清洗、消毒、灭菌的知识与技能。

(2)相关清洗、消毒、灭菌设备的操作规程。

(3)职业安全防护原则和方法。

(4)医院感染预防与控制的相关知识。

2、CSSD的辅助区域与工作区域分别包括哪些区域?

答:(1)辅助区域包括工作人员更衣室、值班室、办公室、休息室、卫生间等。

(2)工作区域包括去污区、检查、包装及灭菌区(含独立的敷料制备或包装间)和无菌物品存放区。

3、CSSD的工作区域划分应遵循哪些基本原则?

答:(1)物品由污到洁,不交叉、不逆流。

(2)空气流向由洁到污;去污区保持相对负压,检查、包装及灭菌区保持相对正压。

4、CSSD的封包的要求有哪些?

答:(1)包外应设有灭菌化学指示物。高度危险性物品灭菌包内还应放置包内化学指示物;如果透过包装材料可直接观察包内灭菌化学指示物的颜色变化,则不放置包外灭菌化学指示物。

(2)闭合式包装应使用专用胶带,胶带长度应与灭菌包体积、重量相适宜,松紧适度。封包应严密,保持闭合完好性。

(3)纸塑袋、纸袋等密封包装其密封宽度应≥6mm,包内器械距包装袋封口处≥2.5。

(4)医用热封机在每日使用前应检查参数的准确性和闭合完好性。

(5)硬质容器应设置安全闭锁装置,无菌屏障完整性破坏时应可识别。

(6)灭菌物品包装的标识应注明物品名称、包装者等内容。灭菌前注明灭菌器编号、灭菌批次、灭菌日期和失效日期。标识应具有追溯性。

5、CSSD的无菌物品的卸载要求有哪些?

答:(1)从灭菌器卸载取出的物品,待温度降至室温时方可移动,冷却时间应>30min。

(2)每批次应确认灭菌过程合格,包外、包内化学指示物合格;检查有无湿包现象,防止无菌物品损坏和污染。无菌包掉落地上或误放到不洁处应视为被污染。

6、气性坏疽污染器械的处理流程是什么?

答:应符合《消毒技术规范》的规定和要求。应先采用含氯或含溴消毒剂1000mg/L～2000mg/L浸泡30min～45min后,有明显污染物时应采用含氯消毒剂5000mg/L～10000mg/L浸泡至少60min后,再按照本标准5.3～5.8进行处理。

7、压力蒸汽灭菌的生物监测结果应如何判断?

答:阳性对照组培养阳性,阴性对照组培养阴性,试验组培养阴性,判定为灭菌合格。阳性对照组培养阳性,阴性对照组培养阴性,试验组培养阳性,则灭菌不合格;同时应进一步鉴定试验组阳性的细菌是否为指示菌或是污染所致。

8、压力蒸汽灭菌前的准备有哪些?

答:(1)每天设备运行前应进行安全检查,包括灭菌器压力表处在"零"的位置;记录打印装置处于备用状态;灭菌器柜门密封圈平整无损坏,柜门安全锁扣灵活、安全有效;灭菌柜内冷凝水排出口通畅,柜内壁清洁;电源、水源、蒸汽、压缩空气等运行条件符合设备要求。

(2)进行灭菌器的预热。

(3)预真空灭菌器应在每日开始灭菌运行前空载进行 B—D 试验。

9、压力蒸汽灭菌的化学监测包括哪些？

答：(1)应进行包外、包内化学指示物监测。具体要求为灭菌包包外应有化学指示物，高度危险性物品包内应放置包内化学指示物，置于最难灭菌的部位。如果透过包装材料可直接观察包内化学指示物的颜色变化，则不必放置包外化学指示物。通过观察化学指示物颜色的变化，判定是否达到灭菌合格要求。

(2)采用快速压力蒸汽灭菌程序灭菌时，应直接将一片包内化学指示物置于待灭菌物品旁边进行化学监测。

10、医院消毒供应中心管理规范对防护用品的配备要求有哪些？

答：(1)根据工作岗位的不同需要，应配备相应的个人防护用品，包括圆帽、口罩、隔离衣或防水围裙、手套、专用鞋、护目镜、面罩等。

(2)去污区应配置洗眼装置。

（丁　丽）

医院感染监测规范试题

一、单项选择(9 题)

二、多项选择(5 题)

三、填空题(12 题)

四、判断题(10 题)

五、简答题(1 题)

一、单选题(9 题)

1、新建或未开展过医院感染监测的医院，应先开展全院综合性监测，监测时间应不少于多长时间。(D)

A.3 个月

B.6 个月

C.12 个月

D.24 个月

2、医院开展目标性监测时，持续时间应连续多长时间以上。(B)

A.3 个月

B.6 个月

C.12 个月

D.24 个月

3、医院感染患病率调查应多长时间至少开展一次。(C)

A.3 个月

B.6 个月

C.12 个月

D.24 个月

4、泛耐药的鲍曼不动杆菌简称为(A)

A.PDR－AB

B.PDR－PA

C.VRE

D.ESBLs

E.MSSA

5、耐甲氧西林金黄色葡萄球菌简称为(D)

A.MSSA

B.PRP

C.VRE

D.MRSA

E.MSSA

6、ICU 患者目标性监测,临床病情等级评定,需要多少时间 1 次(B)

A.每日

B.每周

C.每月

D.每季

E.每年

7、患者日医院感染发病率单位住院时间通常用______患者住院日表示。(C)

A.10 个

B.100 个

C.1000 个

D.10000 个

8、目标性监测是针对______等开展的医院感染及其危险因素的监测。(D)

A.全部住院患者

B.门诊病人

C.医务人员

D.高危人群、高发感染部位

9、医院应按每______实际使用病床,配备 1 名医院感染专职人员。(D)

A.50－100 张

B.100－150 张

C.150－200 张

D.200－250张

二、多选题(5题)

1、关于医院感染监测,下面哪些说法是正确的?(ABCDE)

A.包括全院综合性监测和目标性监测

B.具有长期、系统、连续的特点

C.研究对象是医院感染在一定人群中的发生、分布及其影响因素

D.为医院感染的预防、控制和管理提供科学依据

E.所有医院都必须开展医院感染监测

2、关于医院感染全院综合性监测,下面哪些说法是不正确的?(ACE)

A.监测对象即所有临床科室的全部住院患者

B.监测对象即所有临床科室的全部住院患者和医务人员

C.监测时间至少1年

D.监测时间至少2年

E.新建或未开展过医院感染监测的医院,可以同时开展全院综合性监测和目标性监测

3、关于医院感染目标性监测,下面哪些说法是不正确的?(BD)

A.指的是针对高危人群、高发感染部位等开展的医院感染及其危险因素的监测

B.不包括抗菌药物临床应用与细菌耐药性监测

C.目标性监测持续时间应连续6个月以上

D.目标性监测持续时间应连续3个月以上

E.应该在已经开展2年以上全院综合性监测的医院开展

4、下面的定义中,哪些是正确的?(BCE)

A.患者日医院感染发病率:单位住院时间内住院患者新发医院感染的频率,单位住院时间通常用100个患者住院日表示

B.患者日医院感染发病率:单位住院时间内住院患者新发医院感染的频率,单位住院时间通常用1000个患者住院日表示

C.抗菌药物使用率:出院患者中使用抗菌药物的比率

D.抗菌药物使用剂量:住院患者住院期间抗菌药物的使用量

E.DDD频数:某一抗菌药物的总消耗量与该药的规定日剂量之比

5、关于医院感染监测的资料分析,下面那些计算方法是正确的?(ABC)

A.医院感染发病率:观察期新发医院感染病例数与同期出院人数之比

B.日医院感染发病率:观察期间内医院感染新发病例数与同期住院患者住院日总数之比

C.手术部位感染发病率:指定时间内某种手术患者的手术部位感染数与指定时间内某种手术患者数之比

D.器械使用率:使用器械患者人数与同期住院患者总人数之比

E.器械相关感染发病率:使用器械患者中感染人数与使用器械患者总人数之比

三、填空题(12题)

1、医院应建立有效的医院感染监测与通报制度,及时诊断医院感染病例,分析发生医院感染的危险因素,采取针对性的预防与控制措施。

2、医院应将医院感染监测控制质量纳入医疗质量管理考核体系。

3、医院应培养医院感染控制专职人员和临床医务人员识别医院感染暴发的意识与能力。

4、医院应制定切实可行的医院感染监测计划,监测计划内容主要包括人员、方法、对象、时间等。

5、医院感染监测方法根据监测范围,可分为全院综合性监测和目标性监测。

6、全院综合性监测指连续不断地对所有临床科室的全部住院患者和医务人员进行医院感染及其有关危险因素的监测。

7、新建或未开展过医院感染监测的医院,应先开展全院综合性监测,监测时间应不少于2年。

8、已经开展2年以上全院综合性监测的医院应开展目标性监测,持续时间应连续6个月以上。

9、医院感染患病率调查应每年至少开展一次。

10、医院应建立医院感染报告制度,发生医院感染暴发,医疗机构应报告所在地的县(区)级地方人民政府卫生行政部门。

11、医院感染暴发报告包括初次报告和订正报告,订正报告应在暴发终止后一周内完成。

12、医院感染监测信息宜主动收集资料。

四、判断题(10题)

1、医院感染监测是指在一定时间内收集、分析医院感染在一定人群中的发生、分布及其影响因素,并将监测结果报送和反馈给有关部门和科室。(×)

2、重症监护病房、新生儿病房医院感染监测等均属于目标性监测。(√)

3、抗菌药物使用率是指住院患者中使用抗菌药物的比率。(×)

4、医院应重点培养检验人员识别医院感染暴发的意识与能力。(×)

5、医院发生可能造成重大公共影响或者严重后果的医院感染时,应按照《国家突发公共卫生事件相关信息报告管理工作规范(试行)》的要求进行报告。(√)

6、医疗机构发生的医院感染和医院感染暴发属于法定传染病的,还应当按照《中华人民共和国传染病防治法》和《国家突发公共卫生事件应急预案》的规定进行报告。(√)

7、目标性监测持续时间应连续3个月以上。(×)

8、医院感染监测方法根据监测范围,分为全院综合性监测和目标性监测。(√)

9、患者感染信息包括查房、病例讨论、查阅医疗与护理记录、实验室与影像学报告和其他部门的信息。(√)

10、患者转出ICU到其它病房后,发生的感染不属于ICU感染。(×)

五、简答题(1题)

1、医院开展医院感染监测的具体要求是什么?

答:(1)新建或未开展过医院感染监测的医院,应先开展全院综合性监测。监测时间应不少于2年。

(2)已经开展2年以上全院综合性监测的医院应开展目标性监测。目标性监测持续时间应连续6个月以上。

(3)医院感染患病率调查应每年至少开展一次。

(王常芳)

第八篇　医院感染知识操作篇

目　录

物体表面消毒效果监测方法评分标准

姓名：　　　　　　　　编号：　　　　　　　　成绩：

程序	规范项目	分值	评分标准	扣分	得分
操作前准备 20分	1.物品准备：10ml试管、规格板（4个）、无菌拭子、酒精灯、清洁剪刀、化验单、工作服或隔离衣、口罩、帽子、胶布、笔、手消毒液等。	5	物品准备缺一项扣1分。		
	2.开具物体表面监测化验单细菌总数＋致病菌	5	项目不全或不规范一项扣2分。		
	3.仪表、着装整洁、手卫生	5	一处不整洁扣2分		
	4.物体表面消毒处理及采样时间	5	1.口述使用消毒剂的种类、配制方法及使用浓度，一项不正确扣1分。 2.采样时间选择不当扣5分。		
操作流程 60分	1.用5cm×5cm的标准灭菌规格板，放在被检物体表面，被采表面$\geqslant 100cm^2$，取$100cm^2$连续采样4个，被采表面$<100cm^2$，取全部表面	20	每缺一处扣5分。		
	2.用浸有含相应中和剂的无菌洗脱液的棉拭子1支，在规格板内横竖往返均匀涂擦各5次，并随之转动棉拭子。	25	采样动作不规范扣5分。 未在酒精灯无菌区操作者扣10分		
	3.剪去手接触部位后，将棉拭子投入10ml含相应中和剂的无菌洗脱液试管内，立即送检。	15	1.违犯无菌操作常规扣10分。 2.送检不及时扣5分。		
注意事项 10分	1.根据物体表面是否规则，采取规格板或直接涂擦采样方法。 2.结果判定：Ⅰ、Ⅱ类区域细菌总数$\leqslant 5cfu/cm^2$，并未检出致病菌为消毒合格。Ⅲ、Ⅳ类区域细菌总数$\leqslant 10cfu/cm^2$，并未检出致病菌为消毒合格。母婴同室、早产儿室、婴儿室、新生儿室及儿科病房的物体表面不得检出沙门菌。 3.5min内完成。	10	1.采样方法选择不当扣10分。 2.结果判定不全扣5分，错误扣10分。 3.每超30s扣1分。		
提问10分	物体表面消毒效果监测相关知识	10	回答不完整酌情扣分		

监考人员：　　　　　　　　　　日　期：

空气消毒效果监测方法评分标准

姓名：　　　　　　　　编号：　　　　　　　　成绩：

程序	规范项目	分值	评分标准	扣分	得分
操作前准备 20 分	1.物品准备：采样平板（3－5 个）、化验单、工作服或隔离衣、口罩、帽子、胶布、笔、手消毒液等。	5	物品准备缺一项扣 1 分。		
	2.开具空气监测化验单细菌总数＋致病菌	5	项目不全或不规范一项扣 2 分。		
	3.仪表、着装整洁、手卫生。	5	一处不整洁扣 1 分。		
	4.口述空气消毒处理及采样时间	5	消毒后使用前采样。 叙述不正确，每错一处扣 1 分。		
操作流程 60 分	1.布点方法：根据房间大小确定布的点数。＞$30m^2$ 设 4 角及中央 5 点，4 角的布点部位距墙壁 1m 处。＜$30m^2$ 设内、中、外对角线 3 点，内、外点布点部位距墙壁 1m 处。	20	根据房间面积大小，确定布点数量，布点不正确扣 20 分。		
	2.采样方法：将普通营养琼脂平板（直径为 9cm）放在室内各采样点处，采样高度为距地面 0.8～1.5m，采样时将平板盖打开，扣放于平板旁，暴露 5min，盖好立即送检	40	1.平板放置高度、水平距离、暴露时间、平板回收方法、送检时间一项不当扣 10 分。 2.无菌操作不当每项扣 5 分。 3.根据采样环境平板暴露相应时间，暴露时间可口述。		
	采样前，关闭门、窗，在无人走动情况下，静止 10min 进行采样。	5	口述不全，一项不合格扣 1 分。		
注意事项 10 分	1.结果判定： Ⅰ类区域：洁净手术部符合 GB50333 要求。其他洁净场所，≤4.0cfu/30min. Ⅱ类区域：细菌总数≤4.0cfu/15min.直径 9cm 平皿； Ⅲ、Ⅳ类区域：细菌总数≤4.0cfu/5min.直径 9cm 平皿。 未检出金黄色葡萄球菌、溶血性链球菌为消毒合格。 2.8min 内完成。	5	1.结果判定不全扣 2 分，错误扣 5 分。 2.每超 30s 扣 1 分。		
提问 10 分	空气消毒效果监测相关知识	10	回答不完整酌情扣分		

监考人员：　　　　　　　　　　　　　　日期：

医务人员手卫生监测方法评分标准

姓名：　　编号：　　成绩：

程序	规范项目	分值	评分标准	扣分	得分
操作前准备 20分	1.物品准备：非手触式水龙头、洗手液、纸巾、快速手消毒剂、化验单、10ml试管、棉签、工作服或隔离衣、口罩、帽子、酒精灯、胶布、笔等。	5	物品准备缺一项扣1分。		
	2.开具医务人员手监测化验单细菌总数＋致病菌	5	项目不全或不规范一项扣2分。		
	3.仪表、着装整洁。	5	一处不整洁扣1分		
	4.采样时间（口述在接触患者、进行诊疗活动前采样）	5	采样时机错误不得分		
操作流程 60分	1.按照流动水六步洗手法洗手： A1 掌手相对，手指并拢，相互揉搓。 A2 手心相对，双手交叉指缝相互揉搓，交换进行。 A3 掌心相对，双手交叉指缝相互揉搓。 A4 弯曲手指使关节在另一手掌心旋转揉搓，交换进行。 A5 右手握住左手大拇指旋转揉搓，交换进行。 A6 将五个手指尖并拢放在另一手掌心旋转揉搓，交换进行。	30	六步洗手法每步不规范扣5分。		
	2.采样方法：被检者五指并拢，放在酒精灯火焰上下左右15cm位置，用浸有含相应中和剂的无菌洗脱水液浸湿的棉拭子在双手指曲面从指跟到指端往返涂擦2次，一只手涂擦面积约30cm²，涂擦过程中同时转动棉拭子；将棉拭子接触操作者的部分剪去，投入10ml含相应中和剂的无菌洗脱液试管内，及时送检。	30	1.手指采样位置不正确扣10分。 2.采样时涂擦次数不够扣10分。 3.无中和剂扣10分。 4.无菌操作不严格扣10分。 5.未在酒精灯无菌区操作者扣10分		
注意事项 10分	结果判定： 1.卫生手消毒，监测的细菌菌落总数应≤10cfu/cm²。不得检出致病菌。 2.外科手消毒，监测的细菌菌落总数应≤5cfu/cm²。不得检出致病菌。 3.5min内完成。	10	1.结果判定不全扣5分，错误扣10分。 2.每超30s扣1分。		
提问10分	手卫生及监测相关知识	10	回答不完整酌情扣分		

监考人员：　　日期：

手卫生(一般洗手)操作评分标准

姓名： 编号： 成绩：

程序		规范项目	分值	评分标准	扣分	得分
素质要求 5分		服装、鞋帽整洁 仪表大方，举止端庄	5	衣帽不整齐扣1分，服装不洁扣2分。		
操作前准备 10分		备齐洗手液、擦手纸、护手霜	5	漏一项扣1分。		
		解开袖扣、挽起衣袖	5	一项不符合要求扣1分。		
操作中 50分	洗手前10分	打开水龙头，充分淋湿双手	5	使用方法不对全扣，污染一处扣1分。		
		取适量洗手液，涂抹均匀	5	一处不符合要求扣1分。		
	六步洗手法30分	掌心相对，手指并拢，相互揉搓	5	一处不符合要求扣1分。		
		手心对手背沿指缝相互揉搓交替进行	5	一处不符合要求扣1分。		
		掌心相对，双手交叉沿指缝相互揉搓	5	一处不符合要求扣1分。		
		弯曲手指使关节在另一手掌心旋转揉搓，交替进行	5	一处不符合要求扣1分。		
		一手握另一手大拇指旋转揉搓，交替进行	5	一处不符合要求扣1分。		
		指尖并拢在另一侧掌心旋转揉搓，交替进行	5	一处不符合要求扣1分。		
	洗手后10分	在流动水下彻底冲净双手	5	一处不符合要求扣1分。		
		关闭水龙头(用避免手部再污染的方式)	5	一处不符合要求扣1分。		
操作后5分		用一次性纸巾彻底擦干	4	擦手用物不符合要求扣1分。		
		取适量护手霜护肤	1	一处不符合要求扣1分。		
评价 20分	注意事项10分	认真清洗指甲、指尖、指缝和指关节等易污染部位；手部不得佩带饰物；指甲长度不超过1mm或不超过指尖；遵守节水原则	10	一处不符合要求扣2分		
	熟练程度10分	动作轻巧、稳重、准确 整个操作过程30～60秒	10	一项不符合要求扣1分。		
提问10分		手卫生相关知识	10	回答不完整酌情扣分		

监考人员： 日 期：

手卫生(外科手消毒)操作评分标准

姓名：　　　　　　　　　　编号：　　　　　　　　　　成绩：

程序		规范项目	分值	评分标准	扣分	得分
素质要求 5分		服装、鞋帽整洁 仪表大方，举止端庄	5	衣帽不整扣1分，服装不洁扣2分。		
操作前准备 5分		1.备齐手刷、指甲剪、干手纸或无菌巾、洗手液、手消毒液 2.摘除手部饰品、修剪指甲 3.视情况刷手	5	漏一项扣1分。 一项不符合要求扣1分。		
操作中 65分	洗手 30分	打开水龙头，充分淋湿双手、前臂和上臂下1/3； 1.取适量洗手液，涂抹均匀 2.掌心相对，手指并拢，相互揉搓； 3.手心对手背沿指缝相互揉搓交替进行； 4.掌心相对，双手交叉沿指缝相互揉搓； 5.弯曲手指使关节在另一手掌心旋转揉搓，交替进行； 6.一手握另一手大拇指旋转揉搓，交替进行； 7.指尖并拢在另一侧掌心旋转揉搓，交替进行； 8.揉搓前臂(外侧、内侧)、上臂下1/3(外侧、内侧)，交替进行； 9.流动水下彻底冲净，沥干数秒 10.重复上述步骤1～9	5	一处不符合要求扣2分。		
	干手 5分	使用干手物品擦干双手；前臂、上臂下1/3，交替进行	5	一处不符合要求扣2分。		
	手消毒 30分	1.右手取消毒液； 2.左手指甲部立于右手掌心揉搓至少5秒； 3.均匀涂抹左手； 4.旋转涂抹前臂(外侧、内侧)、上臂下1/3(外侧、内侧) 5.左手取消毒液，重复1～4； 6.取消毒液，按照“内外夹弓大立腕”消毒双手揉搓至消毒液干燥	30	一处不符合要求扣2分。		
操作后 5分		双手立于胸前，手臂不可触及有菌物品，结束姿势正确	5	一处不符合要求扣2分。		
评价 10分	注意事项 5分	1.认真清洗指甲、指尖、指缝、指关节等易污染部位； 2.在整个手消毒过程中应保持双手立于胸前并高于肘部，使水由手部流向肘部； 3.手部不得佩带饰物和假指甲；指甲长度不超过1mm或与手指平齐；保持指甲和指甲周围组织的清洁； 4.指甲剪、手刷等用后放入指定的容器内。	5	一项不符合扣1分		
	熟练程度 5分	动作轻巧、稳重、准确、熟练，揉搓冲洗时间2～6分钟。	5	一项不符合要求扣2分。		
提问 10分		手卫生相关知识	10	回答不完整酌情扣分		

监考人员：　　　　　　　　　　　　　　　　日　期：

穿、脱隔离衣法评分标准

姓名：　　　　　　　　编号：　　　　　　　　成绩：

程序	规范项目	分值	评分标准	扣分	得分
操作前准备12分	仪表端庄、着装整洁	2	衣、帽、口罩、鞋不整洁各扣1分		
	操作前评估：隔离种类，隔离衣大小是否合适，挂放是否得当	5	未评估扣4分，评估不全一处扣1分		
	准备用物：隔离衣、挂衣架及铁夹、手消毒液	5	少一件或一件不符合要求扣1分		
操作流程70分	取下手表、卷袖过肘、洗手（六步洗手法）	10	一处不符合要求扣2分		
	手持衣领取下隔离衣，两手将衣领的两端向外折，使内面向着操作者，并露出袖子内口	5	污染工作服扣5分，一处不符合要求扣2分		
	将左臂入袖，举起手臂，使衣袖上抖，用左手持衣领，同法穿右臂衣袖	6	污染一处扣3分，一处不符合要求扣2分		
	两手持领子中央，沿着领边向后将领扣扣好	4	污染一处扣3分，一处不符合要求扣2分		
	扣袖扣	4	漏扣一侧扣2分		
	解开腰带活结	2	未解腰带扣2分		
	将隔离衣的一边渐向前拉，直至触到边缘后用手捏住，同法捏住另一侧，两手在背后将两侧边缘对齐，向一侧折叠，以一手按住，另一手将腰带拉至背后压住折叠处，将腰带在背后交叉，再回到前面打一活结	10	污染一处扣2分，隔离衣内面外露扣3分，一处不符合要求扣2分		
	双手置胸前	3	双手未置胸前扣2分		
	解腰带、在前面打一活结	5	不打结扣3分，活结脱落、打死结各扣2分		
	解开两袖扣，在肘部将部分袖子塞入工作服衣袖下，使两手露出	5	污染一处扣3分，一处不符合要求各扣2分		
	手消毒液消毒双手（六步洗手法）	3	方法不正确扣2分，一处不符合要求扣1分		
	解衣领	3	不洗手解衣领或不解衣领扣3分		
	左手伸入右手袖口内拉下衣袖过手，再用衣袖遮住的右手在衣袖外面拉下左手衣袖过手，双手轮换握住袖子，手臂逐渐退出	5	污染一处扣3分，一处不符合要求扣2分		
	一手自衣内握住肩缝，随即用另一手拉住衣领，使隔离衣外面向外两边对齐，挂在衣架上。不再穿的隔离衣将清洁面向外卷好，投入污衣桶，手消毒液消毒双手	5	污染一处扣3分，一处不符合要求扣2分		
观察及注意事项8分	用后物品处置符合要求	4	不符合规范酌情扣1～4分		
	终末质量：全过程稳、准、轻、快、美观，符合操作原则 时间：全程8min	4	顺序颠倒、重复一次扣1分，物品掉地一件扣1分，隔离衣规格不符合要求扣2分，不符合全过程要求酌情扣1～4分 时间每超过30s扣1分		
提问10分	隔离技术相关知识	10	回答不完整酌情扣分		

监考人员：　　　　　　　　日　期：

流感类呼吸道传染病一级或二级防护评分标准

姓名：　　　　　　　　　编号：　　　　　　　　　成绩：

程　序	规范项目	分值	评分标准	扣分	得分
操作前准备 20 分	物品准备：工作服、一次性隔离衣、外科或医用防护口罩、一次性帽子、外科手套、医用防护面罩或防护眼镜、鞋套。	20	物品准备缺一项扣 3 分。		
操作流程 60 分	1.一级防护：应穿工作服、隔离衣、戴工作帽和外科口罩，必要时戴乳胶手套。 A 洗手→戴帽子→戴外科口罩→穿工作服→换工作鞋后→进入潜在污染区。手部皮肤破损的戴乳胶手套。 B 潜在污染区进入污染区：穿一次性隔离衣→进入污染区（发热门诊）。	60	1.一级防护或二级防护两项操作二选一，为便于选手完成，可在同一个房间依次将 A、B 完成。 2.防护用品穿戴顺序不当，发现一项扣 5 分。 3.口述进入不同区域。		
	2.二级防护：应穿医用防护口罩，穿工作服、隔离衣、鞋套，戴手套、工作帽。 A 清洁区进入潜在污染区：洗手→戴帽子→戴医用防护口罩→穿工作服→换工作鞋后→进入潜在污染区。手部皮肤破损的戴乳胶手套。 B 潜在污染区进入污染区：穿隔离衣→戴护目镜/防护面罩→戴手套→穿鞋套→进入污染区（留观室或隔离病房）。	60	1.一级防护或二级防护两项操作二选一，为便于选手完成，可在同一个房间依次将 A、B 完成。 2.防护用品穿戴顺序不当及方法不正确，发现一项扣 5 分。 3.口述进入不同区域。		
注意事项 10 分	1.戴医用外科口罩鼻夹应与面部充分接触。 2.戴医用防护口罩应进行面部密合性试验。 3.10min 内完成。	10	1.配戴外科或医用防护口罩时，发现闭合不全时扣 5 分。 2.每超 30s 扣 1 分。		
提问 10 分	职业防护相关知识	10	回答不完整酌情扣分		

监考人员：　　　　　　　　　　　　　　　　日　期：

（田祥燕）

第九篇 医院感染管理考核标准篇

目 录

2017 版医院感染质量管理考核标准

第一部分　临床科室医院感染管理考核标准(100 分)

一、考核范围:肾病风湿免疫科、消化内科、康复医学科、神经内科、心内科、呼吸内科、内分泌血液内科、放疗科、儿科(包含新生儿室)、急诊外科、急诊内科、院前急救科、妇科、产科、五官科护理组、脊柱创伤外科、神经外科、关节创伤外科、胃肠外科、肝胆外科、烧伤整形科、中医高压氧科、胸外科、泌尿外科

二、考核频次:每月一次

三、考核内容:

考核项目	考　核　标　准	考核方法	分值及扣分标准
消毒隔离无菌技术	1、无菌物品有效期内使用,容器开启时注明日期、时间。 2、使用中消毒液浓度合格,按规定进行浓度监测,记录完整。 3、配制的消毒液注明名称、浓度和时间,现用现配,有效期不超过 4h。 4、一般诊疗用品体温表等每次用后及时清洁消毒处理,湿化瓶、止血带等由供应室统一回收清洗消毒,湿化瓶每日更换,使用前加灭菌水。引流瓶等用后可由供应室统一清洗消毒处理,也可用 500mg/L 有效氯消毒液浸泡 30 分钟后用冷开水或无菌水冲净晾干,有效期 7 天。 5、用后的仪器(监护仪、吸痰器等)及时清洁消毒处理,有记录。 6、运送工具(担架、轮椅等)保持清洁,每日消毒,120 每次接送病人后及时对车内用品进行清洁消毒处理,污染时随时消毒,记录完整。 7、溶酶 24h 内使用、注明开启日期、时间,静脉用药现用现配,超过 2h 后不得使用。 8、棉球、棉签、纱布等应注明开启时间,密闭保存,一经打开,使用时间最长不得超过 24h。 9、静脉穿刺执行一人一带一消毒,一人一针一管一灭菌。注射时碘伏、酒精、爱尔碘等由内向外擦拭消毒 2 遍,直径≥5cm。皮肤消毒液开启后有效期 7 天。含醇速干手消毒液开启后有效期 30 天。 10、空气消毒记录完整,使用中紫外线灯无灰尘,强度不低于 $70uW/cm^2$。 11、循环风紫外线及其它空气净化消毒器有消毒记录及清洗维护记录。 12、拖布、布巾分开使用,分开清洗,拖布标识清楚,消毒后悬挂晾干。病房地巾一室一换,由物业公司集中清洗消毒处理。 13、床单位终末消毒及时、彻底,擦拭床头桌有专用巾,一桌一巾,一用一消毒。 14、医疗区域无工作人员生活用品,治疗室、换药室等保持清洁,每日空气消毒 2 次,无可见灰尘,无卫生死角。物品橱内物品摆放次序正确,标识清楚,先期先用。 15、仅允许治疗准备岗位医务人员佩戴口罩进入治疗准备室。病区只有一个治疗室时,清洁性治疗优先,与感染性治疗分时段进行。 16、床上用品每周更换一次,有污染时随时更换,禁止在病房、走廊清点污染的被服。 17、用于灭菌质量追溯的六项指示卡粘贴在病历上。 18、手术科室皮肤准备方法及时机符合相关要求。 19、感染病人与非感染病人分开安置,MDRO 病人无法单独安置时,同种病原体病人同室隔离,并安置于适当的位置,用物固定,感染预防控制措施落实到位,有自查记录。	现场查看看资料	共 38 分一处不符合扣 2 分

续表

考核项目	考核标准	考核方法	分值及扣分标准
手卫生	1、掌握洗手与手消毒相关知识，手卫生知识知晓率100%，洗手正确率100%，依从性达到医院规定的目标值。 2、规范配置与使用速效手消毒液及干手纸，出库单顺序归档。 3、水龙头、皂盒等设施清洁无污垢，肥皂干燥，清洁存放，提倡使用洗手液。 4、接触不同病人或为不同病人操作时应洗手或卫生手消毒。 5、正确使用手套，一次性手套不得重复使用。 6、工作时间手部无饰品，不留长指甲，无美甲。	现场查看提问	共12分一处不符合扣2分
一次性医疗用品医疗废物	1、无过期的一次性医疗用品及消毒剂，一次性医疗用品移除外包装后方可入无菌物品橱内。一次性无菌医疗用品随用随开，使用前先检查有无破损、漏气、有效期等。 2、一次性医疗用品(如注射器等)无重复使用现象。 3、医疗废物就地分类收集，防止二次污染，不得混入生活垃圾。 4、在适当的位置和高度配置利器盒，并规范使用，无盖底分离现象。锐器直接放入(防渗漏、防刺伤)利器盒内，注明开启时间，封口后外加医疗废物袋。 5、医疗废物包装袋或容器标识、标签、封口、装载量等符合要求，无外溢和遗撒现象。感染性废物日产日清，损伤性废物不超过48小时。用后的透析器及废弃的胎盘应有数量和重量记录。 6、科室医疗废物交接回收记录完整，月底及时交物业公司和总务科汇总归档。	现场查看看资料	共12分一处不符合扣2分
医院感染监测	1、散发病例24h内通过医院感染监测软件系统报告，出现流行趋势及医院感染暴发时应立即报告，发现多重耐药菌感染和定植病人及时下达接触隔离医嘱并采取相关措施，对家属做好卫生宣教。 2、掌握医院感染诊断标准，无错报、漏报和迟报。 3、医院感染调查表填写无漏项，病程记录中有医院感染情况记录。 4、医院感染病历首页“4”有诊断名称，病历附页手术相关数据填写完整、准确。 5、清洁手术切口感染率≤1.5%。且有个案病例分析讨论。 6、临床科室有医院感染聚集性发生预警分析。有重点部位、重点环节、危险因素评估，有应对措施，并定期更新。有三管监测资料，对侵袭性操作所致感染有分析记录。 7、积极开展院感病例筛查和目标性监测，有细菌耐药性、抗菌药物监控资料，感染病例资料完整，必要时应用质量管理工具进行汇总分析，有整改措施，体现持续质量改进。 8、定期进行环境卫生学及消毒灭菌效果监测，结果达标，资料完整。	现场查看看资料	共16分一处不符合扣2分
组织管理	1、有科室医院感染管理小组，定期开展质控活动，专题讨论有记录，感染控制手册记录完整。 2、管理小组及各类人员分工清楚，各类人员职责明确，能按照年度工作计划开展工作。	现场查看提问	共4分一处不符合扣2分

续表

考核项目	考 核 标 准	考核方法	分值及扣分标准
在职教育	1、有科室年度医院感染知识培训计划并落实。 2、每年至少参加全院院感知识学习或考试一次，成绩合格。 3、科室每月组织医院感染知识学习2次，记录规范，有考试，有评价，资料真实，无代签名现象。 4、院感基本知识知晓率100%，现场考核提问相关知识，回答正确、完整。	现场查看 看资料 提问	共8分 一处 不符合 扣2分
职业防护	1、掌握职业防护知识，执行标准预防。 2、掌握职业暴露发生后的处理及报告流程，发生职业暴露后立即上报、填表，并采取相应的措施。 3、感染高风险科室体检资料归档，完整。 4、按照职业防护分级原则进行适度、适时防护，配备必要的防护用品并正确使用。 5、存放的消毒剂和化学试剂符合要求，有标识。	现场 查看 提问	共10分 一处 不符合 扣2分

第二部分　医技科室医院感染管理考核标准(100分)

一、考核范围:理疗室、健康管理科、注射室、放射科(包含导管室)、CT室、磁共振室、特检科、输血科、病人服务部、皮肤科、高压氧室

二、考核频次:每月一次

三、考核内容:

考核项目	考核标准	考核方法	分值及扣分标准
消毒隔离无菌技术	1、无菌物品有效期内使用,容器开启时注明日期、时间。 2、使用中消毒液浓度合格,按规定进行浓度监测,记录完整。 3、配制的消毒液注明名称、浓度和时间,现用现配,有效期不超过4h。 4、一般诊疗用品体温表等每次用后及时清洁消毒处理,湿化瓶、止血带等由供应室统一回收清洗消毒,湿化瓶每日更换,使用前加灭菌水。引流瓶等用后可由供应室统一清洗消毒处理,也可用500mg/L有效氯消毒液浸泡30分钟后用冷开水或无菌水冲净晾干,有效期7天。 5、用后的仪器、设备及时清洁、消毒处理,有记录。 6、溶酶24h内使用、注明开启日期、时间,静脉用药现用现配、超过2h后不得使用。 7、棉球、棉签、纱布等应注明开启时间,密闭保存,一经打开,使用时间最长不得超过24h。 8、静脉穿刺一人一带一消毒,执行一人一针一管一灭菌(包括针灸针)。注射时碘伏、酒精、爱尔碘等由内向外擦拭消毒2遍,直径≥5cm。皮肤消毒液开启后有效期7天。含醇速干手消毒液开启后有效期30天。 9、空气消毒记录完整,紫外线灯无灰尘,强度不低于70uW/cm^2。循环风紫外线及其它空气净化消毒器有消毒记录及清洗维护记录。 10、拖布、布巾分开使用,分开清洗,拖布标识清楚,消毒后悬挂晾干。地巾一室一换,由物业公司集中清洗消毒处理。 11、无菌物品橱内物品摆放次序正确,标识清楚,先期先用。 12、医务人员衣帽整洁,进入治疗室及无菌操作时应戴口罩。 13、室内湿式清洁,定期消毒,无可见灰尘,无卫生死角,地面、工作台面每天清洁,每日至少1次用500mg/L有效氯消毒液擦拭,有污染时随时消毒。 14、检查床每日清洁与擦拭消毒。检查床单保持清洁,每天更换,有污染时随时更换,一次性床单应一次性使用。	现场查看	共42分 一处 不符合 扣3分
一次性医疗用品、医疗废物	1、无过期的一次性医疗用品及消毒剂,一次性医疗用品移除外包装后方可入无菌物品橱。一次性无菌医疗用品随用随开,使用前先检查有无破损、漏气、有效期等。 2、一次性医疗用品(如注射器等)无重复使用现象,科室无过期的一次性医疗用品。 3、医疗废物分类收集,防止二次污染,不得混入生活垃圾,不得外流。 4、锐器直接放入(防渗漏、防刺伤)利器盒内,注明开启时间,封口后外加医疗废物袋。 5、在适当的位置和高度配置利器盒,并规范使用,无盖底分离现象。 6、医疗废物包装袋或容器标识、标签、封口、装载量等符合要求,感染性废物日产日清,损伤性废物不超过48小时,密闭回收至医疗废物暂存处。 7、各科室医疗废物交接回收记录完整,月底交物业公司和总务科汇总归档。	现场 查看 看资料 提问	14分 一处 不符合 扣2分

续表

考核项目	考　核　标　准	考核方法	分值及扣分标准
手卫生	1、掌握洗手与手消毒相关知识，手卫生知识知晓率100%，洗手正确率100%，依从性达到医院规定的目标值。 2、规范配置与使用速效手消毒液及干手纸，出库单顺序归档。 3、水龙头、皂盒等设施清洁无污垢，肥皂干燥，清洁存放，提倡使用洗手液。 4、接触不同病人或为不同病人操作时应洗手或卫生手消毒。 5、正确使用手套，一次性手套不得重复使用。 6、工作时间手部无饰品，不留长指甲，无美甲。	现场 查看 提问	18分 一处 不符合 扣3分
组织管理	1、有科室医院感染管理小组，并定期开展活动，感染控制手册记录完整。 2、管理小组及各类人员分工清楚，各类人员职责明确，能按照年度工作计划开展工作。	现场 查看 提问	4分 一处 不符合 扣2分
在职教育	1、科室每月组织医院感染知识学习1—2次，记录规范，有考试，有评价，无代签名现象。 2、每年至少参加全院院感知识学习一次，成绩合格。 3、有科室年度医院感染知识培训计划并落实。 4、院感知识知晓率100%，现场考核提问相关知识，回答正确、完整。	现场 查看 看资料 提问	12分 一处 不符合 扣2分
职业防护	1、掌握职业防护知识，执行标准预防。 2、掌握职业暴露发生后的处理及报告流程，发生职业暴露后立即上报、填表，并采取相应的措施。 3、各科室体检资料归档，完整。 4、按照职业防护分级原则进行适度、适时防护，配备必要的防护用品并正确使用。 5、存放的消毒剂和化学试剂符合要求，有标识。	现场 查看 提问	10分 一处 不符合 扣2分

第三部分 实验室医院感染管理考核标准(100分)

一、考核范围:检验科、输血科

二、考核频次:每月一次

三、考核内容:

考核项目	考核标准	考核方法	分值及扣分标准
微生物监测	1、病原微生物药敏试验及特殊病原体的耐药性监测每季度分析总结一次,并向全院反馈。 2、科室检出多重耐药目标菌及时告知病人所在科室。	看资料	16分 一处不符合扣8分
消毒隔离无菌技术	1、无菌物品有效期内使用,容器开启时注明日期、时间。 2、使用中消毒液浓度合格,按规定进行浓度监测,密闭保存,记录完整。 3、配制的消毒液注明浓度、时间。 4、静脉穿刺执行一人一巾一带,止血带等用后及时消毒或交供应室集中处理。 5、采血时碘伏、酒精、爱尔碘等由内向外擦拭消毒2遍,直径≥5cm。皮肤消毒液开启后有效期7天。含醇速干手消毒液开启后有效期30天。 6、棉球、棉签等一经打开,应注明开启时间,使用时间最长不得超过24小时。 7、无菌物品橱内无菌物品摆放符合要求,先期先用。 8、空气消毒记录完整,紫外线灯无灰尘,强度不低于$70uW/cm^2$。 9、用无菌镊子夹取消毒棉球。 10、拖布、布巾分开使用,分开清洗,拖布标识清楚,消毒后悬挂晾干。地巾一室一换,由物业公司集中清洗消毒处理。 11、操作时衣帽整洁,戴口罩。 12、地面、工作台面保持清洁,每天用500mg/L有效氯消毒液擦拭2次,有污染时随时消毒。 13、实验室卫生清洁,物品摆放整齐有序,严禁摆放与实验无关的物品。	现场查看提问	26分 一处不符合扣2分
一次性医疗用品医疗废物	1、无过期的一次性医疗用品及消毒剂,一次性医疗用品移除外包装后方可入无菌物品橱。一次性无菌医疗用品随用随开,使用前先检查有无破损、漏气、有效期等。 2、一次性医疗用品(如注射器等)无重复使用现象。 3、医疗废物就地处置,分类收集,防止二次污染,不得混入生活垃圾,不得外流。 4、锐器放入(防渗漏、防刺伤)利器盒内,注明开启时间,外加医疗废物袋。 5、在适当的位置和高度配置利器盒,并规范使用,无盖底分离现象。 6、医疗废物包装袋或容器标识、标签、封口、装载量等符合要求,感染性废物日产日清,损伤性废物不超过48小时。密闭回收至医疗废物暂存处。 7、废弃病原体培养基、菌种、毒种保存液就地用高压蒸汽灭菌器处理后按照感染性废物交医疗废物暂存处。 8、科室医疗废物交接回收记录完整,月底交物业公司和总务科汇总归档。	现场查看 看资料 提问	16分 一处不符合扣2分

续表

考核项目	考　核　标　准	考核方法	分值及扣分标准
医院感染监测	1、环境卫生学监测空气、物体表面等监测达标。 2、血库内冰箱空气、内壁卫生学监测达标。 3、高压蒸汽灭菌器物理、化学、生物监测资料完整。	现场查看 看资料 提问	6分 一处 不达标 扣2分
手卫生	1、掌握洗手与手消毒相关知识，手卫生知识知晓率100%，洗手正确率100%，依从性达到医院目标值。 2、规范配置与使用速效手消毒液，出库单顺序归档。 3、水龙头、皂盒等设施清洁无污垢，肥皂干燥，清洁存放，提倡使用洗手液。 4、接触不同病人或进行各种操作前后应洗手或卫生手消毒。 5、正确使用手套，一次性手套不得重复使用，脱手套后应洗手。 6、工作时间手部无饰品，不留长指甲，无美甲。	现场查看 提问	12分 一处 不符合 扣2分
组织管理	1、有科室医院感染管理小组，并定期开展活动，感染控制手册记录完整。 2、管理小组及各类人员分工清楚，各类人员职责明确。	现场查看 提问	4分 一处 不符合 扣2分
在职教育	1、科室每月组织医院感染知识学习1—2次，记录规范，有考试，有评价，无代签名现象。 2、每年至少参加全院院感知识学习一次，成绩合格。 3、有科室年度医院感染知识培训计划并落实。 4、院感知识知晓率100%，现场考核提问相关知识，回答正确、完整。	现场查看 看资料 提问	8分 一处 不符合 扣2分
职业防护	1、掌握职业安全防护知识，执行标准预防。 2、熟悉职业暴露发生后的处理及报告流程，发生职业暴露后立即上报、填表，并采取相应的措施。 3、科室体检资料归档，完整。 4、按照职业防护分级原则进行适度防护，配备必要的防护用品与防护设施，如洗眼器、防护面屏等，并正确使用，工作时不穿露趾鞋。 5、存放的消毒剂和化学试剂符合要求，有标识。 6、不在工作区从事进食、饮水、吸烟等活动。	现场查看 提问	12分 一处 不符合 扣2分

第四部分　血液透析室医院感染管理考核标准(100分)

一、考核范围:血液透析室

二、考核频次:每月一次(手卫生依从性每季度一次)。

三、考核内容:

考核项目	考核标准	考核方法	分值及扣分标准
水处理、透析管理	1、水处理间保持干燥,水电分离,每半年对水处理系统进行技术参数校对1次。 2、每天对水处理设备进行维护与保养,包括冲洗、还原和消毒,每次消毒后应该测定消毒剂的残余浓度,记录完整。 3、窗口期病人、急诊病人专区透析,治疗车和各种物品应专区专用。 4、禁止用同一注射器向不同的患者注射肝素或对深静脉置管者进行肝素封管。 5、透析管路预冲后必须4小时内使用,否则应重新预冲。每次透析结束后应更换床上用品,有污染时随时更换,禁止在病房、走廊清点污染的被服。 6、每次透析结束后应对机器内部管路进行消毒,对机器外部物体表面进行擦拭消毒,每月进行全水路热消毒一次,每季度进行全水路化学消毒一次。 7、A液、B液桶盖与管路连接处吻合紧密。 8、对透析中出现发热反应的病人,及时进行血培养,查找感染源。 9、有重点环节、重点人群、高危因素风险评估清单,并有针对性防控医院感染的具体措施并落实。	现场查看看资料	18分一处不符合扣2分
清洁消毒隔离无菌技术	1、无菌物品有效期内使用,容器开启时注明日期、时间。 2、消毒剂有效期内使用,使用中消毒液浓度合格,按规定进行监测,记录完整。 3、配制的消毒液注明名称、浓度和时间,现用现配,有效期不超过4h。 4、一般诊疗用品(体温表等)每次用后及时清洁消毒处理,湿化瓶由供应室统一回收清洗消毒,每日更换,使用前加灭菌水。 5、用后的仪器、设备及时清洁消毒处理,有记录。 6、溶酶24小时内使用、注明开启日期、时间,静脉用药现用现配、超过2小时后不得使用。棉球、棉签、纱布等注明开启时间,密闭保存,一经打开,使用时间最长不得超过24小时。 7、静脉穿刺执行一人一带一消毒,注射时碘伏、酒精、爱尔碘等由内向外擦拭消毒2遍,直径≥5cm。皮肤消毒液开启后有效期7天。含醇速干手消毒液开启后有效期30天。 8、空气净化消毒器有消毒记录及清洗维护记录。 9、紫外线灯无灰尘,空气消毒记录完整,强度不低于70uW/cm^2。 10、拖布、布巾分开使用,分开清洗,拖布标识清楚,消毒后悬挂晾干,地巾交物业集中清洗消毒处理。 11、医疗区域无工作人员生活用品,保持清洁,无可见灰尘,无卫生死角。物品橱内物品摆放次序正确,先期先用。 12、病人用物如轮椅、拖鞋等应保持清洁,每日消毒,污染时随时消毒,有记录。 13、严格陪护人员的管理,除病情突变、病危情况外不得陪护,陪护人员进入时更换拖鞋、穿隔离衣。	现场查看	26分一处不符合扣2分

续表

考核项目	考核标准	考核方法	分值及扣分标准
医院感染监测	1、定期进行手、空气、物体表面等环境卫生学监测，结果达标。 2、透析用水电导率<10us/cm，纯水的 pH 值 5－7。 3、透析用水、透析液等细菌总数监测每月 1 次，无致病菌检出，标准依据 YY0572－2015《治疗用水与相关透析用水》。 4、透析液、透析用水每季度内毒素监测 1 次，每台透析机每年至少内毒素监测 1 次，小于 0.25EU/ml。 5、化学污染物每年测定 1 次，软水硬度及游离氯检测每周进行 1 次。 6、使用中消毒剂浓度每日监测，管路每次冲洗消毒后，对消毒剂残留量检测，记录结果保存完整。	看资料 提问	12 分 一处 不符合 扣 2 分
一次性医疗用品医疗废物	1、无过期的一次性医疗用品，一次性透析器等医疗用品移除外包装后方可入无菌物品橱。一次性无菌医疗用品随用随开，使用前先检查有无破损、漏气、有效期等。 2、一次性医疗用品(如注射器等)无重复使用现象。 3、医疗废物分类收集，防止二次污染，不得混入生活垃圾，不得外流。用后的透析器有重量和数量交接记录。 4、在适当的位置和高度放置利器盒，并规范使用，无盖底分离现象。锐器直接放入(防渗漏、防刺伤)利器盒内，注明开启时间，外加医疗废物袋。 5、医疗废物包装袋或容器标识、标签、封口、装载量等符合要求，感染性废物日产日清，损伤性废物不超过 48 小时。密闭回收至医疗废物暂存处。 6、科室医疗废物交接回收记录完整，月底及时交物业公司和总务科汇总归档。	现场查看 看资料 提问	12 分 一处 不符合 扣 2 分
手卫生	1、掌握洗手与手消毒相关知识，手卫生知识知晓率 100%，洗手正确率 100%，依从性≥95%。 2、规范配置与使用速效手消毒液，出库单顺序归档。 3、水龙头、皂盒等设施清洁无污垢，肥皂干燥，清洁存放，提倡使用洗手液。 4、接触不同病人或为不同病人操作时应更换手套，换手套前要洗手或卫生手消毒。正确使用手套，一次性手套不得重复使用。 5、工作时间手部无饰品，不留长指甲，无美甲。	现场查看 提问	10 分 一处 不符合 扣 2 分
组织管理	1、有科室医院感染管理小组，并定期开展活动，专题讨论有记录，感染控制手册记录完整。 2、管理小组及各类人员分工清楚，职责明确。	现场查看 提问	4 分 一处 不符合 扣 2 分
在职教育	1、科室每月组织医院感染知识学习 2 次，记录规范，有考试，有评价，无代签名现象。 2、每年至少参加全院院感知识学习一次，成绩合格。 3、有科室年度医院感染知识培训计划并落实。 4、医院感染知识知晓率 100%，现场考核提问相关知识，回答正确、完整	现场查看 看资料 提问	8 分 一处 不符合 扣 2 分

续表

考核项目	考核标准	考核方法	分值及扣分标准
职业防护	1、掌握职业安全防护知识,执行标准预防,工作人员定期体检,资料归档,完整。 2、熟悉职业暴露发生后的处理及报告流程,发生职业暴露后立即上报、填表,并采取相应的措施。 3、按照职业防护分级原则进行适度、适时防护,配备必要的防护用品如洗眼器、防护面屏等,并正确使用,工作时不穿露趾鞋。 4、消毒剂和化学试剂专柜或专区存放,标识清楚。 5、不在工作区从事进食、饮水、吸烟等活动。	现场查看 提问	10 分 一处 不符合 扣 2 分

第五部分　手术室、麻醉科医院感染管理考核标准(100分)

一、考核范围：手术室、麻醉科

二、考核频次：每月一次

三、考核内容：

考核项目	考核标准	考核方法	分值及扣分标准
空气污染控制	1、洁净手术间空气净化系统的日常管理和维护应由专业技术人员负责，空气净化装置应在有效期内使用，按生产厂家的说明进行维护并定期更换，污染后及时更换，资料完整。 2、各功能区域的空气净化系统应独立设置。回风口应设低阻中效或中效以上过滤设备。送风末端装置应有阻漏功能，实现零泄漏，且不应使用非阻隔式净化装置。 3、空气处理机组的普通送风口应每月检查、清洁。当送风末端出风面被污损时应及时更换；粗效滤网至少每周清洗1次并无肉眼可见的毛絮等附着物。 4、每天术前应记录洁净手术间的温度、湿度，资料完整。锁气室两侧的门不可同时开放，手术时手术间的门应保持关闭状态，尽量减少开启次数。 5、应于每天第1台手术前30min正常开启空气净化装置，环境参数应达到GB.50333要求；连台手术按要求进行物体表面清洁消毒，保证足够的静态自净间隔时间：Ⅰ级手术≥10min，Ⅱ、Ⅲ级手术≥20min，Ⅳ级手术≥30min；全天手术结束并进行清洁消毒后，空气净化系统需继续运行30min。	现场查看看资料	10分一处不符合扣2分
人员管理	1、医务人员进出手术室按照要求着装，临时外出时需更换鞋和外出衣，进入手术室，应先进行手卫生，再更换手术室专用刷手服、鞋帽、外科医用口罩等，使用后及时更换，若使用布帽应每日清洁。 2、参与手术人员更衣前应摘除耳环、戒指、手镯等饰物，不应化妆。 3、刷手服上衣应系入裤装内，手术帽应遮盖全部头发及发际，口罩应完全遮住口鼻。不宜二次更鞋，不宜穿着手术裙。离开手术室时应将手术衣、刷手服、鞋帽、口罩脱下并置于指定位置。刷手服、手术衣不应在非手术科室使用，用后及时清洗、消毒或灭菌。 4、专用鞋应能遮盖足面，保持清洁干燥；每日清洁或消毒，遇污染及时更换。 5、参观人员必须经批准，并应控制人数，每个手术间不应超过3个观摩人员，观摩人员与术者距离应在30cm以上，脚凳高度不应超过50cm。限制与手术无关人员及外来医疗器械厂商人员上台，并应限制其随意出入手术间；进入限制区的非手术人员应按照人员流动路线要求，在限制范围内活动。 6、患有急性上呼吸道感染、感染性腹泻、皮肤疖肿、皮肤渗出性损伤等感染期的医务人员不应进入手术室的限制区。 7、在满足手术基本需要的情况下应控制手术间人数。参加手术人员在实施手术前应做好个人的清洁，手术中应避免人员频繁走动和随意出入手术间，每个巡回护士同一时间宜只负责1台手术的配合。	现场查看看资料	14分一处不符合扣2分

续表

考核项目	考核标准	考核方法	分值及扣分标准
清洁消毒	1、应采取湿式清洁消毒方法。清洁消毒用品应选择不易掉纤维的织物，不同区域应分开使用，并有明确标识，用后清洗消毒干燥存放。 2、每天清晨应对所有手术间环境进行清洁。手术间所有物体表面，如无影灯、麻醉机、输液架、器械车、地面、手术床等宜用清水擦拭，并至少于手术开始前30min完成，术中发生可见污染或疑似污染时应及时进行清洁消毒。 3、全天手术结束后应对手术间地面和物体表面进行清洁消毒，清水擦拭之后采用合法有效的消毒剂进行消毒。 4、每周应对手术间进行全面的清洁与消毒，如回风口、门窗、柜内、墙壁、污物桶、无影灯、麻醉机、输液架、器械车、地面等用清水擦拭，之后采用合法有效的消毒剂进行消毒。 5、克雅病、气性坏疽、呼吸道传染病及突发原因不明的传染性疾病患者手术结束后，参照GB.19193－2003要求进行终末消毒，普通手术间消毒后通风时间≥30min；洁净手术间自净时间≥30min。 6、每台手术后应对手术台及周边至少1m～1.5m范围的物体表面进行清洁消毒。全天手术结束后应对手术间地面和物体表面进行清洁消毒。每周应对手术间进行全面的清洁与消毒。 7、使用的消毒剂应合法有效，并在有效期内使用。使用方法应依据产品说明书，专人配制。使用中的消毒剂按要求进行有效浓度的监测并记录。 8、消毒剂应由专人管理，专柜或专区存放，标识清楚。 9、接送病人的平车保持清洁，每日消毒，有污染随时消毒，铺单一人一换。	现场查看 看资料 提问	28分 一处 不符合 扣2分
仪器设备 医疗用品	1、仪器设备应去除外包装、彻底清洁后方可进入手术室，每次使用后应检查调试并彻底清洁擦拭或消毒。 2、C型臂主机及显示器均应在手术间内。显微镜、C型臂等设备跨越无菌区部分应使用无菌罩，术中污染时应及时清洁消毒并覆以无菌巾。 3、直接与患者接触的设备管路及附件的清洗、消毒应遵循WS 310.2的规定。 4、喉镜与喉罩的清洁消毒处理，应参照生产厂家提供的方法，至少应达到高水平消毒。灭菌物品应存放于手术室限制区，灭菌物品与其它物品应分开放置，按照消毒灭菌有效期的先后顺序依次摆放和使用。一次性使用物品应在限制区外去除外层包装。 5、应指定专人负责检查无菌物品的有效期限，超过有效期限的灭菌物品需按WS 310.2规定重新处理。 6、一次性使用的无菌医疗物品(含植入物)应一次性使用。一次性无菌医疗用品随用随开，使用前先检查有无破损、漏气、有效期等。 7、无菌物品一人一用，手术开始后，摆放到各手术台上的无菌物品不应与其他手术交叉使用。 8、重复使用物品的清洗消毒和灭菌应执行消毒供应管理的规定。 9、重复使用的布类物品，使用后应装入防渗漏的污衣袋中送洗衣部清洗与消毒。 10、体位用品，直接接触病人的应一人一用一清洁消毒，不直接接触病人的应一天一用一清洁消毒。	现场查看 看资料	15分 一处 不符合 扣1.5分

续表

考核项目	考核标准	考核方法	分值及扣分标准
医疗废物	1、医疗废物应由专用通道或隔离转移方式运送，就地分类收集，防止二次污染，不得混入生活垃圾。 2、在适当的位置和高度配置利器盒，并规范使用，无盖底分离现象。锐器直接放入(防渗漏、防刺伤)利器盒内，注明开启时间，外加医疗废物袋。胎盘等病理废物应装入防渗透的医疗废物袋，并按要求标识，有重量和数量记录。取出的钢板等植入物有记录，以方便植入物追踪管理。液体废物可直接排放入医院污水处理系统。 3、医疗废物包装袋或容器标识、标签、封口、装载量等符合要求。感染性废物日产日清，损伤性废物不超过48小时。 4、科室医疗废物交接回收记录完整，月底及时交物业公司和总务科汇总归档。	现场查看 看资料 提问	6分 一处 不符合 扣1.5分
医院感染监测	1、每周由专人监测空调装置的进风口、回风口的清洁状态并记录。每周由专人监测手术室空气净化装置的回风口栅栏、网面、管道内壁的清洁度并记录。 2、每季度对空气卫生学效果按手术间数10%进行抽测。 3、怀疑术后患者感染与手术室环境相关时，应按照GB.15982方法对手术室的物体表面进行监测。 4、每月应对手术医护人员进行手卫生效果的抽测，抽测人数应不少于日平均手术量医护人员总数的1/10。	现场查看 看资料 提问	6分 一处 不符合 扣1.5分
组织管理布局流程	1、有科室医院感染管理小组，并定期开展质控活动，感染控制手册记录完整。 2、管理小组及各类人员分工清楚，职责明确。 3、各分区、通道的设置应符合院感要求，隔离手术间宜设置在手术室的一端。 4、根据手术室洁净等级与感染的风险合理安排手术的区域与台次。关节置换等手术宜在Ⅰ级洁净手术间进行。 5、落实病人术中保温措施。 6、有重点部位、重点环节、危险因素评估，有针对性防控医院感染的具体措施并落实。必要时应用质量管理工具进行总结分析，有整改措施，体现持续质量改进。	现场查看 提问	9分 一处 不符合 扣1.5分
在职教育	1、科室每月组织医护人员及工勤人员学习医院感染知识2次，记录规范，有考试，有评价，无代签名现象。 2、每年至少参加全院院感知识学习一次，成绩合格。 3、有科室年度医院感染知识培训计划并落实。 4、医院感染知识知晓率100%，现场考核提问相关知识，回答正确、完整。	现场查看 看资料 提问	6分 一处 不符合 扣1.5分
职业防护	1、掌握职业防护知识，执行标准预防。科室体检资料归档，完整。 2、掌握职业暴露发生后的处理及报告流程，发生职业暴露后立即上报、填表，并采取相应的措施。 3、配备必要的防护用品和防护设施，如洗眼器等。掌握职业防护分级原则并进行适度、适时防护。 4、正确佩戴手套、口罩、眼罩、防护面屏等防护用品，可能有血液、体液喷溅时应佩戴防护面屏或眼罩，为乙肝、梅毒、艾滋病等感染性疾病患者手术时应戴双层手套。	现场查看 提问	6分 一处 不符合 扣1.5分

第六部分　门诊科室医院感染管理考核标准(100分)

一、考核范围:口腔科门诊、眼科门诊、耳鼻喉科门诊、门诊手术室、人工流产室

二、考核频次:每月一次

三、考核内容:

考核项目	考核标准	考核方法	分值及扣分标准
消毒隔离无菌技术	1、无菌物品有效期内使用。纸塑包装的灭菌物品注明灭菌日期和失效日期。 2、容器开启时注明日期、时间。 3、无菌物品橱内物品摆放次序正确,先期先用。 4、重复使用的器械、器具密闭包装由供应室统一回收处理,科室自行处理的器械必须按程序酶洗－必要时除锈－润滑－干燥－消毒灭菌。被朊毒体、气性坏疽及突发不明原因的传染病病原体污染的器械、器具用双层黄袋密封包装注明感染性疾病名称由供应室单独处理。 5、凡接触病人破损的皮肤、黏膜、伤口和血液的器械应一人一用一灭菌;检查器械、填充器等一人一用一消毒。 6、使用中消毒液浓度合格,按规定进行浓度监测,有记录。配制的消毒液注明名称、浓度和时间,现用现配,有效期不超过4h。 7、一般诊疗用品用后及时清洁消毒或灭菌处理,湿化瓶由供应室统一清洗消毒处理,注水瓶每日消毒更换,使用前加无菌水,用后的仪器、设备及时清洁消毒处理,有维护保养记录。 8、溶酶24小时内使用、注明开启日期、时间、静脉用药现用现配、超过2小时后不得使用。棉球、棉签、纱布等密闭保存,一经打开,注明开启时间,使用时间最长不得超过24小时。 9、空气消毒记录完整,紫外线灯无灰尘,强度不低于$70uW/cm^2$。循环风紫外线及空气净化设备清洗维护记录完整。 10、注射时碘伏、酒精、爱尔碘等由内向外擦拭消毒2遍,直径≥5cm。皮肤消毒液开启后有效期7天。手消毒液开启后有效期30天。 11、拖布、布巾分开使用,分开清洗,拖布标识清楚,消毒后悬挂晾干,地巾交物业公司集中清洗消毒处理。 12、室内湿式清洁,定期消毒,无可见灰尘,无卫生死角,每周对环境彻底清洁、消毒一次。 13、衣帽整洁,操作时戴口罩,必要时佩戴防护镜或防护面屏。 14、地面、工作台面保持清洁,每天用500mg/L有效氯消毒液擦拭2次。有污染时随时消毒。 15、外来医疗器械、植入物使用管理规范。用于灭菌质量追溯的六项指示卡黏贴于病历上。 16、遮眼板、眼压计每次用后,用75%酒精棉球擦拭消毒,裂眼灯额架上垫下额骨的消毒纸,每个患者用后更换。 17、每日对口腔综合治疗台等物表进行清洁、消毒,遇到污染时应及时清洁、消毒。按照要求定期对水路进行抽吸消毒。 18、手术科室皮肤准备方法及时机符合相关要求。	现场查看	36分 一处不符合扣2分

续表

考核项目	考核标准	考核方法	分值及扣分标准
手卫生	1、掌握洗手与手消毒相关知识，手卫生知识知晓率100%，洗手正确率100%，依从性≥95%。 2、规范配置与使用速效手消毒液，出库单顺序归档。 3、水龙头、皂盒等设施清洁无污垢，肥皂干燥，清洁存放，提倡使用洗手液。 4、接触不同病人或为不同病人操作时应洗手或卫生手消毒。 5、正确使用手套，一次性手套不得重复使用。 6、工作时间手部无饰品，不留长指甲，无美甲及假指甲。 7、连台手术或手术过程中手套破损重新进行外科手消毒。	现场查看 提问	14分 一处 不符合 扣2分
医院感染监测	1、散发病例24h内通过医院感染监测软件系统报告，出现流行趋势及医院感染暴发时应立即报告，发现多重耐药菌感染和定植病人及时下达接触隔离医嘱并采取相关措施，对家属做好卫生宣教。 2、掌握医院感染诊断标准，无错报、漏报和迟报。 3、医院感染调查表填写无漏项，病程记录中有医院感染情况记录。 4、医院感染病历首页“4”有诊断名称，病历附页手术相关数据填写完整、准确。 5、清洁手术切口感染率≤1.5%。 6、临床科室有医院感染暴发的应急预案。有重点部位、重点环节、危险因素评估，对侵袭性操作所致感染有监控记录。 7、积极开展院感病例筛查和目标性监测，有细菌耐药性、抗菌药物监控资料，感染病例资料完整，必要时应用质量管理工具进行汇总分析，有整改措施，体现持续质量改进。 8、环境卫生学及消毒灭菌效果监测达标，资料完整。	现场查看 看资料 提问	16分 一处 不符合 扣2分
一次性医疗用品医疗废物	1、无过期的一次性医疗用品及消毒剂，一次性医疗用品移除外包装后方可入无菌物品橱。一次性无菌医疗用品随用随开，使用前先检查有无破损、漏气、有效期等。 2、一次性医疗用品(如注射器)无重复使用现象。 3、医疗废物就地处置，分类收集，防止二次污染，不得混入生活垃圾。 4、在适当的位置和高度配置利器盒，并规范使用，无盖底分离现象，锐器直接放入(防渗漏、防刺伤)利器盒内，注明开启时间，外加医疗废物袋。 5、医疗废物包装袋或容器标识、标签、封口、装载量等符合要求。感染性废物日产日清，损伤性废物不超过48小时。 6、科室医疗废物交接回收记录完整，月底及时交物业公司和总务科汇总归档。	现场查看 看资料 提问	12分 一处 不符合 扣2分
组织管理	1、有科室医院感染管理小组，并定期开展活动，感染控制手册记录完整。 2、管理小组及各类人员分工清楚，职责明确。	现场查看 提问	4分 一处 不符合 扣2分

续表

考核项目	考核标准	考核方法	分值及扣分标准
在职教育	1、科室每月组织医院感染知识学习1—2次，记录规范，有考试，有评价，无代签名现象。 2、每年至少参加全院院感知识学习一次，成绩合格。 3、有科室年度医院感染知识培训计划并落实。 4、医院感染知识知晓率100%，现场考核提问相关知识，回答正确、完整。	现场查看 看资料 提问	8分 一处 不符合 扣2分
职业防护	1、掌握职业防护知识，执行标准预防。 2、掌握职业暴露发生后的处理及报告流程，发生职业暴露后立即上报、填表，并采取相应的措施。 3、科室体检资料归档，完整。 4、按照职业防护分级原则进行适度、适时防护，配备必要的防护用品并正确使用，手术时佩戴外科口罩。 5、消毒剂和化学试剂专柜或专区存放，标识清楚。	现场查看 提问	10分 一处 不符合 扣2分

第七部分　供应室医院感染管理考核标准(100分)

一、考核范围:供应室

二、考核频次:每月一次(手卫生依从性每季度一次)。

三、考核内容:

考核项目	考核标准	考核方法	分值及扣分标准
科室管理	1、供应室区域独立,门保持关闭状态。 2、去污区,检查、包装灭菌区,无菌物品存放区分区明确,标识清楚,由污到洁不交叉,不逆流,各区人员不串岗。 3、三类物品(污染、清洁、无菌)分区存放,标记醒目。 4、不同区域人员防护着装符合要求,穿专用服,戴圆帽,外出时更衣、换鞋。 5、有科室医院感染管理小组,并定期开展质控活动,召开专题会议,有记录并落实。 6、管理小组及各类人员分工清楚,职责明确。 7、有科室医院感染管理制度、措施、应急预案及标准操作规程并落实。感染控制手册记录完整。	现场查看 提问	14分 一处 不符合 扣2分
清洁回收清洗消毒包装装载灭菌	1、各室内环境保持清洁,无尘,定期消毒,有污染随时消毒。拖布、布巾分区使用,拖布标识清楚,消毒后悬挂晾干。 2、消毒液有效期内使用,使用中消毒液浓度合格,按规定进行浓度监测,有记录。 3、紫外线灯无灰尘,消毒监测记录完整,强度不低于70vw/cm^2。 4、各种设备如空气净化器、灭菌器、清洗消毒机等有清洁、维修及保养记录。 5、下收下送车辆洁污分开,有明显标识,密闭运送与回收,用后及时清洁与消毒处理,分区存放。不应在诊疗场所对污染的诊疗器械、器具和物品进行清点。 6、根据临床需要确定回收次数和时间,病区一般诊疗用品每日定点回收,专科器械、手术器械用后及时回收。 7、根据器械材质、特点、精密程度、污染程度选择适宜的手工、超声和机械清洗方法。硬式内镜,按照酶洗—必要时除锈—润滑—干燥—消毒灭菌的程序进行,并遵循《内镜清洗消毒技术操作规范》的要求。 8、重复使用的器械、器具按酶洗—润滑—消毒、灭菌,必要时除锈的程序进行处理。 9、被朊毒体、气性坏疽及突发不明原因的传染病病原体污染的器械、器具应双层封闭包装注明感染性疾病名称由供应室单独回收处理。 10、器械的干燥、检查、维护与保养方法符合要求。器械与敷料分室包装。 11、灭菌包封包规范,重量、体积符合要求,灭菌锅内物品装载、摆放符合要求。 12、灭菌后物品应有明显的灭菌标志和日期,在有效期内使用,包布清洁无破损。消毒、灭菌物品分类、分架存放,摆放有序,发放时遵循先进先出的原则。 13、灭菌批次物品有登记明细,可追溯。定期对低温灭菌器和压力蒸汽灭菌器消毒灭菌效果进行监测,资料完整。压力蒸汽灭菌器不得作为常规灭菌方法。 14、落实外来器械(植入物)使用管理制度,严格外来器械的回收、交接、清洗、消毒、灭菌、监测、发放管理,资料完整。	现场查看 看资料 提问	28分 一处 不符合 扣2.5分

续表

考核项目	考核标准	考核方法	分值及扣分标准
手卫生	1、掌握洗手与手消毒相关知识，手卫生知识知晓率100%，洗手正确率100%，依从性≥95%。 2、规范配置与使用手消毒液，运送车配有手消毒液。出库单顺序归档。 3、水龙头、皂盒等设施清洁无污垢，肥皂干燥，提倡使用洗手液。 4、接触无菌物品前应洗手或手消毒。 5、正确使用手套，一次性手套不得重复使用。 6、工作时间手部无饰品，不留长指甲，无美甲和假指甲。	现场查看 提问	12分 一处 不符合 扣2分
一次性医疗用品医疗废物	1、一次性医疗用品存放符合要求，标识清楚，分区明确。无过期物品。一次性医疗用品移除外包装后方可入无菌物品存放间。 2、医疗废物就地分类收集，防止二次污染，不得混入生活垃圾。 3、在适当的位置和高度放置利器盒，并规范使用，无盖底分离现象，锐器直接放入(防渗漏、防刺伤)利器盒内，注明开启时间，外加黄袋。 4、医疗废物包装袋或容器标识、标签、封口、装载量等符合要求。感染性废物日产日清，损伤性废物不超过48小时。 5、科室医疗废物交接回收记录完整，月底及时交总务科。	现场查看 看资料 提问	10分 一处 不符合 扣2分
医院感染监测	1、有供应室医院感染风险因素评估，有针对性防控医院感染的具体措施并落实。 2、按照要求对器械、器具及物品的清洗质量进行监测。 3、按照要求对消毒灭菌质量进行监测 4、定期对空气、物体表面、手等进行环境卫生学监测 5、各种监测达标，资料完整。	现场查看 看资料 提问	10分 一处 不符合 扣2分
在职教育	1、科室每月组织医院感染知识学习2次，记录规范，有考试，有评价，无代签名现象。 2、每年至少参加全院院感知识学习一次，成绩合格。 3、有科室年度医院感染知识培训计划。 4、医院感染知识知晓率100%，现场考核提问相关知识，回答正确、完整。	现场查看 看资料 提问	8分 一处 不符合 扣2分
职业防护	1、掌握职业防护知识，执行标准预防。 2、掌握职业暴露发生后的处理及报告流程，发生职业暴露后立即上报、填表，并采取相应的措施。 3、工作人员定期体检，资料归档，完整。 4、配备必要的防护用品及洗眼装置。掌握职业防护分级原则，进行适度、适时防护。 5、配备必要的防护用品并正确使用，可能有血液、体液喷溅时应佩戴防护面屏或眼罩，手工清洗器械时应穿防护衣，不穿露趾鞋。 6、存放的消毒剂和化学试剂符合要求，有标识。	现场查看 提问	18分 一处 不符合 扣3分

第八部分　内镜室医院感染管理考核标准(100分)

一、考核范围:内镜室

二、考核频次:每月一次

三、考核内容:

考核项目	考核标准	考核方法	分值及扣分标准
消毒隔离无菌技术	1、无菌物品有效期内使用,容器开启时注明日期、时间。 2、使用中消毒液浓度合格,按规定进行浓度监测,记录完整。 3、配制的消毒液注明名称、浓度和时间,现用现配,有效期不超过4h。 4、一般诊疗用品(引流瓶、止血带、湿化瓶等)每次用后及时清洁消毒处理,湿化瓶由供应室统一回收清洗消毒,一人一换,使用前加灭菌水。引流瓶等用500mg/L有效氯消毒液浸泡30分钟后用冷开水或无菌水冲净晾干,有效期7天。 5、诊疗床、仪器设备等各物体表面保持清洁,用后的仪器及时清洁处理,有污染时随时消毒,记录完整。 6、溶酶24小时内使用、注明开启日期、时间,静脉用药现用现配、超过2小时后不得使用。棉球、棉签、纱布等应注明开启时间,密闭保存,一经打开,使用时间最长不得超过24小时。 7、注射时碘伏、酒精、爱尔碘等由内向外擦拭消毒2遍,直径≥5cm。皮肤消毒液开启后有效期7天。含醇速干手消毒液开启后有效期30天。 8、空气消毒记录完整,紫外线灯无灰尘,强度不低于$70uW/cm^2$。 9、拖布、布巾分开使用,分开清洗,拖布标识清楚,消毒后悬挂晾干。 10、室内环境保持清洁,定期消毒,无可见灰尘,无卫生死角。 11、无菌物品橱内物品摆放次序正确,先期先用。 12、工作时衣帽整洁,操作时戴口罩。 13、检查床床单保持清洁,一次性床单一人一换,有污染时随时更换。	现场查看	26分 一处不符合扣2分
清洗消毒质量控制	1、按照《软式内镜清洗消毒技术规范》的要求规范清洗与消毒内镜。使用后内镜宜每次清洗前测漏,条件不允许时,每天至少测漏1次,并做好记录。 2、不同系统软式内镜的清洗槽、清洗消毒机应分开设置与使用。不同系统软式内镜不能分室进行的,应当分时间段进行。 3、清洗纱布一次性使用。清洗刷一用一消毒,刷洗时两头见刷头。多酶洗液一镜一换。 4、清洗消毒机功能完好,定期维护保养。有维护记录。 5、注水瓶及连接管每日用后高水平消毒,无菌水彻底冲净,干燥备用。注水瓶内用水为无菌水,每天更换。 6、消毒时,内镜全部浸没于消毒液中,各孔道灌满消毒液,保证清洗与消毒作用时间。 7、活检钳、异物钳等一人一用一灭菌,弯盘、敷料缸应当采用高压灭菌处理。 8、保持内镜橱柜内清洁,每周消毒一次。遵循设备说明书定期对内镜自动清洗消毒机进行自身消毒。 9、每日诊疗结束后对吸引瓶、吸引管、清洗槽等进行清洗消毒处理。每日诊疗工作开始前,必须对当日拟使用的消毒类内镜再次消毒。 10、有针对重点人群、重点环节及高危因素的评估清单,制定措施并落实。 11、酶液、各种消毒剂等领用单保存完好,备查。手工清洗消毒记录完整,清洗消毒机打印记录顺序粘贴归档。	现场查看看资料提问	22分 一处不符合扣2分

续表

考核项目	考核标准	考核方法	分值及扣分标准
医院感染监测	1、每日定时监测消毒液浓度并做好记录，按照说明书使用时限使用。 2、定期对各种内镜进行细菌总数、致病菌监测。 3、定期对空气、手、物体表面等进行环境卫生学监测。 4、各种监测资料完整，应用质量管理工具进行汇总分析，有整改措施，体现持续质量改进。	看资料 提问	8分 一处 不达标 扣2分
手卫生	1、掌握洗手与手消毒相关知识，手卫生知识知晓率100%，洗手正确率100%，依从性≥95%。 2、规范配置与使用速效手消毒液，出库单顺序归档。 3、水龙头、皂盒等设施清洁无污垢，肥皂干燥，清洁存放，提倡使用洗手液。 4、对每位病人操作前后必须洗手或手消毒。 5、工作时间手部无饰品，不留长指甲，无美甲。	现场查看 提问	10分 一处 不符合 扣2分
一次性医疗用品医疗废物	1、无过期的一次性医疗用品及消毒剂，一次性医疗用品移除外包装后方可入无菌物品橱，一次性无菌物品使用前应检查小包装有无破损、漏气、有效期等。 2、一次性医疗用品（如注射器、口圈等）无重复使用现象。 3、医疗废物就地分类收集，防止二次污染，不得混入生活垃圾。 4、在适当的位置和高度配置利器盒，并规范使用，无盖底分离现象，锐器直接放入（防渗漏、防刺伤）利器盒内，注明开启时间，外加医疗废物袋。 5、医疗废物包装袋或容器标识、标签、封口、装载量等符合要求。感染性废物日产日清，损伤性废物不超过48小时。 6、科室医疗废物交接回收记录完整，月底及时交物业公司和总务科汇总归档。	现场查看 看资料 提问	12分 一处 不符合 扣2分
组织管理	1、有科室医院感染管理小组，并定期开展活动，研究讨论有记录并落实，感染控制手册记录完整。 2、管理小组及各类人员分工清楚，职责明确。	现场查看 提问	4分 一处 不符合 扣2分
在职教育	1、科室每月组织医院感染知识学习2次，记录规范，有考试，有评价，无代签名现象。 2、每年至少参加全院院感知识学习一次，成绩合格。 3、有科室年度医院感染知识培训计划并落实。 4、医院感染知识知晓率100%，现场考核提问相关知识，回答正确、完整。	现场查看 提问	8分 一处 不符合 扣2分
职业防护	1、掌握职业防护知识，执行标准预防。 2、掌握职业暴露发生后的处理及报告流程，发生职业暴露后立即上报、填表，并采取相应的措施。 3、科室体检资料归档，完整。 4、按照职业防护分级原则进行适度防护，配备必须的防护用品如防渗透围裙、防护眼罩等，并正确使用。 5、消毒剂和化学试剂专柜或专区存放，标识清楚。	现场查看 提问	10分 一处 不符合 扣2分

第九部分　感染性疾病科医院感染管理考核标准(100 分)

一、考核范围:感染性疾病科

二、考核频次:每月一次

三、考核内容:

考核项目	考　核　标　准	考核方法	分值及扣分标准
布局流程	1.分区明确,流程合理,由污到洁,不交叉,不逆行。 2.各区域间门保持关闭状态。 3.工作人员不串区。	现场查看	14 分 一处 不符合 扣 2 分
消毒隔离无菌技术	1、无菌物品有效期内使用,容器开启时注明日期、时间。 2、使用中消毒液浓度合格,按规定进行浓度监测,记录完整。配制的消毒液注明名称、浓度和时间,现用现配。 3、一般诊疗用品(体温表等)每次用后及时清洁消毒处理,湿化瓶由供应室统一回收清洗消毒,每日更换,使用前加灭菌水。 4、用后的仪器(吸痰器等)及时清洁消毒处理,记录完整。 5、运送工具(担架、轮椅等)保持清洁,定期消毒,污染时随时消毒,记录完整。 6、溶酶 24h 内使用、注明开启日期、时间,静脉用药现用现配,超过 2h 后不得使用。 7、棉球、棉签、纱布等应注明开启时间,密闭保存,一经打开,使用时间最长不得超过 24h。 8、静脉穿刺一人一带一消毒,执行一人一针一管一灭菌。注射时碘伏、酒精、爱尔碘等由内向外擦拭消毒 2 遍,直径≥5cm。皮肤消毒液开启后有效期 7 天。含醇速干手消毒液开启后有效期 30 天。 9、空气消毒记录完整,紫外线灯无灰尘,强度不低于 $70uW/cm^2$。循环风紫外线空气消毒器有消毒记录及清洗维护记录。 10、拖布、布巾分开使用,分开清洗,拖布标识清楚,消毒后悬挂晾干。 11、床单位终末消毒及时、彻底,擦床头桌有专用巾,一桌一巾,一用一消毒。 12、医疗区域无工作人员生活用品,治疗室、诊室等保持清洁,定期消毒,无可见灰尘,无卫生死角。物品橱内物品摆放次序正确,先期先用。 13、进治疗室衣帽整洁,操作时戴口罩。 14、床上用品每周更换一次,有污染时随时更换,一次性床单应一次性使用。禁止在病房、走廊清点污染的被服。 15、用于灭菌质量追溯的六项指示卡黏贴在病历上。 16、MDRO 病人无法单独安置时,同种病原体病人同室隔离,用物固定,感染预防控制措施落实到位,有自查记录。 17、不同感染性疾病患者分室安置,床间距≥1.1m。粘贴相应隔离标识,严格执行消毒隔离措施,用物固定专用。 18、保持病房通风良好,做好物体表面、地面等消毒工作,出院后彻底终末消毒。 19、区域划分明确,医务人员与病人通道应严格分开。	现场查看	38 分 一处 不符合 扣 2 分

续表

考核项目	考　核　标　准	考核方法	分值及扣分标准
手卫生	1、掌握洗手与手消毒相关知识，手卫生知识知晓率100%，洗手正确率100%，依从性≥95%。 2、规范配置与使用速效手消毒液，出库单顺序归档。 3、水龙头、皂盒等设施清洁无污垢，肥皂干燥，清洁存放，提倡使用洗手液。 4、现场查看接触不同病人或为不同病人操作时应洗手或卫生手消毒。 5、正确使用手套，一次性手套不得重复使用。 6、工作时间手部无饰品，不留长指甲，无美甲。	现场查看提问	12分 一处不符合扣2分
一次性医疗用品医疗废物	1、无过期的一次性医疗用品及消毒剂，一次性医疗用品移除外包装后方可入无菌物品橱内。一次性无菌医疗用品随用随开，使用前先检查有无破损、漏气、有效期等。 2、一次性医疗用品（如注射器）无重复使用现象。 3、医疗废物就地处置，分类收集，防止二次污染，所有传染病人的医疗废物和生活垃圾均应作为感染性废物用双层医疗废物袋包装。 4、在适当的位置和高度配置利器盒，并规范使用，无盖底分离现象。锐器直接放入（防渗漏、防刺伤）利器盒内，注明开启时间，外加医疗废物袋。 5、医疗废物包装袋或容器标识、标签、封口、装载量等符合要求。感染性废物日产日清，损伤性废物不超过48小时。 6、科室医疗废物交接回收记录完整，月底及时交物业公司和总务科汇总归档。	现场查看看资料	12分 一处不符合扣2分
组织管理	1、有科室医院感染管理小组，并定期开展质控活动，专题讨论有记录，感染控制手册记录完整。 2、管理小组及各类人员分工清楚，职责明确。	现场查看提问	4分 一处不符合扣2分
在职教育	1、科室每月组织医院感染知识学习2次，记录规范，有考试，有评价，无代签名现象。 2、每年至少参加全院院感知识学习一次，成绩合格。 3、有科室年度医院感染知识培训计划并落实。 4、医院感染知识知晓率100%，现场考核提问相关知识，回答正确、完整。 5、根据不同季节流行的传染病进行相关知识学习培训。	现场查看看资料提问	10分 一处不符合扣2分
职业防护	1、掌握职业防护知识，执行标准预防。科室体检资料归档，完整。 2、掌握职业暴露发生后的处理及报告流程，发生职业暴露后立即上报、填表，并采取相应的措施。 3、按照职业防护分级原则进行适度、适时防护，配备必要的防护用品并正确使用。 4、消毒剂和化学试剂专柜或专区存放，标识清楚。 5、不在工作区域从事进食、饮水、吸烟等活动。	现场查看提问	10分 一处不符合扣2分

第十部分　重症医学科医院感染管理考核标准(100分)

一、考核范围:重症医学科

二、考核频次:每月一次

三、考核内容:

考核项目	考核标准	考核方法	分值及扣分标准
消毒隔离无菌技术	1、无菌物品有效期内使用,容器开启时注明日期、时间。 2、使用中消毒液浓度合格,按规定进行浓度监测,记录完整。配制的消毒液注明名称、浓度和时间,现用现配。 3、一般诊疗用品体温表等每次用后及时清洁消毒处理,湿化瓶、止血带等由供应室统一回收清洗消毒,湿化瓶每日更换,使用前加灭菌水。引流瓶等用后可由供应室统一清洗消毒处理,也可用500mg/L有效氯消毒液浸泡30分钟后用冷开水或无菌水冲净晾干,有效期7天。 4、用后的仪器(监护仪、吸痰器等)及时清洁消毒处理,记录完整。 5、运送工具(担架、轮椅等)保持清洁,每日消毒,污染时随时消毒,记录完整。 6、溶酶24h内使用、注明开启日期、时间,静脉用药现用现配,超过2h后不得使用。 7、棉球、棉签、纱布等应注明开启时间,密闭保存,一经打开,使用时间最长不得超过24h。 8、静脉穿刺执行一人一带一消毒,一人一针一管一灭菌。注射时碘伏、酒精、爱尔碘等由内向外擦拭消毒2遍,直径≥5cm。皮肤消毒液开启后有效期7天。含醇速干手消毒液开启后有效期30天。 9、空气消毒记录完整,紫外线灯无灰尘,强度不低于70uW/cm^2。 10、空气净化消毒机有消毒记录及清洗维护记录。 11、拖布、布巾分开使用,分开清洗,拖布标识清楚,消毒后悬挂晾干。病房地巾一室一换或每20m^{2}一换,由物业公司集中清洗消毒处理。 床单位终末消毒及时、彻底,擦拭床单元有专用巾,一桌一巾,一用一消毒。 12、医疗区域无工作人员生活用品,治疗室保持清洁,每日消毒两次,无可见灰尘,无卫生死角。物品橱内物品摆放次序正确,标识清楚,先期先用。 13、工作人员衣帽整洁,操作时戴口罩,有室内专用服和专用鞋,工作服每周清洗消毒2次。 14、床上用品每周更换一次,有污染时随时更换,禁止在病房、走廊清点污染的被服。 15、用于灭菌质量追溯的六项指示卡黏贴在病历上。 16、医务人员生活用房区、污物处理区、医疗区、医疗辅助用房区相对独立,有单间病房,床间距大于1米。 17、感染病人与非感染病人分别安置,同类感染病人相对集中,MDRO病人无法单独安置时,同种病原体病人同室隔离,粘贴相应隔离标识,严格执行消毒隔离措施,专人专物专用。 18、严格限制探视人员,探视者接触病人前、后应行手卫生,一次性隔离衣应一次性使用。	现场查看	36分 一处不符合扣2分

续表

考核项目	考核标准	考核方法	分值及扣分标准
手卫生	1、掌握洗手与手消毒相关知识,手卫生知识知晓率100%,洗手正确率100%,依从性100%。 2、规范配置与使用速效手消毒液,出库单顺序归档。 3、水龙头、皂盒等设施清洁无污垢,肥皂干燥,清洁存放,提倡使用洗手液。 4、现场查看接触不同病人或为不同病人操作时应洗手或手消毒。 5、正确使用手套,一次性手套不得重复使用。 6、工作时间手部无饰品,不留长指甲,无美甲。	现场查看提问	12分一处不符合扣2分
一次性医疗用品医疗废物	1、无过期的一次性医疗用品及消毒剂,一次性医疗用品移除外包装后方可入无菌物品橱内。一次性无菌医疗用品随用随开,使用前先检查有无破损、漏气、有效期等。 2、一次性医疗用品(如注射器)无重复使用现象。 3、医疗废物就地分类收集,防止二次污染,不得混入生活垃圾。 4、在适当的位置和高度配置利器盒,并规范使用,无盖底分离现象。锐器直接放入(防渗漏、防刺伤)利器盒内,注明开启时间,外加医疗废物袋。 5、医疗废物包装袋或容器标识、标签、封口、装载量等符合要求。感染性废物日产日清,损伤性废物不超过48小时。 6、科室医疗废物交接回收记录完整,月底及时交物业公司和总务科汇总归档。	现场查看看资料	12分一处不符合扣2分
医院感染监测	1、散发病例24h内通过医院感染监测软件系统报告,出现流行趋势及医院感染暴发时应立即报告,发现多重耐药菌感染和定植病人及时下达接触隔离医嘱并采取相关措施,对家属做好卫生宣教。 2、掌握医院感染诊断标准,无错报、漏报和迟报。 3、医院感染调查表填写无漏项,病程记录中有医院感染情况记录。发现感染病例,及时留取标本进行细菌培养,以药敏结果指导抗菌药物使用。 4、医院感染病历首页"4"有诊断名称,病历附页手术相关数据填写完整、准确。 5、有医院感染聚集性发生预警分析,有医院感染暴发的应急预案。有重点部位、重点环节、危险因素评估,有应对措施,并定期更新。 6、积极开展院感病例筛查和目标性监测,有细菌耐药性、抗菌药物监控资料,感染病例资料完整,必要时应用质量管理工具进行汇总分析,有整改措施,体现持续质量改进。 7、定期进行环境卫生学及消毒灭菌效果监测,结果达标,资料完整。 8、定期对科室院感质量进行自查,有记录。 9、VAP、CRBSI、CAUTI控制有效,感染率持续降低。	现场查看看资料	18分一处不符合扣2分
组织管理	1、有科室医院感染管理小组,并定期开展质控活动,专题讨论有记录。感染控制手册记录完整。 2、管理小组及各类人员分工清楚,职责明确。	现场查看提问	4分一处不符合扣2分

续表

考核项目	考核标准	考核方法	分值及扣分标准
在职教育	1、科室每月组织医院感染知识学习 2 次，记录规范，有考试，有评价，无代签名现象。 2、每年至少参加全院院感知识学习一次，成绩合格。 3、有科室年度医院感染知识培训计划并落实。 4、医院感染知识知晓率 100%，现场考核提问相关知识，回答正确、完整。	现场查看 看资料 提问	8 分 一处 不符合 扣 2 分
职业防护	1、掌握职业防护知识，执行标准预防。科室体检资料归档，完整。 2、掌握职业暴露发生后的处理及报告流程，发生职业暴露后立即上报、填表，并采取相应的措施。 3、按照职业防护分级原则进行适度、适时防护，配备必要的防护用品并正确使用。 4、消毒剂和化学试剂专柜或专区存放，标识清楚。 5、不在工作区域内从事进食、饮水、吸烟等活动。	现场查看 提问	10 分 一处 不符合 扣 2 分

第十一部分　病理科医院感染管理考核标准(100分)

一、考核范围:病理科

二、考核频次:每月一次

三、考核内容:

考核项目	考核标准	考核方法	分值及扣分标准
布局流程消毒隔离	1、清洁区、潜在污染区、污染区分区明确,各区域门保持关闭状态,洁污流程不交叉,不逆行。 2、拖布、布巾分区使用,分开清洗,拖布标识清楚,消毒后悬挂晾干。 3、医疗区域无工作人员生活用品,保持清洁,定期消毒,无可见灰尘,无卫生死角。物品橱内物品摆放次序正确,先期先用。 4、使用中紫外线灯无灰尘,强度不低于70uW/cm²。空气消毒、维护保养记录完整。 5、工作人员衣帽整洁,操作时戴口罩,必要时佩戴护目镜、面罩、防水围裙等。 6、使用中消毒剂现用现配,按照规定进行浓度监测,记录完整。	现场查看	18分一处不符合扣3分
手卫生	1、掌握洗手与手消毒相关知识,手卫生知识知晓率100%,洗手正确率100%、依从性达到医院规定的目标值。 2、规范配置与使用速效手消毒液,出库单顺序归档。 3、水龙头、皂盒等设施清洁无污垢,肥皂干燥,清洁存放,提倡使用洗手液。 4、进行标本操作时戴手套,脱手套后按七步洗手法规范洗手。 5、正确使用手套,一次性手套不得重复使用。 6、工作时间手部无饰品,不留长指甲,无美甲。	现场查看提问	18分一处不符合扣3分
环境监测	定期对取材室、切片室等室内空气中有害气体浓度进行检测,有记录。	看资料	4分一处不符合扣2分
一次性医疗用品医疗废物	1、无过期的一次性医疗用品及消毒剂,一次性无菌医疗用品随用随开,使用前先检查有无破损、漏气、有效期等。 2、医疗废物严格分类收集,防止二次污染,不得混入生活垃圾,不得外溢、流失。 3、在适当的位置和高度配置利器盒,并规范使用,无盖底分离现象。锐器直接放入(防渗漏、防刺伤)利器盒内,注明开启时间,外加医疗废物袋。 4、医疗废物包装袋或容器标识、标签、封口、装载量等符合要求。 5、感染性废物日产日清,损伤性废物不超过48小时,化学性废物处理符合医院相关规定,无环境污染和职业损害事件发生。 6、科室医疗废物交接回收记录完整,月底及时交物业公司和总务科汇总归档。	现场查看看资料	18分一处不符合扣3分

续表

考核项目	考核标准	考核方法	分值及扣分标准
组织管理	1、有科室医院感染管理小组，并定期开展质控活动，定期对医院感染管理质量进行自查，感染控制手册记录完整。 2、管理小组及各类人员分工清楚，职责明确。 3、制定本科室医院感染管理制度、措施、各种感染性病原体职业暴露后应急预案等，并实施。	现场查看 提问	9分 一处 不符合 扣3分
在职教育	1、科室每月组织医院感染知识学习1—2次，记录规范，有考试，有评价，无代签名现象。 2、每年至少参加全院院感知识学习一次，成绩合格。 3、有科室年度医院感染知识培训计划并落实。 4、医院感染知识知晓率100%，现场考核提问相关知识，回答正确、完整。	现场查看 看资料 提问	12分 一处 不符合 扣3分
职业防护	1、掌握职业防护知识，执行标准预防，根据实验室生物安全要求做好个人防护。 2、科室体检资料归档，完整。 3、感染性物质和有害物品处理符合有关要求。 4、掌握职业暴露发生后的处理及报告流程，发生职业暴露后立即上报、填表，并采取相应的措施。 5、按照职业防护分级原则进行适度、适时防护，配备必要的防护用品和防护设施如：洗眼器、防护服等并正确使用。 6、消毒剂和化学试剂专柜或专区存放，标识清楚。 7、不在工作区域内从事进食、饮水、吸烟等活动。	现场查看 提问	21分 一处 不符合 扣3分

第十二部分 物业公司医院感染管理工作考核标准(100分)

一、考核范围:物业公司

二、考核频次:每月一次

三、考核内容:

考核项目	考核标准	考核方法	分值及扣分标准
医疗废物暂存处	1、用后的医疗用品自科室交出后至运出医院前,若出现流失、泄漏、扩散等情况,应由物业公司负责。 2、专职废物回收人员职业防护适时、适度,防护用品配备齐全。 3、暂存房各种标识齐全、完好,有上下水,有防蚊蝇、防鼠设施,室内及周围环境清洁,无杂物。 4、运送桶、车每日工作结束后内、外清洗,转运箱干净整洁。 5、运送废物走指定的电梯和路线,密闭运送。 6、暂存房内医疗废物分类存放,标识清楚,包装完好。医疗废物运出后及时对暂存房及周围进行清洁、消毒处理。 7、医疗废物专职回收人员掌握相关知识,培训合格后方可上岗。 8、工作间干净整洁,不在工作间内从事进食、饮酒、吸烟等活动。 9、胎盘、透析器等医疗废物有重量和数量记录。 10、医疗废物交接登记资料完整,无漏项,无补录。暂存房消毒记录及时、真实、完整。	现场查看看资料提问	20分一处不符合扣2分
病区	1、正确区分医疗废物与生活垃圾,不得从垃圾中分拣可回收废物。 2、任何人不得买卖医疗废物;用后的输液袋、输液瓶,虽未被污染,但无具备资质的单位回收时亦作为感染性废物处理,不得外流。 3、科室产生的所有医疗废物均需医疗废物专职人员密闭回收。 4、院区及周围环境中不得有医疗废物。 5、保持各科室垃圾桶的清洁。 6、不得在非储存地点堆放医疗废物。 7、定期灭四害(如蟑螂),并选择适宜的药物,不得对病人造成伤害。 8、保洁员工作间整洁,无杂物。 9、医疗废物交接记录签字及时,不得提前签名。 10、保洁员必须经过岗前培训方可上岗,必须掌握基本的清洁与消毒知识。 11、进入治疗室准备室应衣帽整洁。 12、病房床头柜等每日清洁一次,实行一桌一巾。 13、病人出院、转院、转科、死亡后及时对床单位进行终末处理。 14、拖布分室使用或每清洁 $20m^2$ 更换一次。 15、拖布、布巾每次用后清洁消毒,悬挂晾干,容器分开使用,拖布标识清楚。 16、在清洁的基础上,正确使用消毒剂,配制消毒液浓度适宜,防止浓度不当对物品造成腐蚀。 17、定时开放天棚的窗户,保持空气流通。 18、每天清洁消毒门帘4次(7:00、11:00、13:00、16:30)。 19、配备适当的防护用品,并能正确使用。	现场查看看资料提问	38分一处不符合扣2分

续表

考核项目	考核标准	考核方法	分值及扣分标准
设备	1、保持电梯清洁，定期消毒，有污染随时消毒。 2、洁梯、污梯严格分开使用，不得使用洁梯运送人员和污染物品等。 3、清洗范围：风管（送风管、回风管和新风管），部件（空气处理机组内表面、冷凝水盘、加湿和除湿器、盘管组件、风机、过滤器及室内送回风口等），开放式冷却水塔。所有维修保养记录完整，并配有图片。 4、清洗频次：开放式冷却塔每年清洗不少于一次，空气净化过滤材料每六个月清洗或更换一次，空气处理机组、表冷器、加热（湿）器、冷凝水盘每年清洗一次。房间送风口、回风口根据要求与污染程度进行清洁，表面无积尘与霉斑。室内空调过滤网每季度清洗1－3次，维修保养记录完整，并配有图片。 5、清洗效果：风管内表面积尘残留量＜$1g/m^3$，风管内表面细菌总数、真菌总数＜$100CFU/m^3$。部件内表面细菌总数、真菌总数＜$100CFU/m^3$。 6、当冷凝水、冷却水中检出嗜肺军团菌或送风质量不符合要求或达不到以上清洗效果时，应对风管、设备、部件进行消毒处理，并遵循先清洗，后消毒的原则。 7、有空气传播性疾病暴发流行时，集中空调系统应采用全新风方式运行。 8、从集中空调系统清除的废物用双层黄袋包装，封闭交医疗废物暂存处按照感染性废物处理。 9、床单位臭氧消毒专人负责，操作正确，记录完整。每月消毒床位不少于250张，消毒登记每月交院感科签字。设备清洁、保养、维修记录完整。 10、地巾清洗处：配备足够数量地巾，每天两次对配制的消毒液进行浓度监测并记录。	现场查看看资料	18分 一处不符合扣2分
污水处理	1、设专人负责，持证上岗。全自动污水处理设备采用24小时值班、听班制度。 2、保持污水处理室及其周边的清洁卫生，非工作人员不得入内。 3、掌握操作规程，制度、流程上墙。每日对水泵等设备进行检查，定期维护保养设备，发现问题及时上报，及时维修，保证设备正常运行。 4、及时调整流量及投氯量，确保污水达标排放。 5、对处理后的污水每天监测pH值1次和活氧2次，pH值6－9，活氧量0.6－0.8mg/L。 6、及时留取污水水样送检，每月监测大肠杆菌2次，每季度监测沙门氏菌1次，每半年监测志贺氏菌1次。 7、积极配合上级部门对我院污水处理工作进行的检查、检测，并确保达标。 8、工作人员防护到位，防护用品齐全，符合要求。 9、工作间物品摆放有序各种记录及时、完整、真实。	现场查看看资料提问	18分 一处不符合扣2分
手卫生	1、掌握手卫生指征和正确洗手方法。 2、工作时间手部无饰品，不留长指甲，无美甲。 3、接触清洁物品前、处理污物后、脱手套后、下班前正确进行手卫生。 4、一次性手套不得重复使用。	现场查看	6分 一处不符合扣2分

第十三部分 发热门诊医院感染管理考核标准

考核项目	考核标准	考核方法	分值及扣分标准
基础设施	1、发热门诊独立设置，与其他门诊相隔离。 2、医院入口处有醒目的发热门诊导引标志，发热门诊标志明显。 3、门诊大厅发热预检分诊台标志明显，有呼吸发热病人就诊流程图。 4、发热门诊候诊厅、诊室能满足病人就诊需求，并设立隔离留观室。 5、在急诊室等处设发热病人二次分诊台。	现场查看	15分 一处 不符合 扣3分
内部设置	1、在入口处进行体温监测，进行初诊分诊，有独立挂号、收费室。 2、三区(清洁区、潜在污染区、污染区)分隔合理、明确，各区间有实际隔离屏障。 3、分别设置医务人员通道和病人通道。 4、设有两间诊室(有消毒时备用间)。 5、有独立或相对隔离的常规化验室、注射输液室。 6、室内有良好的自然通风和强制通风设施。 7、诊室有非手触式洗手装置。 8、设单间隔离留观室。	现场查看	24分 一处 不符合 扣3分
人员设备设施	1、工作人员相对固定。 2、由高年资呼吸科或感染科医师负责发热门诊工作。 3、白天配备1－2名护士，晚间应至少有1名医师、1名护士值班。 4、备有应急抢救药品和设备，且处于完好状态。 5、消毒用品、防护用品数量充足，质量可靠。	现场查看	15分 一处 不符合 扣3分
消毒隔离 职业防护 医疗废物	1、有专人负责消毒隔离工作。 2、所有就诊病人均戴口罩，医院为未带者提供口罩。 3、工作人员做好自身防护。基本防护要求为：穿工作服、隔离衣，戴工作帽和外科口罩，工作裤，工作鞋，必要时戴乳胶手套、鞋套； 4、工作人员坚守岗位，在规定范围内活动，不擅自离岗或进入其他科室和区域，下班时更衣、清洁、消毒等处置后方离开。 5、病人检查时使用的诊疗器械(体温计、压舌板等)专用，并做到一人一换一消毒。 6、医务人员每接触一个病人，即进行手清洗或消毒。手套破损时及时更换。 7、合理安排人流、物流，严禁可疑患者与其他门诊人流、物流交叉。 8、废弃物用双层黄色防渗漏医疗废物袋盛装，分层严密封口，由专职医疗废物回收人员收集处理。交接记录完整。	现场查看看资料	24分 一处 不符合 扣3分

续表

考核项目	考核标准	考核方法	分值及扣分标准
制度落实	1、工作制度健全，工作流程上墙。 2、严格落实医院感染管理、消毒隔离、职业防护等制度。 3、实行首诊负责制，登记、记录详细，每日分类统计，上报有关部门；疫情和病情信息报告有专人负责。 4、大厅入口、急诊室分诊台对发热病人进行初检排查，做好记录，并及时将有咽痛、流涕等呼吸道症状的发热病人正确引导至发热门诊就诊。 5、科室不定期对发热门诊人员医院感染制度落实情况进行自查。	现场查看看资料	15分 一处不符合扣3分
培训	1、落实科内人员培训，使其熟悉整个工作流程。 2、相关人员掌握手卫生、消毒隔离、职业防护等知识。	现场提问	7分 一处不符合扣3.5分

第十四部分　介入导管室医院感染管理考核标准

考核项目	考核标准	考核方法	分值及扣分标准
科室管理	1、导管室区域独立，布局合理，分区明确，包括医疗区和辅助区，不同区域门保持关闭状态。 2、导管室参照手术室管理，手术间内部设施、温度、湿度应当符合环境卫生学管理和医院感染控制的基本要求。 3、地面、墙面、天花板等应光滑、无孔隙、防潮、耐清洁消毒。 4、手术人员由专用通道更换手术室刷手服、鞋子、帽子后进入手术室，不允许有自己衣服外露，参观人员必须经批准，并应控制人数，外出时更衣、换鞋。 5、术中手术间门应保持关闭状态，连台手术应保证足够的清洁消毒时间。 6、有科室医院感染管理小组，职责明确，并定期开展质控活动，有记录并落实。 7、落实科室自查，体现院科两级督导。	现场查看 提问	14分 一处 不符合 扣1分
消毒隔离设备管理	1、无菌橱内无菌物品摆放次序正确，有效期内使用，先期先用。容器开启时注明日期、时间。 2、重复使用的手术器械、器具置于密闭箱内由供应室统一回收处理。 3、被朊毒体、气性坏疽、突发不明原因的传染病病原体，以及感染性疾病、多重耐药菌感染病人污染的器械、器具用双层黄袋密封包装注明感染性疾病名称由供应室单独回收处理。 4、有术中保温措施，配备保温设施，术中冲洗盐水加热至37℃使用。 5、进入人体无菌组织、器官、腔隙，或接触人体破损皮肤、破损黏膜、组织的诊疗器械、器具和物品应进行灭菌；接触完整皮肤、黏膜的诊疗器械、器具和物品应进行消毒。 6、接触病人的麻醉物品如喉镜、麻醉机管道等一人一用一消毒或灭菌。棉球、棉棒、纱布等注明开启时间，密闭保存，一经打开，使用时间最长不得超过24小时。 7、外来医疗器械（植入物）使用管理规范，六项指示卡等追溯信息黏贴于病历上。 8、注射前碘伏、酒精、爱尔碘等由内向外擦拭消毒2遍，直径≥5cm。手术部位碘伏消毒2遍，应在手术野及其外扩展≥15cm，由内向外擦拭。 9、消毒液开启后有效期7天。手消毒液开启后有效期30天。溶酶24小时内使用、注明开启日期、时间，静脉用药现用现配、超过2小时后不得使用。 10、空气净化器、用后的仪器、设备及时清洁、擦拭消毒处理，定期维护保养，有记录。 11、拖布、布巾分开使用，分开清洗，拖布标识清楚，专区存放，消毒后悬挂晾干。 12、室内湿式清洁，每次术后及时对环境和物品进行清洁和消毒，每周对环境彻底清洁、消毒一次。 13、接送病人的平车保持清洁，铺单一人一换。 14、使用中消毒液浓度监测有记录，现用现配。	现场查看 看资料 提问	28分 一处 不符合 扣1分

续表

考核项目	考核标准	考核方法	分值及扣分标准
手卫生	1、掌握洗手与手消毒相关知识，手卫生知识知晓率100%，洗手正确率100%，依从性≥95%。 2、规范配置与使用手消毒液，出库单顺序归档。 3、水龙头、皂盒等设施清洁无污垢，洗手液应符合特种洗手液的标准。 4、现场查看手卫生依从性执行情况。 5、正确使用手套，一次性手套不得重复使用。 6、工作时间手部无饰品，不留长指甲，无美甲和假指甲。 7、连台手术或手术过程中手套破损应重新进行外科手消毒。 8、刷手池每日清洁，不得在刷手处冲洗用后的污染器械。	现场查看 提问	16分 一处 不符合 扣1分
一次性医疗用品医疗废物	1、一次性医疗用品存放符合要求，无过期。 2、一次性医疗用品移除外包装后方可入无菌物品橱。一次性无菌医疗用品随用随开，使用前先检查有无破损、漏气、有效期等。 3、一次性导管等应由医院统一采购，进口产品应有名称、灭菌日期、有效期等中文标识，一次性医疗用品无重复使用现象。 4、医疗废物就地分类收集，防止二次污染，不得混入生活垃圾。 5、在适当的位置和高度放置利器盒，并规范使用，无盖底分离现象。锐器直接放入利器盒内，注明开启时间。 6、取出的起搏器等植入物有记录可追溯。 7、医疗废物包装袋或容器标识、标签、封口、装载量等符合要求。感染性废物日产日清，损伤性废物不超过48小时。 8、科室医疗废物交接回收记录完整，月底及时交总务科。	现场查看 看资料 提问	16分 一处 不符合 扣1分
医院感染监测	1、有重点部位、重点环节、危险因素评估，并定期更新，有针对性防控医院感染的具体措施并落实。 2、定期进行空气、物体表面、手等环境卫生学进行监测。 3、应用质量管理工具进行总结分析，有整改措施，体现持续质量改进。	现场查看 看资料 提问	6分 一处 不符合 扣1分
在职教育	1、有科室年度医院感染知识培训计划。 2、科室每月组织医院感染知识学习2次，记录规范，有考试，有评价，无代签名现象。 2、每年至少参加全院院感知识学习一次，成绩合格。 3、医院感染知识（手卫生、职业暴露、医疗废物、多重耐药等）知晓率100%，现场考核提问相关知识，回答正确。 4、感染控制手册内容记录完整。	现场查看 看资料 提问	8分 一处 不符合 扣1分
职业防护	1、掌握职业防护知识，执行标准预防。科室体检资料归档，完整。 2、掌握职业暴露发生后的处理及报告流程，发生职业暴露后立即上报、填表，并采取相应的措施。 3、配备必要的防护用品和防护设施，如洗眼器等。掌握职业防护分级原则进行适度、适时防护。 4、正确佩戴手套、口罩、眼罩、防护面屏等防护用品，可能有血液、体液喷溅时应佩戴防护面屏或眼罩。 5、铅衣等放置规范，参加手术的人员必须佩戴外科口罩，不得穿露趾鞋。 6、存放的消毒剂和化学试剂符合要求，有标识。	现场查看 提问	12分 一处 不符合 扣1分

（王焕娟）

第十篇 医院感染专家共识篇

目 录

MDR、XDR、PDR多重耐药菌暂行标准定义—国际专家建议

在2010年美国、瑞典、以色列、希腊、荷兰、瑞士、澳大利亚等国的一些专家共同提出的关于MDR、XDR、PDR术语国际标准化建议(草案)的基础上，Magioraksos等专家于2012年在《Clinical Microbiology and Infection》杂志上正式发表了MDR、XDR、PDR耐药菌暂行标准定义。与2010版相比，增加或删除了一些耐药菌判断的代表性抗菌药物，修改了部分肠杆菌科细菌中的固有耐药菌。现将主要部分摘译如下：

1　葡萄球菌属MDR、XDR、PDR定义标准

定义MDR、XDR、PDR葡萄球菌属的抗菌药物类别及代表性药物见表1。

1.1 MDR(1)只是耐甲氧西林金黄色球菌(MRSA)就可以定义为MDR;(2)XDR　对表1中17类抗菌药物中的3类或3类以上(每类中的1种或1种以上)抗菌药物不敏感。

1.2 XDR　对表1中17类抗菌药物中的15类或15类以上(每类中的1种或1种以上)抗菌药物不敏感。

1.3 PDR　对表1中所有代表性抗菌药物均不敏感。

表1　定义MDR、XDR、PDR葡萄球菌属的抗菌药物类别及代表性药物

抗菌药物类别	代表性抗菌药物
氨基糖苷类	庆大霉素
安莎霉素类	利福平
抗MRSA的头孢菌素	头孢洛林
抗葡萄球菌的β内酰胺酶	苯唑西林或头孢西丁＊
氟喹诺酮类	环丙沙星 左氧氟沙星
叶酸代谢抑制剂	复方磺胺甲恶唑
夫西地酸	夫西地酸
糖肽类	万古霉素 替考拉宁 特拉万星
甘氨酰环素类	替加环素
林可酰胺类	克林霉素
脂肽类	达托霉素
大环内酯类	红霉素
恶唑烷酮类	利奈唑胺
氯霉素类	氯霉素
膦酸类	磷霉素
链阳菌素类	奎奴普丁/达福普汀

续表

抗菌药物类别	代表性抗菌药物
四环素类	四环素 多西环素 米诺环素

带★对苯唑西林或头孢西丁两者之一耐药可代表对所有其他β内酰胺酶类抗生素(包括头霉素类)耐药(如:2011年1月25日前被认可的头孢洛林外所有青霉素类、头孢菌素类、β内酰胺酶抑制剂和碳青霉烯类抗生素)

2 肠球菌属 MDR、XDR、PDR 定义标准

定义 MDR、XDR、PDR 肠球菌属的抗菌药物类别及代表性药物见表 2。

2.1 MDR 对表 2 中 11 类抗菌药物中的 3 类或 3 类以上(每类中的 1 种或 1 种以上)抗菌药物不敏感。

2.2 XDR 对表 2 中 11 类抗菌药物中的 9 类或 9 类以上(每类中的 1 种或 1 种以上)抗菌药物不敏感。

2.3 PDR 对表 2 中所有代表性抗菌药物均不敏感。

表 2 定义 MDR、XDR、PDR 肠球菌属的抗菌药物类别及代表性药

抗菌药物类别	代表性抗菌药物	对抗菌药物固有耐药的细菌 *
氨基糖苷类(不包括链霉素)	庆大霉素(高水平)	
链霉素	链霉素(高水平)	
碳青霉烯类	亚胺培南 美罗培南 多尼培南	屎肠球菌 *
氟喹诺酮类	环丙沙星 左氧氟沙星 莫西沙星	
糖肽类	万古霉素 替考拉宁	
甘氨酰环素类	替加环素	
脂肽类	达托霉素	
恶唑烷酮类	利奈唑胺	
青霉素类	氨苄西林	
链阳菌素类	奎奴普丁/达福普汀	粪肠球菌 *
四环素类	多西环素 米诺环素	

* 屎肠球菌对碳青霉烯类固有耐药,粪肠球菌对链阳菌素类固有耐药,定义细菌耐药时要从上表中剔除。

3　肠杆菌科 MDR、XDR、PDR 定义标准

用于定义肠杆菌科 MDR、XDR、PDR 葡萄球菌属的抗菌药物类别及代表性药物见表 3。

3.1 MDR　对表 3 中 16 类抗菌药物中的 3 类或 3 类以上(每类中的 1 种或 1 种以上)抗菌药物不敏感。

3.2 XDR　对表 3 中 16 类抗菌药物中的 14 类或 14 类以上(每类中的 1 种或 1 种以上)抗菌药物不敏感。

3.3 PDR　对表 3 中所有代表性抗菌药物均不敏感。

表 3　用于定义肠杆菌科 MDR、XDR、PDR 的抗菌药物类别及代表性药物

抗菌药物类别	代表性抗菌药物	对抗菌药物固有耐药的细菌 *
氨基糖苷类	庆大霉素 妥布霉素 阿米卡星 奈替米星	雷氏普罗威登斯菌、斯氏普罗威登斯菌 雷氏普罗威登斯菌、斯氏普罗威登斯菌 雷氏普罗威登斯菌、斯氏普罗威登斯菌
抗 MRSA 的头孢菌素	头孢洛林(只核准用于大肠杆菌、肺炎克雷伯军、产酸克雷伯军)	
抗假单胞菌青霉素＋酶抑制剂	替卡西林/克拉维酸 哌拉西林/他唑巴坦	赫氏埃希菌 赫氏埃希菌
碳青霉烯类	厄他培南 亚胺培南 美罗培南 多尼培南	
非广谱头孢菌素:第一、二代头孢菌素	头孢唑林 头孢呋辛	弗氏柠檬酸杆菌、产气肠杆菌、阴沟肠杆菌、蜂房哈夫尼菌、摩氏摩根菌、彭氏变形杆菌、普通变形杆菌、雷氏普罗威登斯菌、斯氏普罗威登斯菌、黏质沙雷菌、摩氏摩根菌、彭氏变形杆菌、普通变形杆菌、黏质沙雷菌
光谱头孢菌素:第三、四代头孢菌素	头孢噻肟或头孢曲松 头孢他啶 头孢吡肟	
头霉素类	头孢西丁 头孢替坦	弗氏柠檬酸杆菌、产气肠杆菌、阴沟肠杆菌、蜂房哈夫尼菌 弗氏柠檬酸杆菌、产气肠杆菌、阴沟肠杆菌、蜂房哈夫尼菌
氟喹诺酮类	环丙沙星	
叶酸代谢抑制剂	复方磺胺甲恶唑	
甘氨酰环素类	替加环素	
单环 β-内酰胺类	氨曲南	

续表

抗菌药物类别	代表性抗菌药物	对抗菌药物固有耐药的细菌 *
青霉素类	氨苄西林	弗氏柠檬酸杆菌、克氏柠檬酸杆菌、产气肠杆菌、阴沟肠杆菌、赫氏埃希菌、蜂房哈夫尼菌、克雷伯菌属某种、摩氏摩根菌、彭氏变形杆菌、普通变形杆菌、雷氏普罗威登斯菌、斯氏普罗威登斯菌、黏质沙雷菌
青霉素类＋酶抑制剂	阿莫西林/克拉维酸	弗氏柠檬酸杆菌、产气肠杆菌、阴沟肠杆菌、蜂房哈夫尼菌、摩氏摩根菌、雷氏普罗威登斯菌、斯氏普罗威登斯菌、黏质沙雷菌
	氨苄西林/舒巴坦	弗氏柠檬酸杆菌、克氏柠檬酸杆菌、产气肠杆菌、阴沟肠杆菌、蜂房哈夫尼菌、雷氏普罗威登斯菌、黏质沙雷菌
氯霉素类	氯霉素	
膦酸类	磷霉素	
多粘菌素类	粘菌素	摩氏摩根菌、彭氏变形杆菌、普通变形杆菌、奇异变形杆菌、雷氏普罗威登斯菌、斯氏普罗威登斯菌、黏质沙雷菌
四环素类	四环素	摩氏摩根菌、彭氏变形杆菌、普通变形杆菌、奇异变形杆菌、雷氏普罗威登斯菌、斯氏普罗威登斯菌
	多西环素	摩氏摩根菌、彭氏变形杆菌、普通变形杆菌、雷氏普罗威登斯菌、斯氏普罗威登斯菌
	米诺环素	摩氏摩根菌、彭氏变形杆菌、普通变形杆菌、雷氏普罗威登斯菌、斯氏普罗威登斯菌

若 * 中的某种病原体对某个代表性抗菌药物或这个类别抗菌药物固有耐药，则这个或这类抗菌药物需从列表中去除，定义这种细菌耐药时不能计算到当中。

4　MDR、XDR、PDR 铜绿假单胞菌定义标准

用于定义铜绿假单胞菌 MDR、XDR、PDR 的抗菌药物类别及代表性药物见表 4。

4.1 MDR　对表 4 中 8 类抗菌药物中的 3 类或 3 类以上（每类中的 1 种或 1 种以上）抗菌药物不敏感。

4.2 XDR　对表 4 中 8 类抗菌药物中的 6 类或 6 类以上（每类中的 1 种或 1 种以上）抗菌药物不敏感。

4.3 PDR　对表 4 中所有代表性抗菌药物均不敏感。

表 4　用于定义铜绿假单胞菌 MDR、XDR、PDR 的抗菌药物类别及代表性药物

抗菌药物类别	代表性抗菌药物
氨基糖苷类	庆大霉素 妥布霉素 阿米卡星 奈替米星

续表

抗菌药物类别	代表性抗菌药物
抗假单胞菌属碳青霉烯类	亚胺培南 美罗培南 多尼培南
抗假单胞菌属头孢菌素类	头孢他啶 头孢吡肟
抗假单胞菌属氟喹诺酮类	环丙沙星 左氧氟沙星
抗假单胞菌属青霉素+酶抑制剂	替卡西林/克拉维酸 哌拉西林/他唑巴坦
单环β-内酰胺类	氨曲南
膦酸类	磷霉素
多粘菌素类	粘菌素 多粘菌素 B

5 MDR、XDR、PDR、不动杆菌属的定义标准

用于定义 MDR、XDR、PDR 不动杆菌属的抗菌药物类别及代表性药物见表 5。

5.1 MDR 对表 5 中 9 类抗菌药物中的 3 类或 3 类以上(每类中 1 种或 1 种以上)抗菌药物不敏感。

5.2 XDR 对表 5 中 9 类抗菌药物中的 7 类或 7 类以上(每类中 1 种或 1 种以上)抗菌药物不敏感。

5.3 PDR 对表 5 中所有代表性抗菌药物均不敏感。

表 5 定义 MDR、XDR、PDR 不动杆菌属的抗菌药物类别及代表性药物

抗菌药物类别	代表性抗菌药物
氨基糖苷类	庆大霉素 妥布霉素 阿米卡星 奈替米星
抗假单胞菌属碳青霉烯类	亚胺培南 美罗培南 多尼培南
抗假单胞菌属氟喹诺酮类	环丙沙星 左氧氟沙星

续表

抗菌药物类别	代表性抗菌药物
抗假单胞菌属青霉素＋酶抑制剂	哌拉西林/他唑巴坦 替卡西林/克拉维酸
广谱头孢菌素类	头孢噻肟 头孢曲松 头孢他啶 头孢吡肟
叶酸代谢抑制剂	复方磺胺甲恶唑
青霉素类＋酶抑制剂	氨苄西林/舒巴坦
多粘菌素类	粘菌素 多粘菌素 B
四环素类	四环素 多西环素 米诺环素

耐万古霉素肠球菌感染防治专家共识

耐万古霉素肠球菌感染防治专家委员会

肠球菌广泛分布在自然界，常栖居人、动物的肠道和女性泌尿生殖系统，是人类的正常菌群之一。近年来，由于抗菌药物的广泛应用，使原本就对β-内酰胺类、氨基糖苷类抗菌药物具有内在抗药性的肠球菌耐药性进一步扩大，逐渐形成了多重耐药菌。在我国，耐万古霉素肠球菌(vancomycin res istant enterococci，VRE)感染的发生率呈逐年上升趋势，VRE 已成为医院感染的重要病原菌之一，它的产生对临床微生物学和流行病学提出了新的挑战。为了进一步规范并优化 VRE 感染患者的预防和治疗，《中华实验和临床感染病杂志(电子版)》编辑部与《医学参考报.感染病学频道》编辑部组织国内部分专家，结合多年经验对相关资料进行整理分析，形成了《耐万古霉素肠球菌感染防治专家共识》(以下简称《共识》)。本《共识》依据的循证医学证据等级见表 1。

表 1　推荐方案的循证医学证据等级

证　据	等级数据类型
Ⅰ级证据	至少一个设计良好的随机对照临床试验中获得的证据
Ⅱ—1 级证据	设计良好的非随机对照试验中获得的证据
Ⅱ—2 级证据	设计良好的队列研究或病例对照研究(最好是多中心研究)的证据
Ⅱ—3 级证据	多个带有或不带有干预的时间序列研究得出的证据。 非对照试验中得出的差异极为明显的结果有时也可作为之一等级的证据。
Ⅲ级证据	来自临床经验、描述性研究或专家委员会报告的权威意见。

一、相关概念

1.肠球菌(enterococcus):肠球菌为革兰阳性球菌,多数菌种为短链状排列,一般无芽孢、无荚膜,最适生长温度37℃℃,最适pH值4.7～7.6。在需氧革兰阳性球菌中,肠球菌是仅次于葡萄球菌的重要院内感染致病菌,可引起泌尿道感染、腹腔感染、盆腔炎和心内膜炎,严重时可导致脓毒症,病死率达21.0%～27.5%。在分离的肠球菌菌种分布中,粪肠球菌占绝大多数,其次为屎肠球菌。

2.天然耐药(natural resistance):天然耐药又称固有性耐药,指细菌对某种抗菌药物具有天然的耐药性,通常由染色体基因决定,并会子代相传。肠球菌与其他临床上重要的革兰阳性菌相比,具有更强的天然耐药性,存在对头孢菌素类、部分氟喹诺酮类、氨基糖苷类等多种抗菌药物天然耐药。

3.获得性耐药(acqu ired drug resistance):获得性耐药指细菌在接触抗菌药物后,改变代谢途径,使其自身具有抵抗抗菌药物而不被杀灭的能力,可由质粒将耐药基因转移到染色体,继而代代相传。肠球菌在大量广谱抗菌药物使用的前提下,出现了对β-内酰胺类、氨基糖苷类、四环素类、红霉素、氯霉素、利福平等药物的获得性耐药,其耐药机制各不相同。

4.耐万古霉素肠球菌:肠球菌在使用糖肽类抗菌药物(万古霉素)治疗过程中,其自身代谢和结构发生改变,使细菌对糖肽类(万古霉素)抗菌药物敏感性下降,甚至出现敏感性完全丧失,即为临床的VRE感染。

5.细菌定植:各种微生物(细菌)在人体中不同部位定居和不断生长、繁殖后代,但不产生临床症状,并不引起机体致病。这种现象通常称为“细菌定植”。定植的微生物必须依靠人体不断供给营养物质才能生长和繁殖,才能进而对人体产生影响(如导致感染)。

6.去污染(decontam inat ion):去污染是人为地将机体的正常菌群或已定植的细菌,部分或全部去除的一种防止感染措施,一般可分为全部去污染和选择性去污染两个类型。(1)全部去污染为了防止手术后感染,在术前常常先给患者施用各种强力的广谱抗菌药物,试图在“绝对无菌”条件下进行手术,以保证手术成功。(2)选择性去污染就是采用窄谱抗菌药物,有针对性地去除某一类细菌。

二、耐万古霉素肠球菌的耐药机制

肠球菌在使用万古霉素治疗时,通过合成低亲和力的粘肽前体,使细菌的粘肽链末端成分发生改变,D—丙氨酰—D—乳酸(D—Ala—D—Lac)或D—丙氨酸—D—丝氨酸(D—Ala—D—Ser)代替了D—丙氨酸—D—丙氨酸(D—Ala—D—Ala),改变了万古霉素的作用位点,消除了与万古霉素结合的靶位,导致VRE的产生。VRE可分为VanA、VanB、VanC、VanD、VanE、和VanG不同表型和基因型,不同分型决定了对万古霉素和替考拉宁的不同耐药性,见表2。VRE耐药基因可以转移给金黄色葡萄球菌等其他阳性菌。

表2 肠球菌对万古霉素耐药性的分类

	获得性耐药					先天性耐药
	VanA	VanB	VanD	VanG	VanE	VanC1/C2/C3
耐药水平	高	不定	中等	低	低	低水平
万古霉素 MIC 值(mg/L)	64～100	4～1000	46～128	16	8～32	2～32
替考拉宁 MIC 值(mg/L)	16～5112	0.5～1	4～64	0.5	0.5	0.5～1
表达	诱导型	诱导型	组成型	诱导型	诱导型	组成型,诱导型
位置	质粒或染色体	质粒或染色体	染色体	染色体	染色体	染色体
传导	传导	传导	传导	不传导	不传导	不传导
常见菌群	粪肠球菌 屎肠球菌	粪肠球菌 屎肠球菌	屎肠球菌	粪肠球菌	粪肠球菌	鸡肠球菌 凯氏肠球菌 塞氏肠球菌
修饰靶位	D-Ala-D-Lac	D-Ala-D-Lac	D-Ala-D-Lac	D-Ala-D-Ser	D-Ala-D-Ser	D-Ala-D-Ser

三、耐万古霉素肠球菌的流行现状及传播方式

1988年,英国首次报道了VRE的出现,短短十几年内,VRE先后在澳大利亚、比利时、加拿大、丹麦、德国、瑞士和美国均有报道。从1989年至1993年,美国疾病预防控制中心报道院内感染VRE病例从0.3%迅速上升至7.9%,而ICU的情况则从0.4%升至13.6%,1996年升至17.9%,2004年更是增加到31.3%。在国内,2004年至2005年,我国大陆尚未报道VRE的发生,而2006年至2007年,通过卫生部全国细菌耐药监测网(Mohnarin)监测发现,粪肠球菌、屎肠球菌和其它肠球菌中分别有1.3%、3.2%和4.9%对万古霉素耐药,有1.6%、3.6%和5.7%对替考拉宁耐药,高于对万古霉素的耐药率。在最新公布的2008年中国CHINET细菌耐药性监测3207例肠球菌中,分离出VRE粪肠球菌6例(均为VanA型),屎肠球菌43例(37例VanA型,6例VanB型)。常见分离出VRE的部位包括尿、伤口、血、导管等。VRE可通过患者之间传播,也可通过医护人员将耐药菌传给其他患者,污染的环境、医疗器械、各种用具均可传VRE。

四、VRE感染发生相关的危险因素

目前常见的VRE感染发生相关的危险因素包括:

1.严重疾病,长期住ICU病房的患者;

2.严重免疫抑制,如肿瘤患者;

3.外科胸腹腔大手术后的患者;

4.侵袭性操作,留置中心静脉导管的患者;

5.长期住院患者、有VRE定植的患者;

6.接受广谱抗菌药物治疗，曾口服、静脉接受万古霉素治疗的患者。

五、实验室检查

耐万古霉素肠球菌实验室检测方法主要有纸片扩散法、肉汤稀释法、琼脂筛选法和分子生物学等方法。纸片扩散法在检测 VanC 型肠球菌时容易漏检，分子生物学方法如 PCR 方法具有快速、灵敏度较高等特点。

（一）细菌药敏方法

1.琼脂筛选法：制备含万古霉素 6ug/ml 的脑心浸液培养基（BHI）。将待测菌株制成浊度为 0.5 麦氏管的菌悬液，取菌悬液 1－10ul 点种在琼脂平板上，(35±2)℃（空气）培养过夜，24h 后观察结果，接种点＞1 个菌落生长，则推测万古霉素耐药。琼脂筛选法能准确检测全部 VRE 型，在 VanC1/C2 型检测中可以明显减低错误率，且价格便宜，因此琼脂筛选法是临床常规筛选 VRE 最简便可靠的方法。美国临床实验室标准化协会（Clinical and Laboratory Standards Institute，CLSI）M100S19 推荐琼脂稀释法作为万古霉素耐药的筛选试验方法。

2.纸片扩散法：将浓度为 30ug/ml 的万古霉素药敏纸片贴在已接种测试菌的水解酪蛋白（MuellerHinton，MH）琼脂平板上。接种物的准备可采用生长法或直接菌落悬液法。使用 0.5 麦氏比浊标准的菌液在 15min 内接种完毕。(35±2)℃（空气）培养 24h，在透射光下测量琼脂平板上的抑菌环直径，抑菌环内任何可辨别的细菌生长提示万古霉素耐药。结果判定如下：(1)抑菌环直径≤14mm 为耐药(R)；(2)抑菌环直径在(15～16)mm 之间为中介(I)；(3)抑菌环直径≥17mm 为敏感(S)。

3.肉汤筛选法：用调节好含阳离子的 MH 肉汤（CAMHB）将浓度为 30μg/ml 的万古霉素作梯度浓度的稀释，将待测菌株制成浊度为 0.5 麦氏管的菌悬液，分别接种于稀释好的肉汤管中，(35±2)℃（空气）培养 24h，以万古霉素能抑制细菌生长管的最低浓度为其 MIC 值。结果判定如下：(1)MIC≥32μg/ml 为耐药；(2)MIC 在(8～16)μg/ml 之间为中介；(3)MIC≤4μg/ml 为敏感。

4.自动化药敏检测法：目前有 Vitek 系统、ATB 系统、MicroScan 系统、SensiterARIS 等系统可进行自动化的药敏检测。将菌液稀释后注入药敏板或孔内，然后通过检测菌液浊度、荧光指示剂的荧光强度或荧光底物的水解反应来判读 MIC 结果。

（二）分子生物学方法

用于 VRE 耐药基因检测的分子生物学方法有探针杂交、聚合酶链反应（PCR）等方法。与传统培养法相比，其敏感性和特异性分别为 97.9%和 100%。采用多重 PCR 方法可检测肠球菌 4 种耐药基因（VanA、VanB、VanC1 和 VanC2）。该方法可在 4h 内完成，有利于及时发出报告。其它耐药基因检测技术还有 PCR2RFLP 分析、PCR2SSCP 分析、PCR2 线性探针分析、生物芯片技术、自动 DNA 测序等。有条件的实验室可结合细菌药敏法及分子生物学等方法，进一步提高万古霉素耐药肠球菌的检出率。

六、VRE 感染的治疗

本共识所推荐的治疗方法和剂量完全建立在成人和肝肾功能正常的患者。耐万古霉素肠球菌可在肠道内定植，严重的耐万古霉素肠球菌（VRE）感染通常发生在抵抗力低下的患者，且常常有严重基础疾病，其有效的抗菌药物治疗显得尤为重要。通过检测细菌对抗菌药物（如氨苄西林、庆大霉素、万古霉素、红霉素、氯霉素、利福平、多西环素、米诺环素和喹诺酮类、利耐唑胺等)的敏感度,确定使用何种药物治疗。同时可使用抗菌机理不同的抗生联合使用,增加药物的敏感性,见表 3。

对 VRE 感染的患者,总的抗菌药物使用原则是:检测细菌对所有可能获得的抗菌药物的敏感度,根据药敏结果选择敏感的抗菌药物予以治疗。对于不同部位感染 VRE,综合抗菌药物敏感性及抗菌药物在该组织的聚集浓度,决定使用何种抗菌药物。具体方案可参考如下。

(1)腹腔感染

对于腹腔感染的患者,其病情相对较重或者是在大手术(肝脏移植、肾脏移植)之后。及时有效地抗菌药物治疗,往往是决定患者预后的关键因素。因此,我们必须尽可能根据药敏试验结果选用抗菌药物。建议治疗方案如下:

表 3　用于 VRE 感染的治疗选择

病原体/耐药性	治疗选择	治疗说明
粪肠球菌(对万古霉素、链霉素和庆大霉素耐药)	青霉素 G 或氨苄西林钠(全身感染),呋喃妥因,磷霉素(仅用于泌尿系感染),通常对奎奴普丁 2 达福普丁耐药	利耐唑胺对 60%~70%病例有效,氨苄西林钠+头孢曲松对氨基糖苷高度耐药的粪肠球菌所致心内膜炎有效
屎肠球菌(对万古霉素,链霉素和庆大霉素高度耐药)	青霉素 G 或氨苄西林钠(全身感染),呋喃妥因,磷霉素(仅用于泌尿系感染)	大剂量氨苄西林钠治疗可能有效,达托霉素(Dap tomycin)及替加环素体外有效
屎肠球菌(对青霉素、氨苄西林钠和万古霉素耐药,对链霉素及庆大霉素高度耐药)	利耐唑胺 600mg,间隔 12h,奎奴普丁 2 达福普丁(quinup istin2dalfop ristin)治疗有效,可联用多西环素,单用氯霉素对有些菌血症有效,呋喃妥因和磷霉素用于治疗泌尿系感染	替考拉宁对部分 VRE 有效,可联用高浓度链霉素或庆大霉素,达托霉素对多数菌在体外有效,单用利耐唑胺治疗可发生耐药

1.对万古霉素和替考拉宁均耐药(VanA 基因型):(1)若菌株对青霉素类敏感:大剂量氨苄西林/他唑巴坦(8~12g/d,间隔 4~6h)(Ⅱ-3);(2)氨苄西林/舒巴坦 3g/次,间隔 6h+链霉素(0.5~1)g/次,间隔 12h,或庆大霉素(1~1.7)mg/(kg·d),每 8 小时 1 次(Ⅱ-2);(3)利耐唑胺 600mg,1 次/日或间隔 12h(Ⅱ21);(4)替加环素(Tigecycline)首剂 100mg,其后 50mg,间隔 12h(Ⅱ-2)。

2.对万古霉素耐药而对替考拉宁敏感或部分敏感(VanB 基因型):(1)替考拉宁 0.4g/d,给药 2 次/d(Ⅱ-1);(2)联合用药:替考拉宁 0.4g/d+庆大霉素(1~1.7)mg/kg(Ⅱ-2);替考拉宁 0.4g/d+环丙沙星(或其他喹诺酮类抗菌药物)每次(200~400)mg 间隔 12h(Ⅱ-2);(3)利耐唑胺每次 600mg,1 次/d 或间隔 12h(Ⅱ-1);(4)替加环素,首剂 100mg,其后 50mg,间隔 12h(Ⅱ-2)。

对于器官移植的患者,出现 VRE 腹腔感染时,在使用抗 VRE 抗菌药物治疗的同时,往往建议使用抗真菌药物(氟康唑 400mg/d)预防真菌(Ⅱ-2)。

在使用抗菌药物治疗时,具体停药时间尚无明确循证医学报道,建议根据细菌学转阴情况决定不同患者疗程。

（二）泌尿系 VRE 感染

有研究表明，由于氨苄西林在尿道组织呈高浓度，因而对于 VRE 所致尿路感染可单独用氨苄青霉素治疗，亦可使用药物联合治疗。

1.氨苄西林/他唑巴坦 3g/次，间隔 6h（Ⅱ－1）。

2.氨苄西林/他唑巴坦 3g/次，间隔 6h＋庆大霉素（1～1.7）mg/kg（Ⅱ－1）。

3.对替考拉宁敏感可考虑替考拉宁 0.4g/d＋庆大霉素/环丙沙星（Ⅱ－1）。

4.利耐唑胺 600mg，1 次/d 或间隔 12h（Ⅱ－1）。

5.呋喃妥因 100mg，间隔 8h，磷霉素（2～4）g/d，疗程 2～4 周（Ⅱ－1）（只用于泌尿系感染）。

在泌尿系抗感染治疗中，应根据具体感染部位而决定抗感染疗程，建议根据细菌学（尿培养）结果决定治疗时间。

（三）菌血症和心内膜炎

目前无可靠的有效治疗，在国外推荐使用奎奴普丁－达福普丁或利耐唑胺治疗，替考拉宁对部分（VanB）菌种有效。目前国内推荐的治疗总原则是根据药敏结果选用敏感抗菌药物、及时、足量、足疗程。

1.替考拉宁 400mg，间隔 12h，联合庆大霉素（1～1.5）mg/kg 间隔 8h，疗程 4～6 周（Ⅱ22）。

在这个联合治疗方案中，庆大霉素起协同作用，因此应将其控制在低血浆浓度，以防止所带来的不良反应（峰浓度不超过 4μg/ml）（Ⅱ－1）。

2.利耐唑胺 600mg，间隔 12h，疗程原则上小于 4 周（Ⅱ－1）。

3.达托霉素 6mg/（kg・d）（Ⅱ－2）。

4.奎奴普丁/达福普丁 7.5mg/kg，经中心静脉导管（Ⅱ－2）。

5.新纳西 7.5mg/kg，间隔 8h，经中心静脉导管。

在留有深静脉导管的患者，肠球菌往往容易在导管尖端定植，而出现导管相关性感染或导管相关性脓毒症。因此，对于此类患者在考虑抗菌药物治疗的同时，必须首先考虑尽早拔除导管，消除感染源（Ⅱ－1）。虽有报道使用多西环素及氯霉素治疗可取得一定的疗效（有效率 57%～61%），但往往因患者伴有其他多脏器功能的损伤，单一用药治疗效果欠佳。建议尽量避免单一用药，自疗程初期即使用不同抗菌药物联合治疗；如替考拉宁与庆大霉素联用具有明显的协同作用。

6.替考拉宁＋庆大霉素/环丙沙星（Ⅱ－2）。

7.利耐唑胺 600mg，1 次/d 或间隔 12h（Ⅱ－1）。

8.达托霉素 6mg/（kg・d）（Ⅱ－2）。

9.奎奴普丁/达福普丁 7.5mg/kg，经中心静脉导管（Ⅱ－2）

（四）医院获得性肺炎的治疗

对于肺部感染的患者，痰培养见到 VRE，是否予以抗感染治疗，目前意见尚未统一。部分专家认为 VRE 在呼吸系统中仅仅为定植，而并非真正意义的感染。因此，在培养出这些细菌时，我们要综合考虑细菌的致病力和宿主的免疫状态。当患者的临床症状体征不支持感染时，应不考虑选用或立即停用不必要的广谱抗菌药物。如确切考虑 VRE 与致病有关,可考虑予以利耐唑胺(VanA 型)和替考拉宁(VanB 型)治疗。

(五)VRE 定植患者的干预

研究表明 VRE 对临床最常见的影响就是肠道内的 VRE 定植,这种定植不引起临床症状,但可持续存在相当长的时期,并可成为 VRE 传播给其他患者的储菌库。某些 VRE 定植的患者存在发生 VRE 感染的危险,包括血液病患者、肿瘤患者、ICU 患者、实体器官(尤其是腹部器官)移植受体。VRE 的定植在 VRE 的感染和传播的过程中发挥着非常重要的作用。因此我们建议:定期对医护人员,尤其是重点工作部门(ICU、麻醉科、外科)工作人员进行 VRE 定植的筛查;对于外科医生如确定 VRE 定植,建议暂停其手术,避免手术污染;定期对医院长期住院患者进行 VRE 定植的筛查;制定本院 VRE 定植动态监测体系,观察变化趋势。

七、VRE 感染报告、感染控制及预防对策

VRE 定植于肠道通常不引起感染症状(腹泻),但如果患者存在着高危因素,VRE 可感染患者并引起临床症状。因此,在医疗机构中筛查 VRE 是必要的(Ⅱ－2)。如确诊为 VRE 感染,需立即启动相关报告流程及措施。

(一)VRE 感染的报告

及时电话报告院感部门,启动院感紧急应急程序,并及时上报医院管理部门。

(二)VRE 感染控制措施

1.将感染或带定植菌的患者隔离于单间、隔离单位或将同类患者隔离于较大的病房;

2.告知工作人员和患者有关注意事项,减少工作人员与患者在病房内的传播,患者医疗护理物品专用;

3.工作人员接触感染或定植患者后要加强洗手,严格按照标准六步洗手法进行认真洗手,配合速干手消毒剂消毒;

4.每天严格用含有效氯 1000mg/L 的消毒剂擦拭物体表面;

5.医疗护理患者时要穿隔离衣,戴一次性手套、帽子、口罩等防护措施;

6.VRE 感染患者产生的医疗废物应装入双层黄色塑料袋有效封口,袋外加注特殊感染警示标示,与医疗废物暂存处专职人员专项交接;

7.携带 VRE 的手术医生不得进行手术,直至检测转为阴性。

(三)对于 VRE 感染的预防

医院各相关部门必须制定一个检测、预防、控制 VRE 感染和暴发流行的详细计划,计划应包括以下几个方面:

1.合理掌握万古霉素使用适应证:在医院内应用万古霉素已确证是 VRE 产生和引起暴发流行的危险因素。因此,所有医院包括从未使用过万古霉素的医院和其它医疗机构,都应制订一个全面的抗菌药物使用计划。严格掌握万古霉素和相关糖肽类抗菌药物使用的适应证(Ⅱ－2)。

2.对每一位医护人员进行 VRE 相关知识培训:医院应有一个针对全体医务人员(包括进修生、学生、实验室人员,药师等)的继续教育计划,内容应包含 VRE 感染流行的有关概念、VRE 感染对患者费用、疗效的潜在影响。由于 VRE 感染的发现和控制都需要所有医务人员高度警惕和高标准的操作方法,因此相应的专业知识和培训是必要的(Ⅱ－2)。

3.提高临床微生物室在检测、报告和控制 VRE 感染中的作用:临床微生物检验室是预防 VRE 感染在医院流行的第一道防线,即时、准确地鉴定和测定肠球菌对万古霉素耐药的能力,对诊断 VRE 定植和感染、避免问题复杂化都有极其重要的作用(Ⅱ－1)。因此,我们必须做好 VRE 实验室检测工作。

4.当 VRE 的定植或感染只发生在一个病房的某个患者时,要将 VRE 从医院彻底根除是很容易实现的,但如果 VRE 感染已在一个病房发展成局部性流行或已扩散到了其它病房或社会时,要根除它就变得困难且费用又高。因此必须尽最大努力减少以至消除 VRE 在患者之间的传播(Ⅰ)。

耐万古霉素肠球菌已成为医院感染的重要病原菌,该菌的传播流行给医院感染的控制和预防带来极大困难。我国对万古霉素的临床应用并非十分广泛,但也出现了耐药菌株。因此必须严格控制万古霉素应用的适应证,以延缓耐药性的产生,积极研究和开发新的抗 VRE 的药物,应对医护人员等进行 VRE 感染流行的宣传教育及采取感染控制措施。实验室也应做到快速分离和鉴定 VRE,特别是要建立准确、快速、容易推广和普及的检测方法,以阻止 VRE 感染的传播和扩散,避免 VRE 感染引起严重的院内感染和多重耐药菌株的产生。

专家委员会(按拼音顺序):陈宝敏、陈志海、成军、黄东生、李兴旺、李旭、林佳佳、刘景院、刘晓清、卢洪洲、卢联合、倪语星、宁琴、曲芬、沈叙庄、斯崇文、谭德明、唐云、王辉、王宇、于岩岩、肖永红、徐英春、杨道峰、俞云松、赵辉、赵红心、赵敏、郑波、朱德妹

致谢:非常感谢王宇教授在共识相关资料搜集、整理及起草过程中所作出的贡献。

（田祥燕）

中国鲍曼不动杆菌感染诊治与防控专家共识

【编者按】鲍曼不动杆菌已成为21世纪临床重要致病菌。鲍曼不动杆菌基因组研究发现其具有快速获得和传播耐药性的能力,多重耐药、广泛耐药、全耐药鲍曼不动杆菌已呈世界性流行,成为全球抗感染领域的挑战,更是目前我国最重要的“超级细菌”。由于鲍曼不动杆菌在自然环境、医院环境的广泛存在及在住院患者的多部位定植,临床医生在鲍曼不动杆菌感染的诊断、治疗和预防控制上存在诸多困惑。为提高鲍曼不动杆菌感染诊治与防控水平,遏制我国鲍曼不动杆菌耐药性和感染流行的快速增长,由《中华医学杂志》组织,32位国内知名专家共同发起,邀请全国326位专家参与,历时7个多月,召开了12场专题讨论会,得到了卫生部行业基金(《临床多重耐药菌医院感染防控研究及应用》,编号201002021)的支持,经过充分的意见搜集和讨论,最终达成了这份《中国鲍曼不动杆菌感染诊治与防控专家共识》。共识荟萃了国外鲍曼不动杆菌感染诊治与防控的最新进展,总结了我国绝大多数权威专家对于鲍曼不动杆菌感染诊治与防控的宝贵经验,是规范鲍曼不动杆菌感染诊治和防控的指导性文件。该共识的制定和提出,将对我国多重耐药菌的诊治与防控做出引领和示范,有助于改善我国鲍曼不动杆菌感染诊治与防控现状,有助于保障医疗质量和医疗安全,保障广大患者的生命安全和健康权益。原中华医学会会长著名呼吸病专家钟南山院士专门寄语:“合理用药,预防不动杆菌耐药”。由于鲍曼不动杆菌的自身特点,鲍曼不动杆菌感染诊治和防控仍有许多问题没有解决,需要广大专家的积极探索,积累经验和循证医学证据,不断完善专家共识。

一、概述：共识目的和意义

鲍曼不动杆菌具有强大的获得耐药性和克隆传播的能力，多重耐药、广泛耐药、全耐药鲍曼不动杆菌呈世界性流行，已成为我国院内感染最重要的病原菌之一。多重耐药鲍曼不动杆菌（Multidrugresistant Acinetobacter baumannii，MDRAB）是指对下列五类抗菌药物中至少三类抗菌药物耐药的菌株，包括：抗假单胞菌头孢菌素、抗假单胞菌碳青霉烯类抗生素、含有β内酰胺酶抑制剂的复合制剂（包括哌拉西林/他唑巴坦、头孢哌酮/舒巴坦、氨苄西林/舒巴坦）、氟喹诺酮类抗菌药物、氨基糖苷类抗生素。广泛耐药鲍曼不动杆菌（ExtensivelyDrug Resistant A.baumannii，XDRAB）是指仅对1～2种潜在有抗不动杆菌活性的药物[主要指替加环素和（或）多黏菌素]敏感的菌株。全耐药鲍曼不动杆菌（PanDrug Resistant A.baumannii，PDRAB）则指对目前所能获得的潜在有抗不动杆菌活性的抗菌药物（包括多黏菌素、替加环素）均耐药的菌株。目前，鲍曼不动杆菌感染的诊断、治疗和预防控制上存在诸多困惑，制定针对该问题的权威共识将能规范并提高我国鲍曼不动杆菌感染诊治及防控水平。

二、流行病学、耐药状况及主要耐药机制

鲍曼不动杆菌已成为我国院内感染的主要致病菌之一。根据2010年中国CHINET细菌耐药性监测网数据显示，我国10省市14家教学医院鲍曼不动杆菌占临床分离革兰阴性菌的16.11%，仅次于大肠埃希菌与肺炎克雷伯菌。鲍曼不动杆菌具有在体外长期存活能力，易造成克隆播散。鲍曼不动杆菌感染危险因素包括长时间住院、入住监护室、接受机械通气、侵入性操作、抗菌药物暴露以及严重基础疾病等。鲍曼不动杆菌感染常见于危重患者，常伴有其他细菌和（或）真菌的感染。鲍曼不动杆菌感染患者病死率高，但目前缺乏其归因病死率的大规模临床研究。鲍曼不动杆菌可引起医院获得性肺炎、血流感染、腹腔感染、中枢神经系统感染、泌尿系统感染、皮肤软组织感染等。鲍曼不动杆菌院内感染最常见的部位是肺部，是医院获得性肺炎（HAP）、尤其是呼吸机相关肺炎（VAP）重要的致病菌。2010年CHINET监测提示不动杆菌占所有呼吸道标本分离革兰阴性菌的19.4%，其中鲍曼不动杆菌占17.5%；位居脑脊液及其他无菌体液分离革兰阴性菌的第一位，分离率为7.2%；占血流感染革兰阴性菌的3.9%；伤口脓液分离革兰阴性菌的7.2%；尿液分离革兰阴性菌的2.7%。不动杆菌占腹腔感染分离菌的4.2%。鲍曼不动杆菌导致的社区获得性肺炎（CAP）主要见于澳洲和亚洲的新加坡及香港、台湾等国家和地区。国外也有鲍曼不动杆菌社区血流感染、脑膜炎、皮肤软组织感染的个例报道。目前我国大陆未见报道。鲍曼不动杆菌耐药情况日趋严重。国外研究发现多黏菌素E的敏感性最高；我国缺乏多黏菌素E大规模的耐药监测数据，有研究提示其耐药率最低，为10.8%，其次是头孢哌酮/舒巴坦和米诺环素。2010年中国CHINET监测数据显示不动杆菌对头孢哌酮/舒巴坦耐药率为30.7%、米诺环素为31.2%，其他药物如亚胺培南、美罗培南、头孢吡肟、头孢他啶、头孢西丁、哌拉西林/他唑巴坦、氨苄西/舒巴坦、阿米卡星、庆大霉素、环丙沙星等耐药率均在50%以上。鲍曼不动杆菌耐药性存在地区和医院差异，临床医生应了解当地尤其是所在医院耐药监测结果。鲍曼不动杆菌对抗菌药物的耐药机制主要有：(1)产生抗菌药物灭活酶：①β-内酰胺酶：最主要的是D组的OXA－23酶，部分菌株还携带超广谱β-内酰胺酶ESBLs)、头孢菌素酶(AmpC)和B类的金属β-内酰胺酶;②氨基糖苷类修饰酶:由于各种修饰酶的底物不同,可导致一种和几种氨基糖苷类抗生素耐药;(2)药物作用靶位改变:拓扑异构酶gyrA、parC基因突变导致的喹诺酮类抗菌药物耐药;annA等16S rRNA甲基化酶导致几乎所有氨基糖苷类抗生素耐药;(3)药物到达作用靶位量的减少:包括外膜孔蛋白通透性的下降及外排泵的过度表达。鲍曼不动杆菌基因组显示,其富含外排泵基因,外排泵高表达在鲍曼不动杆菌多重耐药中发挥重要作用。

三、感染病原学诊断

鲍曼不动杆菌是条件致病菌,广泛分布于医院环境,易在住院患者皮肤、结膜、口腔、呼吸道、胃肠道及泌尿生殖道等部位定植。临床采集各类标本时应当尽可能避免污染。(1)在采集血液、脑脊液等体液标本时,应进行严格的皮肤消毒、避免污染。血培养应当严格按照规范进行。(2)采集痰标本时,应充分告知患者留样方法和要求、必要时采用气管镜下防污染毛刷采样,尽量提高痰标本质量。临床微生物实验室要严格把握痰标本的质量,痰标本接种前应进行革兰染色镜检,判断痰标本是否合格,同时注意有无白细胞吞噬或伴行现象及细菌的染色和形态。呼吸道标本的半定量、定量细菌培养能够为临床提供重要参考价值。(3)对于鲍曼不动杆菌皮肤感染由于取材易被皮肤正常菌群污染,甚至出现多种细菌并存的培养结果,病变部位取样应注意采用不同的方法:①浅表、开放性脓疱和创口感染:清创后,使用拭子在创口涂抹即可;②蜂窝织炎和丹毒:穿刺针抽吸组织取样,但不易获取,培养阳性率较低;③复杂性皮肤软组织感染:用组织活检、穿刺针抽吸、外科手术等方法取深层组织进行培养,不能用创口拭子进行培养。鲍曼不动杆菌为革兰阴性球杆菌,单个或成对排列,专性需氧,触酶阳性,氧化酶阴性,动力阴性,容易与其他非发酵菌区别。需要注意的是,鲍曼不动杆菌革兰染色不易脱色,尤其是血培养阳性标本直接涂片染色,易染成革兰阳性球菌。根据DNA杂交技术,不动杆菌分为25个DNA同源群(或基因型)。但临床微生物实验室很难将不动杆菌鉴定到种水平,准确将不动杆菌鉴定到种常需使用分子生物学方法。目前,临床微生物实验室采用传统的生化试验和自动化细菌鉴定系统(如API 20NE、Vitek2、Phoenix和Micro Scan WalkAway等)鉴定不动杆菌,由于鲍曼不动杆菌、醋酸钙不动杆菌、不动杆菌基因型3和不动杆菌基因型13TU生化表型十分接近,很难区分,通常都鉴定并报告为醋酸钙不动杆菌一鲍曼不动杆菌复合体,部分医院则直接报告为鲍曼不动杆。因此,目前临床报告的鲍曼不动杆菌实际为“鲍曼不动杆菌群”。“鲍曼不动杆菌群”的四种菌种致病力、耐药性相近,临床诊断和治疗相似。根据美国临床标准化委员会CLSI规定不动杆菌属菌种抗菌药物敏感试验可采用K-B纸片扩散法或MIC法。对于XDRAB或PDRAB菌株建议采用MIC法测定药物敏感性,给临床提供更有价值的用药参考。对于XDRAB或PDRAB感染,推荐根据临床需要进行联合药敏试验,如琼脂棋盘稀释法可精确判断两药是否有协同、相加或拮抗作用,但该方法较为繁琐;也可采用K-B法,将待测药敏纸片放置相邻、距离合适的位置,次日观察两个纸片间抑菌圈是否有扩大;或用Etest法,把Etest条在合适的位置交叉叠放,可粗略观察药物间是否有协同作用。联合药敏方案主要选择以含舒巴坦的合剂或多黏菌素E为基础的联合。

四、感染治疗

1.鲍曼不动杆菌感染的抗菌治疗原则：应综合考虑感染病原菌的敏感性、感染部位及严重程度、患者病理生理状况和抗菌药物的作用特点。主要原则有：(1)根据药敏试验结果选用抗菌药物：鲍曼不动杆菌对多数抗菌药物耐药率达50%或以上，经验选用抗菌药物困难，故应尽量根据药敏结果选用敏感药物；(2)联合用药，特别是对于XDRAB或PDRAB感染常需联合用药；(3)通常需用较大剂量；(4)疗程常需较长；(5)根据不同感染部位选择组织浓度高的药物，并根据PK/PD理论制定合适的给药方案；(6)肝、肾功能异常者、老年人，抗菌药物的剂量应根据血清肌酐清除率及肝功能情况作适当调整；(7)混合感染比例高，常需结合临床覆盖其他感染菌；(8)常需结合临床给予支持治疗和良好的护理。

2.治疗鲍曼不动杆菌感染的常用抗菌药物：

(1)舒巴坦及含舒巴坦的β-内酰胺类抗生素的复合制剂：因β-内酰胺酶抑制剂舒巴坦对不动杆菌属细菌具抗菌作用，故含舒巴坦的复合制剂对不动杆菌具良好的抗菌活性，国外常使用氨苄西林/舒巴坦，国内多使用头孢哌酮/舒巴坦治疗鲍曼不动杆菌感染。对于一般感染，舒巴坦的常用剂量不超过4.0g/d，对MDRAB、XDRAB、PDRAB感染国外推荐可增加至6.0g/d，甚至8.0g/d，分3～4次给药。肾功能减退患者，需调整给药剂量。①头孢哌酮/舒巴坦：常用剂量3.0g(头孢哌酮2.0g+舒巴坦1.0g)1次/8h或1次/6h，静脉滴注。对于严重感染者可根据药敏结果与米诺环素、阿米卡星等药物联合用药。②氨苄西林/舒巴坦：给药剂量为3.0g 1次/6h，静脉滴注。严重感染患者与其他抗菌药物联合。③舒巴坦：可与其他类别药物联合用于治疗XDRAB、PDRAB引起的感染。

(2)碳青霉烯类抗生素：临床应用的品种有：亚胺培南、美罗培南、帕尼培南及比阿培南，可用于敏感菌所致的各类感染，或与其他药物联合治疗XDRAB或PDRAB感染。亚胺培南和美罗培南的剂量常需1.0g 1次/8h或1.0g 1次/6h，静脉滴注。中枢神经系统感染治疗时，美罗培南剂量可增至2.0 1次/8h。PK/PD研究显示，对于一些敏感性下降的菌株(MIC 4～16mg/L)，通过增加给药次数、加大给药剂量、延长碳青霉烯类抗生素的静脉滴注时间如每次静滴时间延长至2～3h，可使血药浓度高于MIC的时间(T>MIC)延长，部分感染病例有效，但目前尚缺乏大规模临床研究。

(3)多黏菌素类抗生素：分为多黏菌素B及多黏菌素E(colistin，黏菌素)，临床应用的多为多黏菌素E。可用于XDRAB、PDRAB感染的治疗。国际上推荐的多黏菌素E的剂量为每天2.5～5mg/kg或每天200～400万U(100万U相当于多黏菌素E甲磺酸盐80mg)，分2～4次静脉滴注[21－22]。该类药物的肾毒性及神经系统不良反应发生率高，对于老年人、肾功能不全患者特别需要注意肾功能的监测。另外，多黏菌素E存在明显的异质性耐药，常需联合应用其他抗菌药物。国内该类药物的临床应用经验少。

(4)替加环素(tigecycline)：为甘氨酰环素类抗菌药物的第一个品种，甘氨酰环素类为四环素类抗菌药物米诺环素的衍生物。对DRAB、XDRAB有一定抗菌活性，早期研究发现其对全球分离的碳青霉烯类抗生素耐药鲍曼不动杆菌的MIC90为2mg/L。近期各地报告的敏感性差异大，耐药菌株呈增加趋势，常需根据药敏结果选用。由于其组织分布广泛，血药浓度、脑脊液浓度低，常需与其他抗菌药物联合应用。美国 FDA 批准该药的适应证为复杂性腹腔及皮肤软组织感染、社区获得性肺炎。常用给药方案为首剂 100mg，之后 50mg q12h 静脉滴注。主要不良反应为胃肠道反应。

(5)四环素类抗菌药物：美国 FDA 批准米诺环素针剂用于敏感鲍曼不动杆菌感染的治疗，给药方案为米诺环素 100mg 1 次/12h 静脉滴注，但临床资料不多。国内目前无米诺环素针剂，可使用口服片剂或多西环素针剂(100mg 1 次/12h)与其他抗菌药物联合治疗鲍曼不动杆菌感染。

(6)氨基糖苷类抗生素：这类药物多与其他抗菌药物联合治疗敏感鲍曼不动杆菌感染。国外推荐剂量阿米卡星或异帕米星每天 15～20mg/kg，国内常用 0.6g 1 次/d 静脉滴注给药，对于严重感染且肾功能正常者，可加量至 0.8g/d 给药。用药期间应监测肾功能及尿常规，有条件的最好监测血药浓度。

(7)其他：对鲍曼不动杆菌具抗菌活性的其他抗菌药物尚有：喹诺酮类抗菌药物如环丙沙星、左氧氟沙星、莫西沙星，第三及第四代头孢菌素如头孢他啶、头孢吡肟，其他 β-内酰胺酶抑制剂的复合制剂如哌拉西林/他唑巴坦，但耐药率高，达 64.1%～68.3%，故应根据药敏结果选用。体外及动物体内研究显示，利福平与其他抗菌药联合对不动杆菌有协同杀菌作用，因其为治疗结核病的主要药物之一，不推荐常规用于鲍曼不动杆菌感染的治疗。

3.鲍曼不动杆菌感染的抗菌药物选择：

(1)非多重耐药鲍曼不动杆菌感染：可根据药敏结果选用 β-内酰胺类抗生素等抗菌药物。

(2)MDRAB 感染：根据药敏选用头孢哌酮/舒巴坦、氨苄西林/舒巴坦或碳青霉烯类抗生素，可联合应用氨基糖苷类抗生素或氟喹诺酮类抗菌药物等。

(3)XDRAB 感染：常采用两药联合方案，甚至三药联合方案。两药联合用药方案有：①以舒巴坦或含舒巴坦的复合制剂为基础的联合，联合以下一种：米诺环素(或多两环素)、多黏菌素 E、氨基糖苷类抗生素、碳青霉烯类抗生素等；②以多黏菌素 E 为基础的联合，联合以下一种：含舒巴坦的复合制剂(或舒巴坦)、碳青霉烯类抗生素；③以替加环素为基础的联合，联合以下一种：含舒巴坦的复合制剂(或舒巴坦)、碳青霉烯类抗生素、多黏菌素 E、喹诺酮类抗菌药物、氨基糖苷类抗生素。三药联合方案有：含舒巴坦的复合制剂(或舒巴坦)＋多西环素＋碳青霉烯类抗生素、亚胺培南＋利福平＋多黏菌素或妥布霉素等。上述方案中，国内目前较多采用以头孢哌酮/舒巴坦为基础的联合方案如头孢哌酮/舒巴坦＋多西环素(静滴)/米诺环素(口服)，临床有治疗成功病例，但缺乏大规模临床研究；另外含碳青霉烯类抗生素的联合方案主要用于同时合并多重耐药肠杆菌科细菌感染的患者。

(4)PDRAB 感染：常需通过联合药敏试验筛选有效的抗菌药物联合治疗方案。国外研究发现，鲍曼不动杆菌易对多黏菌素异质性耐药，但异质性耐药菌株可部分恢复对其他抗菌药物的敏感性，因此多黏菌素联合 β-内酰胺类抗生素或替加环素是可供选择的方案，但尚缺少大规模临床研究。也可结合抗菌药物 PK/PD 参数要求，尝试通过增加给药剂量、增加给药次数、延长给药时间等方法设计给药方案。

五、主要感染类型与诊治

1.院内获得性肺炎和机械通气相关肺炎：鲍曼不动杆菌肺炎主要发生在ICU病房有机械通气的患者，MDRAB感染的病死率高于敏感菌感染或者未感染的病人；感染MDRAB后住院时间和住ICU时间延长。呼吸道标本分离的鲍曼不动杆菌需要区别定植菌还是感染菌。判断鲍曼不动杆菌肺部感染，除了有细菌感染的一般表现如发热，白细胞及（或）中性分类、C一反应蛋白增高以外，应当参考以下几点：(1)与肺炎相符合的临床症状、体征和影像学上出现新的或持续的或加重的肺部渗出、浸润、实变；(2)宿主因素，包括基础疾病、免疫状态、先期抗菌药物使用、其他与发病相关的危险因素如机械通气时间等；(3)正在接受抗菌药物治疗的患者如果一度好转，复又加重，在时间上与鲍曼不动杆菌的出现相符合；(4)从标本采集方法、标本质量、细菌浓度（定量或半定量培养）、涂片所见等，评价阳性培养结果的临床意义；(5)2次以上痰培养显示纯鲍曼不动杆菌生长或鲍曼不动杆菌优势生长。目前对于鲍曼不动杆菌HAP或VAP治疗疗程缺乏明确的规范，应重点参考临床病情的改善、而非细菌学的清除，有学者推荐疗程不小于2周。呼吸道分泌物中培养到鲍曼不动杆菌，病情允许应该尽早拔除气管插管，必要时可以用无创呼吸机辅助呼吸。抗菌药物联合治疗鲍曼不动杆菌肺炎迄今仅有非对照的小样本的临床病例研究或个案报道，缺少随机对照临床试验，尤其是大样本的随机对照临床试验。尽管如此，治疗XDRAB、PDRAB仍需进行适当联合。抗菌治疗具体参考抗菌药物治疗部分。

2.血流感染（包括留置管相关血流感染）：鲍曼不动杆菌血流感染常继发于肺部、静脉导管及腹腔感染。重症患者，鲍曼不动杆菌血流感染常存在身体其他部位的鲍曼不动杆菌的定植，故对非无菌部位分离的鲍曼不动杆菌应给予高度重视，特别是伴有血流感染临床表现时，应酌情根据当地耐药监测结果经验使用针对鲍曼不动杆菌感染有效的抗菌药物。如能除外皮肤定植菌污染，血培养阳性是血流感染的确诊标准。鲍曼不动杆菌血流感染抗菌治疗的疗程取决于感染严重程度、并发症、病原菌的耐药性。无植入物及免疫正常的单纯血流感染，若治疗反应好，则抗感染治疗至末次血培养阳性和症状体征好转后10～14d。若出现迁徙性感染等严重并发症，应延长疗程：感染性心内膜炎4～6周，骨髓炎6～8周，感染性血栓性静脉炎4～6周。祛除病灶是影响鲍曼不动杆菌血流感染疗效及预后的重要环节。所有血流感染患者，均应排查可能的来源。导管相关性感染，应尽可能拔除导管，特别是短期留置导管及分离菌株为耐药菌时。一定要保留导管的，若出现严重全身性感染、迁徙性感染或敏感药物治疗72h以上仍存在感染表现的，应立即拔除。对革兰阴性杆菌所致的导管相关性感染尚无抗菌药物封管治疗的推荐。对装有起搏器或植入性除颤器、人工心脏瓣膜的患者以及敏感抗菌药物治疗并拔除导管后仍表现为持续性菌血症和（或）发热的，应查找感染迁徙灶，建议行心脏超声检查，有条件可行经食管超声检查，以除外感染性心内膜炎。另外，外科治疗也是处理严重并发症的手段之一。如感染性心内膜炎、感染性血栓性静脉炎，必要时应考虑外科手术治疗。

3.术后和外伤后颅内感染：鲍曼不动杆菌中枢神经系统感染最重要的高危因素为外伤或手术导致血脑屏障破坏及术后留置引流管，其他还包括术后大剂量糖皮质激素应用、术后脑脊液漏、广谱抗菌药物使用等。鲍曼不动杆菌中枢神经系统感染治疗时应警惕混合感染。鲍曼不动杆菌颅内感染的抗菌治疗需根据药敏结果选择敏感、易透过血一脊液屏障的抗菌药物。如为 MDRAB、XDRAB、PDRAB 感染，推荐联合治疗，疗程往往需要 4～6 周。合并颅内压增高、呼吸衰竭者，在综合治疗基础上加用脱水剂治疗效果仍不满意者，可采用脑脊液引流，但应严格掌握适应证，密切观察，病情好转后尽早去除植入的异物，以减少继发感染。

4.腹腔感染：鲍曼不动杆菌可以通过血流或淋巴管途径导致腹腔感染，但绝大多数通过侵入性操作由皮肤或者肠道直接引起腹腔感染，尤其是在腹腔置管、器官移植、腹膜透析等患者更易出现鲍曼不动杆菌腹腔感染。鲍曼不动杆菌腹腔感染临床上可表现为腹膜透析相关性腹膜炎、胆道感染、腹腔脓肿、胰腺炎、肝脓肿等。常见的症状为畏寒发热、腹痛、恶心呕吐。腹腔置管及腹膜透析患者也可仅出现腹水白细胞的升高，而无明显感染毒血症表现。腹腔引流液培养为鲍曼不动杆菌首先需明确致病菌还是定植菌。患者有腹腔置管，需尽早拔除，若无临床及实验室感染依据一般不推荐抗菌药物治疗。腹膜透析患者需用透析液清洗腹腔。鲍曼不动杆菌腹腔感染抗菌治疗参考药物治疗部分。

5.泌尿系感染(主要指导尿管相关泌尿系感染)：鲍曼不动杆菌的泌尿系统感染可通过血流或淋巴管途径，但绝大多数由尿道口的上行性感染引起。其发病高危因素包括：医疗相关因素，如手术治疗、留置导尿管、局部用药；尿路梗阻性疾病，如前列腺增生、尿路结石、尿道狭窄；全身长期使用抗菌药物；放疗与化疗；机体免疫功能受损；长期卧床等。鲍曼不动杆菌泌尿系统感染可包括急性肾盂肾炎、急性膀胱炎等，并可继发附睾炎、前列腺炎、菌血症。常见的症状同一般细菌性尿路感染，在临床上与其他细菌所致感染无明显区别，诊断需依据病原学检查。尿液培养鲍曼不动杆菌生长：首先需明确是无症状菌尿还是导尿管相关泌尿道感染。前者除妊娠期妇女和学龄前儿童，以及拟行泌尿外科手术者外，一般不推荐抗菌药物治疗。如考虑留置管相关泌尿道感染，且留置管已留置 1 周甚至更长时间，在使用抗菌药物之前应先更换或去除留置管，留取尿培养及药敏，保持引流通畅。鲍曼不动杆菌泌尿系感染抗菌药物疗程应区分对治疗的反应及是否有导尿管植入：如果起始治疗后症状明显改善，一般抗菌药物使用 7d；对于导尿管相关泌尿道感染，如果起始治疗反应相对延迟，一般推荐 10～14d，甚至需要 21d；如临床治疗效果不佳，除反复留取尿培养指导抗菌药物调整外，需进一步加强引流，寻找及去除尿路梗阻性因素，并明确是否继发菌血症。鲍曼不动杆菌泌尿系感染抗菌药物的选择参考共识抗菌药物部分。

6.皮肤软组织感染：皮肤屏障破坏及鲍曼不动杆菌皮肤定植是鲍曼不动杆菌皮肤软组织感染重要诱因。在免疫功能低下的患者，如糖尿病、中性粒细胞减少、药瘾者、艾滋病、长期住院的重症患者，不存在皮肤屏障破坏时也会发生皮肤软组织感染。革兰阴性杆菌引起的皮肤软组织感染并非常见，其中又以肠杆菌科细菌为主，鲍曼不动杆菌较少见。鲍曼不动杆菌皮肤软组织感染多为继发性混合感染，常见合并的病原细菌为：金黄色葡萄球菌、肠杆菌科细菌、铜绿假单胞菌等。分级诊断主要通过临床表现及严重程度进行分级，目前分为 4 级。1 级只有局部症状体征；2 级伴有发热等全身症状，但无并发症；3 级合并中毒症状，如心动过速、呼吸异常等;4 级为脓毒症或威胁生命的感染,如坏死性筋膜炎。按复杂程度可分为单纯性和复杂性,前者包括单一脓肿、脓疱病、疖肿、蜂窝组织炎等;后者指存在明显的基础疾病或由创伤并发的感染,常引起严重深部软组织感染,应提高警惕,早期识别。

治疗原则:根据分级、分类,采取局部治疗与全身用药相结合,抗菌治疗与辅助治疗措施(如换药、清创、手术等)相结合。通常 3 级及以上患者需住院,单纯性感染(如单个疖或毛囊炎)简单外科处理即可,复杂性感染应选择敏感并且局部浓度高的药物(如敏感的β-内酰胺类抗生素),具体抗菌治疗方案见抗菌药物治疗部分,必要时外科手术。疗程因病情而异,复杂性感染可能需要较长的疗程。

7.其他感染:鲍曼不动杆菌除引起上述各个系统和部位的感染外,尚可引起其他部位感染,但相对比较少见,缺乏系统的流行病学资料,仅见个例报道。(1)坏死性筋膜炎,见于糖尿病、慢性肾病等基础疾病的患者,常需外科清创联合抗菌药物治疗;(2)化脓性关节炎:继发于外伤或医源性操作,需外科清创、引流联合抗菌药物治疗,有遗留功能障碍报道[50];(3)纵隔炎:常有胸部手术或外伤史、糖尿病等基础疾病,需外科清创联合抗菌药物治疗;(4)骨髓炎:见于有外伤史患者;(5)颈部深部脓肿:可见于糖尿病患者,需外科引流联合抗菌药物治疗;(6)怀孕期及产褥期感染、绒毛膜羊膜炎:仅见个例报道,导致新生儿早产,分别给予产妇及新生儿抗感染治疗后好转。

六、鲍曼不动杆菌医院感染防控

鲍曼不动杆菌医院感染大多为外源性医院感染,其传播途径主要为接触传播;耐药鲍曼不动杆菌的产生是抗菌药物选择压力的结果。因此,其医院感染的预防与控制至关重要。需要从以下几个方面考虑。

1.加强抗菌药物临床管理,延缓和减少耐药鲍曼不动杆菌的产生。由于抗菌药物的广泛使用,鲍曼不动杆菌的耐药性明显增加,出现 MDRAB、XDRAB、PDRAB。医疗机构通过建立合理处方集、制订治疗方案和监测药物使用,同时联合微生物实验人员、感染病专家和感染防控人员对微生物耐药性增加的趋势进行干预,至少可以延缓鲍曼不动杆菌多重耐药性的迅速发展。

2.严格遵守无菌操作和感染控制规范。医务人员应当严格遵守无菌技术操作规程,特别是实施中心静脉插管、气管插管、放置留置尿管、放置引流管等操作时,应当避免污染,减少感染的危险因素。对于留置的医疗器械要严格实施感染控制指南提出的有循证医学证据的一揽子策略,包括呼吸机相关肺炎、导管相关血流感染、导管相关泌尿道感染等。

3.阻断鲍曼不动杆菌的传播途径。

(1)强化手卫生:多重耐药鲍曼不动杆菌最常见的传播机制是接触传播,而医疗机构内最常见的传播媒介是医务人员的手。因此手卫生是感染预防与控制措施的重点,对于减少感染的传播和发生不可或缺。医护人员、病房工作人员均应严格遵守国家卫生部 2009 年 4 月颁布的《医疗机构医务人员手卫生规范》。目前尚无标准化方法监测手卫生的依从性。医疗机构可以自行制订并建立监测系统。重要的措施包括监测手卫生的依从性、张贴相关标志和提醒、设置便利的手卫生设施和相关物品以及提供培训指导。(2)实施接触隔离:多重耐药鲍曼不动杆菌感染或定植患者应当单间安置;如条件不允许,则应与其他感染相同致病菌的患者同室安置;如以上条件不能达到患者应与感染多重耐药鲍曼不动杆菌低风险(如无切口、无侵入性操作、非免疫力低下等)的患者安置在同一房间。上述措施都不能采用,则至少应该对感染或患者进行明确标识、进行床边隔离。接触预防应用于所有已被确认的多重耐药鲍曼不动杆菌感染或定植患者,具体措施参见卫生部 2009 年 4 月颁布的《医院隔离技术规范》。(3)加强环境清洁与消毒:有效的环境与设备清洁/消毒有助于减少多重耐药鲍曼不动杆菌(MDRAB)的传播风险。正规培训保洁员、采用合格的消毒/灭菌剂、采取有效的消毒方案和(或)核查表是管理的关键环节。环境清洁应当每日一次或更多,尤其是患者密切接触的区域。环境清洁监测:使用标准化的环境清洁、消毒核查表,将确保这些操作的正确性和恒定性。监测表明某间病房或整个医疗机构的清洁不充分时,应改进并执行新的核查表,以提高清洁效果。(4)必要时进行耐药菌筛查:主动监测培养。进行筛查培养是加强干预措施的重要组成部分。研究表明多重耐药鲍曼不动杆菌的持续传播发生在有大量易感人群的部门如 ICU。全身多部位筛查能增加检测有效性,可选择的部位包括鼻腔、咽喉、皮肤如腋下和(或)腹股沟、直肠、开放性切口和气管吸引物。环境筛查。对多重耐药鲍曼不动杆菌暴发或流行的部门,应对患者周围的环境或设备进行微生物标本采样和培养,明确感染来源。通常用液体培养基或磷酸盐缓冲液预湿的培养拭子对可能污染的环境或设备进行采样,水源性样本用无菌试管收集。使用预湿的无菌纱布垫或浸于中性缓冲液中的“海绵棒”从环境/设备表面和缝隙中采样,可能获得更好的效果。共同发起人:钟南山(广州医学院附属第一医院),陈新石(中华医学会中华医学杂志编辑部),巩路(天津医科大学总医院),管向东(中山大学附属第一医院),黄晓军(北京大学人民医院),李光辉(复旦大学附属华山医院),刘大为(北京协和医院),刘又宁(解放军总医院),马小军(北京协和医院),邵宗鸿(天津医科大学总医院),沈志祥(上海交通大学附属瑞金医院),王爱霞(北京协和医院),王辰(卫生部北京医院),席修明(首都医科大学附属复兴医院),谢灿茂(中山大学附属第一医院),徐英春(北京协和医院),于凯江(哈尔滨医科大学附属第二医院),周建英(浙江大学医学院附属第一医院),周新(上海市第一人民医院),卓超(广州医学院附属第一医院)致谢:《中国鲍曼不动杆菌感染诊治与防控专家共识》在完稿过程中还有 323 位专家提供了宝贵修改意见,在此谨致以诚挚感谢。

多重耐药菌医院感染预防与控制中国专家共识

近一个世纪以来,抗菌药物在人类战胜各种感染性疾病的过程中发挥了关键作用,但日益突出的多重耐药菌问题已给临床抗感染治疗带来了严峻挑战。如何有效减缓多重耐药菌的产生,阻断多重耐药菌传播,已引起医学界、政府与社会的广泛关注。为加强多重耐药菌的医院感染管理,有效预防和控制多重耐药菌在医院内的产生和传播,保障患者的安全,由中国感染控制杂志组织,58 位国内知名专家共同发起,邀请全国 165 位专家参与,历时 10 个月,召开了 9 场专题讨论会,在充分收集意见和讨论的基础上,最终形成了《多重耐药菌医院感染预防与控制中国专家共识》。共识荟萃了国内外多重耐药菌医院感染防控的最新进展，总结了我国大多数权威专家防控方面的宝贵经验，旨在规范和指导我国多重耐药菌医院感染的防控，提高我国多重耐药菌感染防控水平。

1　概述

1.1 定义及临床常见类型　多重耐药菌(multi－drug resistance bacteria，MDRO)指对通常敏感的常用的3类或3类以上抗菌药物同时呈现耐药的细菌，多重耐药也包括泛耐药(extensive drug resistance，XDR)和全耐药(pan－drug resistance，PDR)。临床常见MDRO有耐甲氧西林金黄色葡萄球菌(MRSA)、耐万古霉素肠球菌(VRE)、产超广谱β内酰胺酶(ESBLs)肠杆菌科细菌(如大肠埃希菌和肺炎克雷伯菌)、耐碳青霉烯类肠杆菌科细菌、多重耐药铜绿假单胞菌(MDR－PA)、多重耐药鲍曼不动杆菌(MDR－AB)等。

1.2 流行病学　不同监测网、地区、医院以及同一医院不同科室、不同时期MDRO的监测结果均可能存在差异。CHINET三级甲等医院监测结果显示：MRSA检出率在2008年之前持续上升，最高达73.6%，随后开始下降，2010年为51.7%，2013年为45.2%；耐万古霉素粪肠球菌和屎肠球菌2010年检出率分别为0.6%、3.6%，2013年分别为0.2%、3.0%；产ESBLs大肠埃希菌和肺炎克雷伯菌2010年检出率分别为56.3%、43.6%，2013年分别为54.0%、31.8%；XDR铜绿假单胞菌(MDR－PA)和XDR鲍曼不动杆菌(MDR－AB)2010年检出率分别为1.7%、21.4%，2013年分别为2.0%、14.6%。湖南省2011年度细菌耐药监测结果显示，该省MRSA检出率为37.5%，耐甲氧西林凝固酶阴性葡萄球菌(MRCNS)检出率为69.8%，耐万古霉素粪肠球菌和屎肠球菌检出率分别为1.5%、3.6%，耐亚胺培南和美罗培南铜绿假单胞菌检出率分别为24.8%、15.9%，耐亚胺培南和美罗培南鲍曼不动杆菌检出率分别为50.1%、44.8%。耐碳青霉烯类铜绿假单胞菌和鲍曼不动杆菌已在较多医院出现，且耐药率出现较快增长；近年来，有些医院已出现碳青霉烯类耐药的肠杆菌科细菌，如大肠埃希菌、肺炎克雷伯菌等，虽然分离率较低，但须引起高度关注。

1.3 细菌耐药及传播机制　细菌对抗菌药物的耐药机制主要有：药物作用靶位改变；产生抗菌药物灭活酶，如氨基糖苷修饰酶；药物到达作用靶位量的减少，包括外膜孔蛋白通透性下降及外排泵的过度表达等。如MRSA的耐药机制主要为携带mecA基因编码的青霉素结合蛋白2a与β-内酰胺类抗生素的亲和力极低，而青霉素结合蛋白具有促进细菌细胞壁合成的作用，使β-内酰胺类抗生素不能阻碍细胞壁肽聚糖层合成，从而产生耐药。VRE对万古霉素的耐药性多数是由位于染色体或质粒上的耐药基因簇引起的。产ESBLs是肠杆菌科细菌对β-内酰胺类抗生素耐药的主要机制。细菌的耐药基因在细菌间传播造成的耐药，如携带多重耐药基因的质粒在肠杆菌科细菌间传播的耐药。

医院内MDRO的传播源包括生物性和非生物性传播源。MDRO感染患者及携带者是主要的生物性传播源。被MDRO污染的医疗器械、环境等构成非生物性传播源。传播途径呈多种形式，其中接触(包括媒介)传播是MDRO医院内传播的最重要途径；咳嗽能使口咽部及呼吸道的MDRO通过飞沫传播；空调出风口被MDRO污染时可发生空气传播；其他产生飞沫或气溶胶的操作也可导致 MDRO 传播风险增加。

1.4 MDRO 主要感染类型与危害 目前,认为 MDRO 感染的危险因素主要包括:(1)老年;(2)免疫功能低下(包括患有糖尿病、慢性阻塞性肺疾病、肝硬化、尿毒症的患者,长期使用免疫抑制剂治疗、接受放射治疗和/或化学治疗的肿瘤患者);(3)接受中心静脉插管、机械通气、泌尿道插管等各种侵入性操作;(4)近期(90d 内)接受 3 种及以上抗菌药物治疗;(5)既往多次或长期住院;(6)既往有 MDRO 定植或感染史等。

MDRO 和非耐药细菌均可引起全身各类型感染。常见的医院感染类型包括医院获得性肺炎、血流感染(包括导管相关血流感染)、手术部位感染、腹腔感染、导尿管相关泌尿道感染、皮肤软组织感染等。MDRO 医院感染的危害主要体现在:(1)MDRO 感染患者病死率高于敏感菌感染或未感染患者;(2)感染后住院时间和住重症监护室(ICU)时间延长;(3)用于感染诊断、治疗的费用增加;(4)抗菌药物不良反应的风险增加;(5)成为传播源。

2 MDRO 监测 MDRO 监测是 MDRO 医院感染防控措施的重要组成部分。通过病例监测,可及时发现 MDRO 感染/定植患者,通过环境卫生学监测,可了解环境 MDRO 污染状态,通过细菌耐药性监测,可以掌握 MDRO 现状及变化趋势,发现新的 MDRO,评估针对 MDRO 医院感染干预措施的效果等。

2.1 监测方法 常用的监测方法包括日常监测、主动筛查和暴发监测。日常监测包括临床标本和环境 MDRO 监测;主动筛查是通过对无感染症状患者的标本(如鼻拭子、咽拭子、肛拭子或大便)进行培养、检测,发现 MDRO 定植者;暴发监测指重点关注短时间内一定区域患者分离的同种同源 MDRO 及其感染情况。

临床标本 MDRO 监测中需注意排除影响监测结果的各种因素。感染患者标本送检率高低会影响监测结果;应用广谱抗菌药物后采集标本将影响目标 MDRO 株的检出率;血标本的采集套数和采集量会影响培养阳性率;培养基的种类、质量和培养方法也会影响目标 MDRO 株的检出率;不同药敏试验方法(如纸片法、MIC 测定、E－test 等)及判定标准也会影响细菌药敏检测结果。MDRO 主动筛查通常选择细菌定植率较高,且方便采样的 2 个或 2 个以上部位采集标本,以提高检出率;MRSA 主动筛查常选择鼻前庭拭子,并结合肛拭子或伤口取样结果;VRE 主动筛查常选择粪便、肛拭子样本;多重耐药革兰阴性菌主动筛查标本为肛拭子,并结合咽喉部、会阴部、气道内及伤口部位的标本。有条件的医院可开展对特定 MDRO 的分子生物学同源性监测,观察其流行病学特征。

除科学研究需要,不建议常规开展环境 MDRO 监测,仅当有流行病学证据提示 MDRO 的传播可能与医疗环境污染相关时才进行监测。环境标本的采集通常包括患者床单位,如床栏、床头柜、呼叫器按钮、输液架等;诊疗设备设施;邻近的物体表面,尤其是手频繁接触的部位,如门把手、水龙头、计算机键盘、鼠标、电话、电灯开关、清洁工具等公用设;可能接触患者的医护、陪护、清洁等人员的手,甚至包括鼻腔等可能储菌部位;必要时应包括地面、墙面等。

2.2 监测指标 在分析 MDRO 监测数据时,常用指标包括 MDRO 感染/定植现患率、MDRO 感染/定植发病率、MDRO 绝对数及其在总分离细菌中所占比例(均去除重复菌株),

以上3个指标还可以从社区获得性、医疗机构相关性、不同MDRO等维度进一步分析。现患率是指流行的普遍程度，特定时间段内单位特定人群中MDRO感染/定植的频数，通常以某个时间段内“MDRO感染及定植例数/目标监测人群总例数”的百分数表示。发生率是指特定时间段内单位特定人群中新发的MDRO感染/定植的频数，说明新发或增加的MDRO感染/定植的频率高低，通常以“新发的MDRO感染及定植例数/千住院日，或例/月”表示。

2.3　监测中应注意的问题

2.3.1 区分感染与定植、污染，通常需综合患者有无感染临床症状与体征，标本的采集部位和采集方法是否正确，采集标本的质量评价，分离细菌种类与耐药特性，以及抗菌药物的治疗反应等信息进行全面分析。痰液、创面分泌物等是易被定植菌污染的标本，若标本采集过程操作不规范，将影响培养结果的可靠性。应高度重视血、脑脊液等无菌部位培养出的多重耐药革兰阴性杆菌的阳性结果，但仍应注意排除因标本采集不规范造成的污染。

2.3.2 为避免高估MDRO感染或定植情况，分析时间段内，1名患者住院期间多次送检多种标本分离出的同种MDRO应视为重复菌株，只计算第1次的培养结果。

3　MDRO医院感染预防与控制

3.1 手卫生管理　手卫生能有效切断主要接触传播途径之一的经手传播病原体，降低患者医院感染发病率。按世界卫生组织(WHO)提出的实施手卫生的5个时刻，医务人员在接触患者前、实施清洁/无菌操作前、接触患者后、接触患者血液/体液后以及接触患者环境后均应进行手卫生。手卫生方式包括洗手和手消毒。当手部有肉眼可见的污染物时，应立即使用洗手液和流动水洗手，无可见污染物时推荐使用含醇类的速干手消毒剂进行擦手。洗手或擦手时应采用六步揉搓法，擦手时双手搓揉时间不少于15s，腕部有污染时搓揉腕部，用洗手液和流动水洗手时间40～60s。同时，强调戴手套不能替代手卫生，在戴手套前和脱手套后应进行手卫生。

手卫生设施是实施手卫生的保障，基本配置包括流动水洗手池、非手触式水龙头(在重点科室宜使用感应式水龙头)、洗手液、干手设施(干手纸巾较好)、含醇类速干手消毒剂等。设置手卫生设施时应遵循方便可及原则。除按要求配备手卫生设施外，医疗机构应开展多种形式的手卫生宣传活动，提高医务人员手卫生意识与技能，开展手卫生检查与信息反馈，切实提高医务人员手卫生的依从性和正确率，执行《医务人员手卫生规范》。

3.2 隔离预防措施的实施　实施接触隔离预防措施能有效阻断MDRO的传播。医疗机构应按《医院隔离技术规范》要求做好接触隔离。

3.2.1 MDRO感染/定植患者安置　应尽量单间安置MDRO感染/定植患者。无单间时，可将相同MDRO感染/定植患者安置在同一房间。不应将MDRO感染/定植患者与留置各种管道、有开放伤口或免疫功能低下的患者安置在同一房间。主动筛查发现的MDRO定植患者也应采取有效隔离措施。隔离房间或隔离区域应有隔离标识，并有注意事项提示。

3.2.2 隔离预防措施　隔离房间诊疗用品应专人专用。医务人员对患者实施诊疗护理操作时应采取标准预防，进出隔离房间、接触患者前后应执行手卫生。当执行有产生飞沫的操作时，在有烧伤创面污染的环境工作时，或接触分泌物、压疮、引流伤口、粪便等排泄物以及造瘘管、造瘘袋时，应使用手套和隔离衣。

MDRO 感染患者、定植者的隔离期限尚不确定，原则上应隔离至 MDRO 感染临床症状好转或治愈，如为耐万古霉素金黄色葡萄球菌感染，还需连续两次培养阴性。

3.3 环境和设备清洁消毒的落实

3.3.1 环境和设备清洁消毒原则　医疗机构应按《医疗机构消毒技术规范》要求加强 MDRO 感染/定植患者诊疗环境的清洁、消毒工作，尤其是高频接触的物体表面。遵循先清洁，再消毒原则；当受到患者的血液、体液等污染时，应先去除污染物，再清洁与消毒。感染/定植 MDRO 患者使用的低度危险医疗器械尽量专用，并及时消毒处理。轮椅、车床、担架、床旁心电图机等不能专人专用的医疗器械、器具及物品，须在每次使用后擦拭消毒。擦拭布巾、拖把、地巾宜集中处理；不能集中处置的，也应每天进行清洗消毒，干燥保存。MDRO 感染/定植患者诊疗过程中产生的医疗废物，应按照医疗废物管理有关规定进行处置；患者出院或转往其他科室后，应执行终末消毒。环境表面检出 MDRO 时，应增加清洁和消毒频率。

3.3.2 常用环境和设备消毒方法　(1)有效氯 200～500mg/L 消毒剂擦拭，作用时间＞30min；(2)1000mg/L 二氧化氯消毒剂擦拭，作用 30min；(3)70％～80％(体积比)乙醇擦拭物体表面两遍，作用 3min；(4)1000～2000mg/L 季铵盐类消毒剂擦拭，作用时间 15～30min；(5)酸性氧化电位水流动冲洗浸泡消毒，作用 3～5min 或反复擦洗消毒 5min；(6)1000～2000mg/L 过氧乙酸消毒剂擦拭，作用时间 30min；(7)在密闭空间内，相对湿度≥70％，采用浓度为 60mg/m^3 的臭氧作用 60～120min；(8)紫外线灯消毒物体表面，作用 30min；(9)其他符合有关规范的消毒产品如消毒湿巾，其使用方法与注意事项等应参照产品使用说明书。

3.3.3 环境和设备清洁消毒考核方法　目测法是考核环境清洁工作质量最常用的方法，目测环境应干净、干燥、无尘、无污垢、无碎屑；此外，还有 ATP 检测法，需记录监测表面的相对光单位值，考核环境表面清洁工作质量；荧光标记法计算有效荧光标记清除率，考核环境清洁工作质量等。各类考核方法按《医疗机构消毒技术规范》要求评价效果。

3.4 暴发医院感染控制　对于 MDRO 导致的医院感染，医疗机构或其科室的患者中，短时间内分离到 3 株及以上的同种 MDRO，且药敏试验结果完全相同，可认为是疑似 MDRO 感染暴发；3 例及以上患者分离的 MDRO，经分子生物学检测基因型相同，可认为暴发。

3.4.1 暴发调查　初步调查步骤包括初步评价、初步调查。在暴发原因尚未明确之前，可根据临床诊断及初步评价的结果，凭经验针对可能的传播途径采取措施。在暴发原因及传播方式的假设提出后，应采取有针对性的措施，评价其效果，并据此直接检验初步假设是否正确。深入调查的方法有病例对照研究、队列研究、干预试验、实验室检测等。医院感染暴发原因的假设最后均需通过干预措施的效果进行验证。

3.4.2 暴发处置　识别感染和定植者至关重要。除常规临床标本检测发现 MDRO 感染者外，主动筛查是防范 MDRO 医院内传播，降低易感人群医院感染风险和改善预后的重要预防措施之一。防止医务人员传播 MDRO 的措施包括手卫生，穿戴隔离衣、手套和面罩等措施的应用。减少环境污染,可选择终末清洁、消毒,使用专用设备和分组医疗护理等。在ICU,建议将相同MDRO感染/定植患者安置在一个相对独立的空间,与其他患者分开;护理人员也应独立轮班,实施分组护理。

当MDRO感染暴发且采取常规措施仍难以控制时,可以考虑暂时关闭病房(区)。只有将病房(区)彻底关闭后才能对仪器、设备彻底消毒;同时对环境进行清洁消毒,对所有可能有MDRO污染的设备进行全面清洗、维护。发生MDRO医院感染暴发或疑似医院感染暴发时,按《医院感染暴发报告及处理管理规范》的要求及时、准确报告。

3.5 特殊防控措施 其他特殊防控措施包括去定植,可采用含洗必泰的制剂进行擦浴;若鼻腔定植MRSA,可使用黏膜用莫匹罗星去定植;对于其他部位,目前尚无有效去定植措施。去定植常在主动筛查之后进行。有报道,使用过氧化氢蒸汽发生器进行熏蒸,能有效阻断耐碳青霉烯类不动杆菌属细菌在环境中的传播。

4 抗菌药物合理应用与管理

抗菌药物选择性压力是细菌产生耐药性的主要原因,合理、谨慎地使用抗菌药物可以减轻抗菌药物选择性压力,延缓和减少MRRO的产生。

4.1 抗菌药物合理应用原则

4.1.1 严格掌握应用指征 根据患者的症状、体征及血/尿常规等实验室检查结果,初步诊断为细菌性感染者;以及经病原学检查,确诊为细菌性感染者,方有指征应用抗菌药物。由真菌、结核分枝杆菌、非结核分枝杆菌、支原体、衣原体、螺旋体、立克次体及部分原虫等病原微生物所致的感染亦有指征应用抗菌药物。缺乏细菌及上述病原微生物感染的证据,诊断不能成立者,以及病毒性感染者均无指征应用抗菌药物。

4.1.2 尽早实施目标性治疗 尽量在抗菌治疗前及时留取相应合格标本送病原学检测,尽早查明感染源,争取目标性抗菌治疗。在获知病原学检测结果前或无法获取标本时,可根据患者个体情况、病情严重程度、抗菌药物用药史等分析可能的病原体,并结合当地细菌耐药性监测数据,及时开始经验性抗菌治疗。获知病原学检测结果后,结合临床情况和患者治疗反应,调整给药方案,进行目标性治疗。

4.1.3 正确解读临床微生物检查结果 对于细菌培养结果,须综合标本采集部位和采集方法、菌种及其耐药性,以及抗菌治疗反应等鉴别感染菌和定植菌。由于细菌耐药监测数据可能高于临床实际情况,须遵循以循证医学证据为基础的感染诊治指南,结合患者实际情况作出客观分析,合理选择抗菌药物治疗方案,减少广谱抗菌药物的应用或联合使用抗菌药物。

4.1.4 结合药物PK/PD特点选择合适的抗菌药物 根据抗菌谱、抗菌活性、药物经济学以及药物PK/PD特点等,合理选择抗菌药物品种、剂量、给药间隔、给药途径以及疗程。优先选择窄谱、高效、价廉的抗菌药物,避免无指征联合用药和局部用药,尽量减少不必要的静脉输注抗菌药物。

4.1.5 规范预防用药 严格掌握预防性使用抗菌药物指征和围手术期预防应用抗菌药物的指征。

4.2 针对不同 MDRO 已有可以考虑的治疗方案　见表 1。

表 1　针对不同 MDRO 已有共识推荐的可以选用的抗菌药物治疗方案

病原菌	宜选药物	备选药物	备注
MRSA	糖肽类(万古霉素、去甲万古霉素、替考拉宁)	头孢洛林、复方磺胺甲口恶唑、达托霉素、多西环素和米诺环素、磷霉素、夫西地酸、利奈唑胺、利福平、特拉万星、替加环素	各感染部位的药物推荐方案不同。脓肿、疖、痈等局部病灶需注意切开引流。
VRE	无明确有效的治疗,可考虑达托霉素	替考拉宁、氨苄西林、庆大霉素、利奈唑胺、红霉素、利福平、多西环素、米诺环素和喹诺酮类、呋喃妥因、磷霉素(仅用于泌尿系感染)	根据药敏结果及抗菌药物在感染组织的聚集浓度,决定用药方案。
产 ESBLs 肠杆菌	碳青霉烯类抗生素(多尼培南未被批准用于肺炎)等	β-内酰胺类/β-内酰胺酶抑制剂复合制剂、头霉素类、氧头孢烯类、多粘菌素、替加环素、磷霉素和呋喃妥因、喹诺酮类和氨基苷类	氟喹诺酮类和氨基苷类不适于产 ESBLs 菌株的经验性治疗,可作为重症感染的联合治疗;磷霉素可作为非复杂性尿路感染的治疗药物,呋喃妥因可用于轻症尿路感染或尿路感染的序贯治疗或维持治疗。
多重耐药不动杆菌	多粘菌素 B 或 E、替加环素	舒巴坦及含舒巴坦的复合制剂、四环素类、氨基苷类、碳青霉烯类、喹诺酮类、头孢菌素类	XDR－AB 感染:①舒巴坦或含舒巴坦复合制剂联合米诺环素(或多西环素),或多粘菌素 E,或氨基苷类,或碳青霉烯类等;②多粘菌素 E 联合含舒巴坦的复合制剂(或舒巴坦)、碳青霉烯类;③替加环素联合含舒巴坦复合制剂(或舒巴坦),或碳青霉烯类,或多粘菌素 E,或喹诺酮类,或氨基苷类;④含舒巴坦复合制剂(或舒巴坦)＋多西环素＋碳青霉烯类;⑤亚胺培南＋利福平＋多粘菌素或妥布霉素等。
多重耐药铜绿假单胞菌	多粘菌素	抗假单胞菌青霉素类及酶抑制剂复合制剂、抗假单胞菌头孢菌素及其酶抑制剂复合制剂、抗假单胞菌碳青霉烯类、单环酰胺类、抗假单胞菌喹诺酮类、氨基苷类	MDR－PA 肺炎治疗联合用药:①抗假单胞菌 β-内酰胺类＋氨基苷类;②抗假单胞菌 β-内酰胺类＋抗假单胞菌喹诺酮类;③抗假单胞菌喹诺酮类＋氨基苷类;④双 β-内酰胺类治疗,如哌拉西林/他唑巴坦＋氨曲南;⑤PDR－PA肺部感染,推荐上述联合的基础上再加多粘菌素治疗。

5　质量评价及持续改进

5.1 质量评价指标与持续改进相关指标

5.1.1 直接指标　评价防控效果的直接指标包括减少 MDRO 感染病例数,降低 MDRO 感染现患率和发病率，减少因MDRO感染的病死率等。计算MDRO感染病例数时可以只包括感染病例数，也可以同时或分别计算感染病例数和定植病例数。计算MDRO感染病死率时只包括MDRO感染为直接致死原因的病例。如果防控措施有效，上述指标应下降。此外，还可以采用重要医院感染MDRO检出率，检出重要医院感染MDRO数量等指标。

5.1.2 间接指标　评价MDRO感染防控效果的间接指标包括手卫生基本设施配置及手卫生依从性，环境清洁与消毒方法是否符合要求，接触隔离依从性，MDRO主动筛查依从性，抗菌药物临床应用监测指标，预防MDRO感染教育培训指标，MDRO感染目标监控等。这些指标均从不同角度反映MDRO感染防控措施的落实情况，是反映MDRO感染防控效果的过程指标。

5.1.3 综合评价与持续改进　直接指标与间接指标相结合的综合评价能较好地评价MDRO感染防控效果。医疗机构可开展对MDRO感染防控专项行动计划，并利用质量工具，如PDCA法等，检查MDRO感染防控措施的落实，进行效果评价和质量持续改进，不断提高防控措施的依从性、科学性和有效性。

5.2 网络信息平台建设　MDRO网络信息平台可供卫生行政部门、疾病预防控制机构、卫生监督机构与医疗机构实现信息共享和交换，帮助上述部门及时、全面、准确地了解MDRO感染动态，发现和预警MDRO感染风险，有助于应对风险及辅助管理决策。

5.2.1 加强医疗机构内部和区域性医院感染管理网络信息平台建设，其中应包含MDRO信息管理系统，形成不同级别的医院感染监测、报告、数据共享和交换的信息平台，提供对MDRO感染的风险监控、预警、评估与处置依据。

5.2.2 信息平台应具备MDRO的监测、报告和管理功能，每3个月或半年向临床医生报告本机构临床分离主要细菌的分布情况，分析当前主要抗菌药物敏感率(耐药率)变化趋势，指导临床应用抗菌药物。

5.2.3 信息平台可帮助临床医务人员识别定植或感染MDRO患者，便于医务工作者在患者就诊或者转诊前就了解其感染状况，有助于落实接触隔离和采取环境消毒措施。

5.2.4 无微生物实验室的医疗机构，如家庭保健、长期护理机构、小型急救医院，可以采用合约形式，委托其他机构微生物实验室提供药敏数据，或借助公共网络信息平台获取区域性的耐药监测数据，以了解MDRO在本地区的流行情况及趋势。

5.3 多学科协作管理模式的建立 MDRO发生与传播的影响因素多，包括抗菌药物使用情况、消毒与隔离水平、手卫生依从性及环境卫生学等；其涉及多个学科与部门，诊治和预防的难度较大，故应建立多学科协作体系。多学科协作体系在预防、发现、解决临床感染问题方面具有独特优势。该模式可以改变传统的个体、经验式医疗模式，对预防与控制耐药菌医院感染传播具有积极意义。依照此模式，可成立临床诊治组和预防管理组，临床诊治组可考虑涵盖重症医学科、呼吸科、儿科\血液科、感染病科等临床专家，以及临床微生物专家、临床药师和医院感染控制专职人员；承担的任务包括指导MDRO感染病例的检验、监测、诊治、隔离、环境消毒与清洁等。预防管理组可以考虑由医务科、护理部、医院感染管理科及后勤部门负责人组成，负责监督指导MDRO预防控制制度和措施的落实，并对重点科室和MDRO检出较多的科室每季度联合查房，现场解决问题。两组间互相配合，职能部门(医院感染管理科)既参与决策的制定，又参与决策执行的组织领导和检查监督。

5.4 培训、宣传、教育

5.4.1 培训　培训要点包括 MDRO 概念、分类、判断标准、流行现状、传播途径及危险因素，MDRO 预防及控制的管理要求，隔离措施，感染和定植等相关知识，以及手卫生、职业防护、医疗废物处理等。可以采用岗前培训、继续教育、专题讲座等方式，亦可观看宣传教育片，接受现场指导等。

5.4.2 宣传　宣传要点包括强调预防医院感染，预防 MDRO 的产生及传播，加强抗菌药物合理应用。医疗机构医务人员必须提高手卫生依从性，实施严格的无菌操作和消毒隔离措施，加强环境卫生管理等。医院可以利用橱窗、网络视频、宣传手册、电子显示屏等，以及电视、电台、报纸、杂志和微博、微信等新媒体手段进行宣传。

5.4.3 公众健康教育　教育公众了解 MDRO 及抗菌药物合理应用的相关知识，指导住院患者及家属了解预防医院感染的相关知识，注意手卫生，尽可能避免交叉感染。可以采用医护人员的口头宣教，播放闭路电视，开设健康教育宣传栏和讲座、患者课堂、同伴支持小组等群体性教育活动，针对 MDRO 感染高危人群提供具体指导。

中国碳青霉烯类耐药肠杆菌科细菌的流行病学和防控策略

1　背景

中国与全球各国都面临细菌耐药的挑战，各地区和各国家耐药的具体情况有所不同。亚洲属于耐药高负担的地区，积极应对细菌耐药是各国的重要任务，为此 2011 年世界卫生组织(WHO)提出了“遏制细菌耐药，今天不采取行动，明天就无药可用”的口号，细菌耐药已成为一个极其重要的公共卫生安全问题。碳青霉烯类药物是治疗革兰阴性杆菌感染，特别是肠杆菌科细菌的最强效 β-内酰胺类药物。一旦碳青霉烯类药物耐药，临床治疗此类菌株感染将面临极大困难。目前，碳青霉烯类药物耐药的肠杆菌科菌(carbapenem－resistant Enterobacteriaceae，CRE)已在很多国家出现和报道。我国局部地区也已报道 CRE 的暴发流行。碳青霉烯类药物耐药可以由 3 种机制引起。第 1 种为产碳青霉烯酶，目前国际流行的主要有 KPC、IMP、VIM、NDM 酶，我国流行的主要为 KPC 和 IMP 酶。第 2 种耐药机制是高产 AmpC 头孢菌素酶或超广谱 β-内酰胺酶合并孔道蛋白(Porin)缺失或表达降低导致的外膜通透性降低。第 3 种机制为碳青霉烯药物作用位点 PBP 蛋白改变。到目前为止，第 1 和第 2 种机制被认为是主要的耐药机制。

2　CRE 的流行病学特征

2.1　国外的 CRE 发生率 SENTRY 细菌耐药监测中心于 2007－2009 年从美国 30 个中心、欧洲 10 个中心和拉丁美洲 43 个中心收集了 10432 株大肠埃希菌和 5516 株克雷伯菌，发现 CRE 在大肠埃希菌和克雷伯菌中的发生率分别为 0.3％和 5.3％，其中 55％的碳青霉烯耐药大肠埃希菌(CREc)和 72％的碳青霉烯耐药肺炎克雷伯菌(CRKp)为产碳青霉烯酶的菌株。SENTRY2008－2010 年的拉丁美洲监测显示美罗培南不敏感的克雷伯菌发生率在巴西、阿根廷、智利和墨西哥分别为 11.1％、8.2％、5％和 0.8％。KPC－2 型酶在 CRKp 中的检出率为 65.9％。美国的纽约州是 CRE 的高发区，1 项纽约 14 家医院的耐药监测显示纽约市 2006 年的肺炎克雷伯菌中 KPC 耐药基因的携带率为 38%，而 2009 年为 29%，远高于欧洲和亚洲平均水平。欧洲 EARSS 监测网的数据显示，2007 年欧洲各国 CRE 的发生率差异较大，在肺炎克雷伯菌中，希腊和以色列的 CRE 发生率最高，分别为 45.9% 和 21.9%，而欧洲其他各国的 CRKp 发生率均在 3% 以下。

2.2 我国的 CRE 发生率

我国 CRE 发生率总体水平不高且大多数 CRE 集中在三级医院，二级医院较少。卫生部全国细菌耐药监测网(Mohnarin)目前已覆盖全国数百家不同等级的医院。Mohnarin 显示我国三级医院大肠埃希菌中 CRE 的发生率近 4 年间未明显升高，为 1%～2.4%，而肺炎克雷伯菌中 CRE 的发生率连年上升，从 2009 年的 3.2% 升至 2012 年的 6.0% 以上，见图 1。

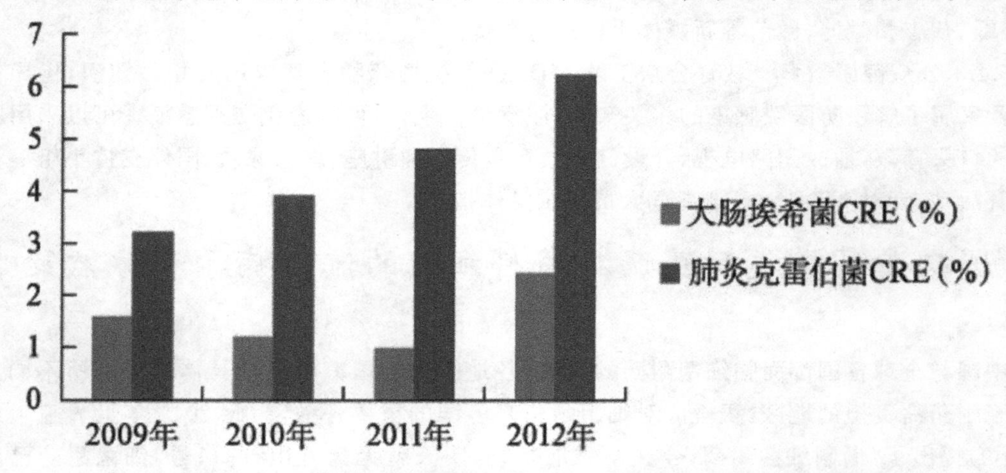

图 1 Mohnarin 2009－2012 年大肠埃希菌和肺炎克雷伯菌的 CRE 发生率

2.3 我国 CRE 发生率的地域差异

根据 Mohnarin 2012 年监测初步分析数据显示，我国三级医院大肠埃希菌中 CRE 的发生率为 0.3%(华南地区)～7.2%(东北地区)，肺炎克雷伯菌中 CRE 的发生率为 1.0%(华南地区)～13.3%(东北地区)，阴沟肠杆菌中 CRE 的发生率为 2.4%(西南地区)～20.1%(东北地区)。有较大的地域差异。

2.4 CRE 分子流行病学

KPC 是近几年发现的一种新型碳青霉烯酶，blaKPC 一般位于可转移的质粒上，KPC 酶的水解底物包括所有类型的 β-内酰胺类药物。Yigit H 等于 2001 年首先报道在美国北卡罗来纳的 1 株分离自 1996 年 ICARE 监测中的肺炎克雷伯菌中发现 KPC－1。目前该酶已在世界各地报道。在中国，魏泽庆等最早报道了浙江产 KPC－2 的肺炎克雷伯菌，随后在浙江等地有大肠埃希菌、黏质沙雷菌产 KPC－2 的报道。目前 KPC－2 型酶在我国的浙江、上海、江苏、湖南、北京、山东等多省市均有报道，其中长江三角洲地区报道最多。2012 年杭州报道了产 KPC－2 的奇异变形杆菌。2002－2009 年上海的 77 株菌中 84.4% 产碳青霉烯酶。IMP 型碳青霉烯酶属于金属酶，其能水解的底物包括青霉素类、头孢菌素类和碳青霉烯类药物，但不能水解氨曲南。质粒介导的 IMP－1 酶于 1991 年在日本的铜绿假单胞菌中首次发现，随后 IMP 型酶在世界多个国家多种菌种中被广泛检出。在中国大陆，最早由 Hawkey PM 等于 2001 年报道在广州的1株杨氏枸橼酸杆菌中发现IMP－4，随后在2006年上海报道了8株来源于同一克隆的产IMP－8 like酶的弗劳地枸橼酸杆菌，2008年Mendes RE等报道了1株武汉的产IMP－4的肺炎克雷伯菌。目前IMP型金属酶也在四川、福建、广东、山东、上海等地有报道，涉及的病原菌主要有阴沟肠杆菌、弗劳地枸橼酸杆菌和肺炎克雷伯菌等。

产NDM－1的CRE在我国报道较少，多属于散发，暂无暴发流行。2013年江西南昌报道2例碳青霉烯耐药肺炎克雷伯菌携带DM－1基因，并且分属于两种不同的型别。重庆2012年首次报道了国内第1株同时产IMP－26和NDM－1的阴沟肠杆菌。香港也多次报道了产NDM－1的CRE。

2.5 CRE的传播方式

CRE的传播方式主要有克隆传播和质粒传播。CRE在世界范围内屡有暴发流行的报道，主要以肺炎克雷伯菌最为普遍。美国纽约多次报道了产KPC－2和KPC－3酶肺炎克雷伯菌的暴发流行。在中国的浙江等地有产KPC－2酶大肠埃希菌、黏质沙雷菌克隆传播的报道。2011年上海报道23株碳青霉烯耐药的弗劳地枸橼酸杆菌，其中15株属于相同克隆。2011年浙江报道某医院病房的产KPC－2肺炎克雷伯菌暴发流行。2011年，杭州对来自5个省9个城市13家医院的95株产KPC－2碳青霉烯耐药株肺炎克雷伯菌进行了菌株亲缘性分析，发现产KPC－2的CRE肺炎克雷伯菌有很大的菌株亲缘性。对于克隆传播的菌株，快速识别携带或感染CRE的病人并进行相应的隔离措施是主要的防控措施。由于碳青霉烯酶基因多位于可接合的质粒上，因此对碳青霉烯的耐药性也可通过质粒的转移在不同菌株和不同菌种间传递。对于耐药质粒传播的防控，合理使用抗菌药物，防止耐药菌株在抗菌药物压力下的筛选是主要措施。

3　CRE感染的危险因素和临床预后与其他多重耐药菌感染相似，以下患者属于CRE感染的易感人群：疾病危重、入住重症监护室(ICU)、长期使用抗菌药物、插管、机械通气等。CRE感染患者临床表现与敏感菌感染没有差别。主要感染类型包括泌尿道感染、伤口感染、医院获得性肺炎、呼吸机相关肺炎、血流感染、导管相关感染等。1项肝移植病人术后感染的研究发现175个肝移植病人有14个术后罹患CRKp感染，其中10人死亡，且有7人在感染CRKp后30天内死亡。另1项病例对照研究显示CRKp感染的病死率为50％，高于碳青霉烯敏感的肺炎克雷伯菌(CSKp)的病死率(25.7％)。中心静脉插管的长期使用是感染CRKp的独立危险因素。1项回顾性病例对照研究纳入了214例CSKp菌血症和103例CRKp菌血症，显示前期大环内酯类抗生素使用以及抗菌药物暴露≥14天是获得CRKp菌血症的独立危险因素。在病死率比较上，CRKp组明显高于CSKp组。而多因素分析显示与CRKp菌血症死亡相关的独立危险因素是严重的基础疾病，而不是碳青霉烯类耐药。

4　CRE的治疗

CRE几乎对所有β-内酰胺抗菌药物耐药，同时携带有其他耐药机制，对氨基糖苷类、喹诺酮类等也耐药，对多黏菌素和替加环素具有较高体外敏感性。

4.1　治疗原则

①依据临床微生物检测结果，合理选择抗菌药物；②临床微生物室应扩大抗菌药物敏感性测定范围，包括范围更广的非β-内酰胺抗菌药物(如氨基糖苷类、氟喹诺酮类、替加环素、米诺

环素、磷霉素、多黏菌素、呋喃妥因等)，为临床用药提供参考;③去除感染危险因素，尽量减少对患者的侵袭性操作，及时拨出导管、脓肿引流等;④积极治疗原发疾病;⑤根据临床特征进行中医辨证治疗。

4.2 治疗方案

轻、中度感染:敏感药物单用即可，如氨基糖苷类、氟喹诺酮类、磷霉素等，也可联合用药，如氨基糖苷类联合环丙沙星或加酶抑制剂复合制剂(头孢哌酮－舒巴坦、哌拉西林－他唑巴坦)、环丙沙星联合磷霉素或加酶抑制剂复合制剂等。无效患者可以选用替加环素、多黏菌素。

重度感染:根据药物敏感性测定结果，选择敏感或中介的抗菌药物联合用药，如替加环素联合多黏菌素或磷霉素或氨基糖苷类、加酶抑制剂复合制剂联合氨基糖苷类或多黏菌素或氟喹诺酮类。应严密观察患者治疗反应，及时根据药物敏感性测定结果以及临床治疗反应调整治疗方案。

5 CRE 的感染控制

5.1 加强 CRE 的监测

发现 CRE 后及时加以确认，并反馈相关科室，指导治疗与感染控制，同时按规定报告;各医疗机构应定期回顾耐药监测结果，如有 CRE 被遗漏，及时采取补救措施。

5.2 加强抗菌药物合理使用管理

严格执行抗菌药物合理使用的管理规定，将碳青霉烯类按照特殊使用类抗菌药物进行管理。

5.3 加强医院感染预防与控制

5.3.1 加强医务人员感染控制教育、培训，强化对 CRE 等多重耐药菌感染的预防、控制的认识。

5.3.2 在进行各种侵袭性操作中，严格执行无菌操作。

5.3.3 严格执行《医务人员手卫生规范》(WS/T313－2009):医疗机构必须提供充足的手卫生设施。医务人员在接触病人前后、进行侵入性操作前、接触病人使用的物品或处理其分泌物、排泄物后，必须洗手或用含醇类速干手消毒剂擦手。

5.3.4 加强对重点部门尤其是 ICU 物体表面的清洁、消毒。对医务人员和病人频繁接触的物体表面，如生命监护仪、微量输液泵、呼吸机等医疗器械的面板或旋钮表面、计算机键盘和鼠标、电话机、病人床栏杆和床头桌等，采用适宜的消毒剂，每天必须仔细擦拭、消毒，疑似或确认有 CRE 感染或带菌者，所处病室需增加消毒次数。

5.3.5 隔离确诊 CRE 感染或定植者，预防耐药菌传播。在标准预防的基础上，采用接触隔离的方法，将病人安置单独房间，接触患者时需要穿隔离衣、戴手套，相关医疗器械或物品如听诊器、血压计等专用，不能专用的物品，需用后严格消毒。隔离期间需要定期检测耐药菌情况。

5.4 正确认识细菌耐药与传染病的区别

细菌耐药与传染病不同，传染病是由各种致病菌导致的严重特殊感染，具有流行规律和流行特征，如特殊病原菌、易感人群、特定传播途径等，引起传染病的细菌都属于致病菌，如结核菌、伤寒沙门菌、志贺菌、百日咳杆菌等;细菌耐药是细菌产生对抗菌药物的抵抗能力，细菌获得耐药性一般不改变自身的致病能力，现阶段耐药菌感染主要在医院内流行，对住院患者构成严重威胁；防控耐药菌主要目的在于减少住院患者感染病死率、预防耐药菌向社区扩散。耐药菌的防控有其自身特点，不应该像启动传染病应急反应一样，针对单一病原体进行处理。传染病的发病是单一病原，具有明确传播途径，采取隔离、消毒、疫苗接种等防控效果非常明显。耐药菌控制不能采用这种方式，细菌耐药的发生是多因素造成的，与临床不合理使用抗生素等有关。各种耐药菌可在医院内共存，而CRE只是其中的一种。如果只针对某一种耐药菌采取措施则达不到控制目的，必须作为一个整体来管理。把CRE这种耐药菌当成传染病来防控，与科学的耐药管理与防控方法是格格不入的。耐药的处理要从整体、全局出发，例如医生的手部卫生、抗菌药物的合理使用等方面着手，使耐药得到整体控制。遇到特殊情况，对患者采取隔离等感染控制措施是必要的。按照WHO推荐，细菌耐药控制主要有以下几个方面：政府重视，适当管理与立法；开展监测与实验室能力建设；专业人员与民众的教育；科学研究新型感染治疗技术与药物；药品良好供应体系与基本药物；临床合理使用抗菌药物。其中临床合理使用抗菌药物最为重要。

6　我国已经采取的耐药控制措施

整体来讲，我国政府按照国际推崇原则，已经开展了系统的耐药控制策略，并不断深入，包括对CRE的控制，现在所采取的应对耐药的措施是正确、科学、合理的。卫生部在细菌耐药控制方面采取了一系列积极措施，包括建立Mohnarin、卫生部抗菌药物应用监测网和抗菌药物专项治理活动，提倡合理用药，颁布《抗菌药物临床应用管理办法》，最终目的就是降低耐药，这是全面减少细菌耐药的正确方式，也是WHO所推荐的。

6.1 十余年来，我国卫生主管部门针对细菌耐药采取的行动包括：2004年，颁布实施了《抗菌药物临床应用指导原则》；2005年，建立了Mohnarin和抗菌药物临床应用监测网；2009年卫生部制定了《多重耐药菌医院感染预防与控制技术指南（试行）》；2010年卫生部组织专家制定了《产NDM－1泛耐药肠杆菌科细菌感染诊疗指南（试行版）》，已有了防控预案。

6.2 近年来，在卫生部的统一部署下，全国基层医疗机构广泛开展了合理使用抗菌药物的培训，例如星火计划、萌芽计划等。2012年，卫生部颁布制定了《抗菌药物临床应用管理办法》，是抗菌药物合理使用、耐药控制的里程碑式事件。

6.3 2011年起开展的抗菌药物专项整治活动取得了积极成效。

6.4 Mohnarin也采取了相应的行动。在监测方案中已经明确要求：出现特殊情况例如出现CRE时，“各参加单位首先需自行复核实验结果，若确为此结果，立即通过E－mail或电话报告分中心，并由分中心决定是否送菌。如需送菌，请按菌种运送要求尽快找快递公司将菌株送交中心，同时保留菌株直至收到分中心的反馈信息。各分中心确认后，一方面将确认情况反馈参加单位，另一方面，需上报卫生部合理用药专家委员会，由耐药监测网学术委员会讨论后提出具体措施和意见。”

7　需要进一步开展的工作

7.1 建议开展细菌耐药对整个社会经济和医疗体系影响的评估。包括对人员、经济、健康的影响等。可以在卫生部合理用药专家委员会指导下，由Mohnarin成员单位参与进行评估，提出我国耐药危机的科学评估报告,供政府决策。

7.2 在医院感染控制中,对一些高度耐药的菌株和一些重要的抗菌药物,需加强对医院的管理,包括抗菌药物的使用、医院感染的控制等。

7.3 建议国家投入专项资金,开展控制“超级耐药菌”的科学技术研究,指导医疗机构快速诊断、正确治疗、合理防控。同时,将这类细菌的基础及临床研究与新药开发紧密结合起来。

7.4 建议国家加强耐药监测的建设工作,使现有被动监测向更加主动、快速的监测发展。

7.5 进一步加强抗菌药物合理使用的管理工作,使之成为可持续发展的医疗质量管理工作。

8　系统意见

8.1 细菌耐药是全球面临的公共卫生问题与挑战,随着经济的发展、国际间交流的增加,我国应积极应对,在国际舞台发挥应有的作用。

8.2 我国大肠埃希菌中 CRE 的发生率近 4 年间未明显升高,为 1%～2.4%,而肺炎克雷伯菌中 CRE 的发生率连年上升,从 2009 年的 3.2%升至 2012 年的 6.2%。大多数 CRE 集中在三级医院,二级医院较少。CRE 发生率有地域差异。国家应该设专项耐药菌监测资金、关注 CRE 等中国重要耐药菌临床流行趋势。

8.3 我国 CRE 的耐药机制主要为产碳青霉烯酶,包括 KPC 和 IMP 酶等。CRE 的传播方式主要有克隆传播和质粒传播。应该密切监测、防止大规模传播。

8.4 CRE 感染的病死率较高。CRE 对临床常用的抗菌药物广泛耐药,治疗选择较少。应该投入资金针对重要耐药菌的危险因素及治疗方案进行研究、以降低耐药菌发病率、改善患者预后。

8.5 耐药菌感染与传染病流行本质不同,具有自身的防控要求。耐药的处理要从整体、全局出发,涉及抗菌药物合理使用、病原菌检测、耐药菌监测、病人管理、医院感染管理等各方面,整体配合才能使耐药得到控制。

8.6 CRE 是耐药细菌的一类,需要统一纳入到耐药控制体系中,不能单一应对。

8.7 我国已经采取一系列符合国际要求并充分结合我国实际情况的耐药控制措施。但目前政府投入仍然捉襟见肘,应加大资金投入,保证耐药控制工作的持续性,为我国经济建设保驾护航。

尿路感染诊断与治疗中国专家共识(2015 版)——复杂性尿路感染

尿路感染诊断与治疗中国专家共识编写组

尿路感染是临床常见的感染性疾病,尤其伴有复杂因素的患者,其尿路感染的发生率较正常者高 12 倍,而近年国内大量抗菌药物的应用也使得尿路感染病原体的分布发生改变,并诱导耐药性的产生。本共识制定的目的是对“泌尿系感染诊断治疗指南”未尽事宜的补充和细化。随着循证医学证据的不断积累,对尿路感染领域研究的不断深入,本共识的内容也将进行相应的更新。

一、定义和流行病学

复杂性尿路感染是指尿路感染同时伴有获得感染或者治疗失败风险的合并疾病，如泌尿生殖道的结构或功能异常，或其他潜在疾病。诊断复杂性尿路感染有 2 条标准，尿培养阳性以及包括以下至少 1 条合并因素：留置导尿管、支架管或间歇性膀胱导尿；残余尿＞100ml；任何原因引起的梗阻性尿路疾病，如膀胱出口梗阻、神经源性膀胱、结石和肿瘤；膀胱输尿管反流或其他功能异常；尿流改道；化疗或放疗损伤尿路上皮；围手术期和术后尿路感染；肾功能不全、移植肾、糖尿病和免疫缺陷等。临床上对复杂性尿路感染患者在获得药敏试验结果之前经常采用经验性治疗或不规范的抗菌药物治疗，导致耐药的出现。国内复杂性尿路感染细菌谱的特点是大肠埃希菌感染比例降低，而产超广谱 β-内酰胺酶(ESBLs)菌株比例升高，另一个特点是肠球菌感染比例升高。

二、临床评估

下尿路感染常见症状为尿频、尿急、尿痛等，上尿路感染则以肾区疼痛、发热较为多见。泌尿生殖道结构、功能异常或者其他存在易发感染的原发病所引起的临床症状多种多样。

尿培养：对于复杂性尿路感染，清洁中段尿培养菌落计数女性＞105cfu/ml、男性＞104cfu/ml，或所有患者导尿留取的尿标本细菌菌落计数＞104cfu/ml 具有诊断价值。其他相关检查：影像学检查如超声、腹部平片、尿路造影和泌尿系 CT 主要目的是寻找泌尿生殖道结构、功能异常或者其他存在易发感染的疾病。

三、治疗

(一)抗菌药物治疗　推荐根据尿培养和药敏试验结果选择敏感抗菌药物。对于有症状复杂尿路感染的经验治疗需要了解可能的病原菌谱和当地的耐药情况，还要对基础泌尿系统疾病的严重程度进行评估(包括对肾功能的评估)。抗菌药物的经验性治疗需根据临床反应和尿培养结果及时进行修正。

1.轻中度患者或初始经验治疗

(1)氟喹诺酮类：近期未用过氟喹诺酮类可选择左氧氟沙星(500mg 静脉或口服，每日 1 次)。该药具有高尿液浓度的特点，抗菌谱可以广泛覆盖尿路感染常见病原菌，对铜绿假单胞菌有很强的杀菌效果，同时对于部分 ESBLs 阳性大肠埃希菌、粪肠球菌也有一定的杀菌效果。也可使用环丙沙星(200mg 静滴，每日 2 次)，对大肠埃希菌和铜绿假单胞菌具有很好的杀菌效果。

(2)头孢菌素(2 代或 3a 代)：相比 1 代头孢菌素而言，2 代头孢菌素(如头孢呋辛、头孢替安、头孢孟多)对革兰阴性菌的杀菌活性显著增加，同时保持了对葡萄球菌属较高的杀菌活性。而 3 代头孢菌素对革兰阴性菌有很高的杀菌活性，对葡萄球菌杀菌活性较弱，药代动力学特征与二代头孢菌素相比区别不大。

(3)磷霉素氨丁三醇：(3g，口服隔日 1 次)对复杂性尿路感染的大肠埃希菌、粪肠球菌、肺炎克雷伯菌等均有很好的抗菌活性，可用于非发热性尿路感染的经验性治疗。

2.重症患者或初始经验性治疗失败患者

(1)氟喹诺酮类：如果未被用于初始治疗。

(2)脲基青霉素(哌拉西林)＋β 内酰胺酶抑制剂：可选用哌拉西林/他唑巴坦(3.375～

4.5g，静脉滴注，每 6 小时 1 次），此药具有广谱抗菌活性，包括大多数铜绿假单胞菌、肠杆菌科、肠球菌，因为同时带有 β 内酰胺酶抑制剂，对产 ESBLs 的肠杆菌有很好的抗菌作用。

(3)头孢菌素(3b 代)：增加了对假单胞菌的抗菌活性，如头孢他啶（2g，静脉滴注，每 8 小时 1 次）和头孢吡肟（2g，静脉滴注，每 8 小时 1 次）。

(4)碳青霉烯类：如亚胺培南、美罗培南、帕尼培南及比阿培南，可用于敏感菌所致的各类感染，亚胺培南的剂量为 0.5g，静脉滴注，每 6 小时 1 次或 1g，每 8 小时 1 次，美罗培南为 0.5～1.0g，静脉滴注，每 8 小时 1 次。

3.如果患者病情严重且尿培养提示革兰阳性球菌，应经验性选择万古霉素（1g，静脉滴注，每 12 小时 1 次），但应检测血药浓度，肾功能不全者根据肌酐清除率调整剂量。

4.一旦培养结果及药敏结果回报，应尽可能改为窄谱敏感抗菌药物。

5.疗程：治疗至体温正常或合并症情况（如尿路导管或结石）清除后 3～5d。

(二)外科手术治疗　积极手术治疗引起或加重尿路感染的尿路梗阻性疾病，包括结石、肿瘤、狭窄、先天性畸形或神经源性膀胱等。在施行手术前要控制好感染以免手术时继发尿源性脓毒血症。

四、特殊类型的复杂性尿路感染

(一)合并尿路结石的复杂性尿路感染

1.分类

(1)结石合并感染：结石并发尿路感染，通常为代谢性结石（含钙结石或非含钙结石）同时合并细菌侵袭出现尿路感染。

(2)感染性结石：尿路感染引起的尿路结石，感染通常由产尿素酶的革兰阴性菌引起，这些细菌在结石的形成中起到关键作用。感染性结石通常包含鸟粪石和/或碳酸磷灰石和/或尿酸铵。感染性结石的形成与产尿素酶的细菌（主要是变形杆菌、雷氏普罗威登斯菌和摩氏摩根菌，尿路感染常见的大肠埃希菌、肠球菌属和铜绿假单胞菌极少产尿素酶）水解尿素有关，尿素酶将尿素分解为二氧化碳和氨，升高尿液 pH 值，促进了磷酸镁铵和碳酸磷灰石的形成。

2.诊断：需要依据患者的症状、体征及相关实验室和影像学检查进行诊断。与泌尿系结石相关的尿路感染临床表现多样，可以从单纯的脓尿、尿急、尿频、腰痛、肋脊角压痛、耻骨上疼痛和发热到严重的梗阻性急性肾盂肾炎及严重的尿源性脓毒血症。尿液分析应常规进行，但要注意，单纯的尿中白细胞升高对于泌尿系结石患者是否同时存在尿路感染的判断作用有限；尿 pH 值测定对感染性结石的判断有意义，因为对感染性结石来说，尿 pH 值为 6.8 时碳酸磷灰石开始结晶，而在尿 pH＞7.2 时磷酸镁铵结石开始沉积形成。尿培养也是常规项目，但如果患者存在输尿管结石梗阻或肾感染性结石，同一患者术前膀胱尿培养的结果与术中、术后的肾盂尿培养和结石培养的结果经常不一致。发热患者应该同时做血培养，一些感染指标包括 C 反应蛋白、降钙素原均应在检查之列，还需要根据患者情况进行相应的影像学检查。

3.治疗

(1)结石合并感染的治疗包括：①感染和梗阻性尿石症患者需要即刻的肾脏集合系统减压。如果逆行输尿管插管成功则可以达到和经皮肾造瘘一样的对肾脏集合系统的减压效果。在引流时需要收集引流的尿液重新进行细菌培养和抗菌药物药敏分析，并依据药敏试验结果和患者的疗效反应重新评估抗菌药物的应用。②抗菌药物治疗：在进行减压后立即开始抗菌药物治疗，经验性治疗应选择广谱抗菌药物，目标治疗应根据培养及药敏试验结果。

(2)感染性结石的治疗包括：①应用内镜手术或体外冲击波碎石清除所有结石并做结石成分分析。②抗菌药物治疗：对感染性结石在进行外科干预前后均应进行抗菌药物治疗。术前需要依据药敏结果进行目标性抗菌药物治疗，但疗程没有确定的方案，文献报道术前目标性抗菌药物疗程从1～3d到1～2周，术中给以广谱抗菌药物治疗，术后1～2年随访期间的低剂量预防性或抑制性抗菌药物治疗。③预防复发：措施包括每天至少2L的液体摄入、乙酰氧肟酸等尿素酶抑制剂的应用、溶肾石酸素溶石治疗以及应用甲硫氨酸200～500mg，1～3次/d或氯化铵1g，2～3次/d酸化尿液等。

(二)尿路结石相关手术的术后发热和尿脓毒血症尿路感染伴发全身炎症反应征象(SIRS)

即可诊断为尿源性脓毒血症。脓毒血症性并发症通常发生在结石相关手术术后6h之内。术前膀胱尿培养出的各种细菌均有可能成为引起术后发热和脓毒血症的致病菌，常见的有大肠埃希菌、变形杆菌、克雷伯菌属、假单胞菌属和肠球菌属等。不论结石成分如何，感染来源皆为结石本身。在进行手术操作时，感染性结石和非感染性结石内高水平的细菌内毒素(脂多糖类)被释放入循环系统，随后触发系统炎症应答反应，因为尿路的梗阻开放了肾盂淋巴和静脉的通路，这一过程被尿路存在的梗阻性疾病放大。

1.危险因素

(1)患者状况：糖尿病、低龄、女性和截瘫。

(2)尿路解剖异常：神经源性膀胱及尿流改道。

(3)结石特征：肾盂肾盏扩张和结石负荷较大，增加了肾盂尿和结石内存在大量细菌的可能。因此，对此类患者通过术前使用抗菌药物可以减少经皮肾镜碎石术后尿源性脓毒血症的发生。

(4)术前：既往同侧的经皮肾镜碎石手术史、存在肾盂肾盏梗阻扩张、术前有肾造瘘管。术前尿培养应该常规进行，阳性结果必须给予适当的抗菌药物治疗。需要注意的是，不论阳性还是阴性结果，患者术后均有发生SIRS的可能性。

(5)术中：包括肾盂尿培养阳性、结石培养阳性、多次肾穿刺和输血。肾积脓并不预示患者术后出现尿源性脓毒血症，虽然如此，经皮肾镜碎石时如果穿刺入集合系统抽出脓样尿液，建议留置肾造瘘管，直到感染被系统治疗后再二期手术。

2.术前应用抗菌药物的指征：具有感染高危因素、术前尿培养阳性、结石负荷较大、积水梗阻明显者。术前抗菌药物疗程没有一致的意见，文献报道从术前1～3d至1～2周，抗菌药物的选择参照药敏试验结果，尿培养阴性者选用广谱抗菌药物。需要注意，即使术前应用了抗菌药物并且尿液培养无细菌生长，术后仍有发生尿脓毒血症的可能。

3.术后的早期预警：术后2h血常规白细胞的下降是尿脓毒血症的早期预警因子，文献报道尿路结石术后2h血白细胞降至2.85×10^9/L时，出现尿源性感染中毒性休克的敏感性为95.9%，特异性为92.7%。可以通过监测血白细胞变化来早期发现并进行积极地早期治疗。

4.治疗：依据相关指南，进行病因治疗、支持疗法和相应的辅助治疗，需要和重症监护医生配合共同进行治疗。

(三)尿路导管相关的尿路感染　在泌尿外科及手术后的患者中,40%的医院感染发生在泌尿系统,其中80%与留置导尿管有关。大多数短期置管相关菌尿由单一病菌引起,15%可能是多病菌引起,表现为院内流行菌株或社区环境菌株。长期带管的患者每月尿培养显示菌株经常变换,无论是否应用抗菌药物。

1.诊断:超过90%的院内导尿管相关感染菌尿是无症状的,无法通过症状确定感染情况。菌尿和脓尿的水平及发展趋势不能预测是否将发展为有症状的尿路感染,因此无需对无症状的置管患者常规进行尿液分析及尿培养检查。导尿管相关感染中常见的症状是发热,其次为上尿路感染或男性生殖系感染(如附睾炎)的症状。长期带管的患者往往情况较为复杂,出现发热反应,其原因不一定来于泌尿系,应结合其他指标进行综合判定。因此,对于留置尿路导管出现发热的患者必需进行尿培养和血培养。

2.治疗:大多数无症状者不推荐使用抗菌药物。当出现感染症状时,首先应对导管进行相关处理,移除导管推荐作为治疗的一部分。如没有必要继续留置导管,应不再插管;如果导管无法去除,在取尿样培养前和应用抗菌药物治疗前应更换留置时间超过7d的导管。抗菌药物的选择与一般的复杂性尿路感染相同。

编写组成员(按单位汉语拼音排序):北京大学第一医院抗感染科(郑波),重庆医科大学第一附属医院泌尿外科(唐伟),东南大学附属中大医院泌尿外科(陈明),广州医科大学附属第一医院泌尿外科(吴文起),华中科技大学同济医学院附属同济医院泌尿外科(杨为民),上海交通大学医学院附属瑞金医院泌尿外科(钟山),上海市第十人民医院泌尿外科(郑军华),首都医科大学附属北京同仁医院泌尿外科(陈山、乔庐东),中国医科大学附属第一医院泌尿外科(王毅)

(王海鹰)

第十一篇　医院感染防控循证篇

专家推荐中国实验室生物安全医院感染防控措施

一、技术指标

1、气溶胶

指液体或固体微粒均匀的分散在气体中形成的稳定的悬浮体系。微生物气溶胶是一种形体微小、构造简单的单细胞或接近单细胞的生物悬浮于空气中形成的胶体体系。粒子大小在0.1～100um，一般为0.1～30um。

2、生物安全柜 BSC

BSC是一种装配有高效粒子过滤器(HEPA)的防污染装置，被设计成对操作者和环境或对操作者、环境及样品感染性气溶胶污染。

3、洗眼器

洗眼器是在生物危害环境下使用的必备应急救援设施，可以是单独的洗眼器，也可以与紧急冲淋设备或洗脸设备相结合。

紧急冲淋装置主要技术参数要求：提供不间断水源供应；喷淋球阀在1S或1S内自动打开，并保持打开状态，非人为因素不得自动关闭；喷淋头距地面高度208.5～248.3cm，在距离地面152.4cm处喷淋范围的最小直径为50.8cm；喷淋水流量最小75.7L/min，并可持续15min；喷淋控制杆方便使用，操作位置距离地面不超过175.3cm，并设置明显标识。

洗眼器喷头主要技术参数要求：洗眼器弯头距离地面为83.3～114.3cm，水流量应为11.4L/min；不得低于1.5L/min，并应持续15min；洗眼喷头出水口必须设置过滤器；控制开关应便于操作使用，1S内可以打开，并保持打开状态，非人为因素不得自动关闭。

4、朊毒体

传播性海绵体脑病或朊毒体病是一种神经退化性疾病。感染性朊毒体对热和化学失活作用耐受，因此需要特殊的生物安全防护措施，朊毒体病是通过接种或摄入感染性组织或匀浆传播。脑和中枢神经系统组织中的朊毒体感染性强，淋巴组织较弱。

5、实验室相关感染(LAI)最常见的十种病原体依次为

结核分枝杆菌、Q热、汉坦病毒、虫媒病毒、HBV、布鲁菌、沙门菌、志贺菌、HCV和隐孢子菌。

6、LAI主要感染方式

注射接种、吸入感染性气溶胶、意外经口摄取、黏膜或者破损皮肤的直接接触。

二、关键感控措施

1、健全法规体系，建立信息共享机制，实现生物安全的有效监督管理。

2、真正开展风险评估，做好感染性物品和实验材料的管理。

3、开展实验室生物安全性能监测和运行监测，确保各项性能和技术参数的稳定。

4、开展生物安全培训和健康教育，提高工作人员的安全意识。

5、在操作潜在性危害性材料后和离开实验室前必须洗手。

6、执行所有减少弹溅和(或)气溶胶产生的操作。

7、所有可能产生气溶胶的感染性材料的处理过程必须在 BSC 或其他物理维护装置内完成。

8、在工作结束后和发生任何潜在感染性材料溢出或泼溅时，使用合适的消毒剂对工作台面进行去污和消毒。

9、实验室负责人必须确保实验室人员接受相应的生物安全培训，内容包括他们的职责、预防暴露的必要防护措施、暴露评估程序。每年强化培训一次。实验室所有工作人员特别是育龄妇女应提供相关的免疫状况信息。

10、实验室负责人必须实验室人员在从事 BSL－2 实验室病原微生物操作之前，其已被证明精通标准和特殊微生物操作。

11、建立和执行锐器安全使用制度，如针头、解剖刀、移液管和打碎的玻璃器皿等。如果可能，尽量使用塑料器皿替代玻璃器皿。

12、可能导致感染性材料暴露的意外事件必须立即按照实验室生物安全手册规定的程序进行评估和处理。所有此类事件的必须报告实验室负责人，必须提供医学评估、监测和处理，并保留相应的记录。

专家推荐中国血源性职业暴露防控措施

一、血源性病原体职业暴露的建议

1、消除危害，尽量避免使用锐器。

2、大力推广安全器具，包括使用无针系统和使用后会自动回缩、覆盖或变钝的针头、推行头皮钢针的零容忍。

3、手术时使用非接触技术传递锐器。

4、减少玻璃安瓿的使用。

5、规范使用合格的锐器盒。

6、规范医务人员锐器操作，禁止回套针帽。

7、规范使用个人防护用品。

8、规范职业暴露发生后的追踪和处置。

9、加强高危医务人员的疫苗接种。

专家推荐中国多重耐药菌预防控制循证措施

一、常规措施(第一层措施,需普遍执行)

1、管理措施:各医院应建立多重耐药预防和控制的体系,包括:

1.1 建立预防制度。

1.2 制定防控具体措施。

1.3 制定防控流程。

1.4 制定教育培训计划。

1.5 制定抗菌药物管理制度。

1.6 建立专家组对防控工作提供专业指导,专家组应尽可能包括感控专业人员、感染科医师、临床微生物师、临床药师、护理部质控人员等成员。

由地方行政部门组建专业团队或通过大型医院的专业合作,为小型医院和养老院提供多重耐药菌防控的专业指导,包括分析流行病学数据、找出问题和制定切实可行的防控措施。

1、各医院应提供行政支持以及财政、物品和人力资源,包括配备足够的感控人员、临床医务人员、检验技师和保洁人员等。

2、应建立信息上报和分享系统,将多重耐药菌的信息及时上报到医院管理者和反馈回相关临床科室。

3、监督和持续改进医务人员、保洁员等对防控措施的依从性。

4、建立多重耐药菌定植(感染)者转出(包括转科或转院等)和就诊的识别和通知体系,以便在转诊或就诊前通知就诊的病房。

5、定期(至少每年一次)向医务人员和医院管理者反馈本院的多重耐药菌定植(感染)趋势,防控中存在的问题以及推荐的防控措施等。

6、不断改进医院环境,改善建筑布局,在重点病房应设置数目符合要求的单间病房。

7、建立和改善探视和陪伴制度,缓解病房拥挤状况。

8、制定畅通的患者转入转出流程,减少患者在医院内或感染高危科室的不必要停留。

教育培训

1、应对医务人员、保洁员等各类医院内工作人员进行多重耐药菌防控的教育和培训,内容包括:多重耐药的危害、传播方式、识别、防控措施等。

2、应对患者、患者家属和陪伴人员开展多重耐药菌防控的教育,内容包括:多重耐药的危害、传播方式、基本防控措施(手卫生、接触隔离、环境和物品表面清洁等)。

合理使用抗菌药物

1、建立抗菌药物分级管理体系、抗菌药物分级审核制度和特殊类抗菌药物使用会诊制度。

2、临床医务人员在获得微生物学结果时应判断结果的临床意义、治疗感染、而非定植或污染。

3、定期进行处方点评,对不合理处方应予以反馈和警示。

4、通过信息系统(如电子医嘱提醒、及时的微生物敏感性通知等)促进临床医师合理使用抗菌药物。

5、至少每年一次向临床医师提供抗菌药物敏感性报告和当前趋势分析的最新资料，指导抗菌药物处方。

监　测

1、依据卫生行政部门规范、标准和指南以及本院的实际情况确定需要监测的微生物，通常包括 MRSA.VRE、产 ESBLs 肠杆菌科细菌、CRE、耐碳青霉烯类鲍曼不动杆菌、耐碳青酶烯类铜绿假单胞菌。

2、建立监测体系，以便能及时发现：监测的目标菌、不寻常的耐药现象、目标菌的院内传播、目标菌定植(感染)的聚集病例等，并持续监督目标菌在全院和高危病区的发病趋势。

3、监测信息能使感控人员及时掌握且能快速通知临床一线。

4、保存目标菌以便进行分子流行病学调查。

标准预防和接触隔离

1、在医疗保健机构中，针对所有患者均应遵循标准预防。

2、在医院中对多重耐药菌定植(感染)者应采用接触隔离。

优选单间隔离：有单间病房时，先分配给已知或疑似多重耐药菌定植或感染患者。易造成感染性传播的患者(如溢出分泌物或排泄物)应最先分配到单间隔离。(IB)

集中隔离：没有单间病房时，让定植(感染)同种多重耐药菌的患者集中在同一病房或护理区域。

床旁隔离：没有单间病房且无法做到集中隔离时，可采用床旁隔离，把多重耐药菌定植(感染)者与获得多重耐药菌危险性低、感染可引起不良后果危险性低、住院时间短、无留置导管、无白细胞减少的患者放置在同一病房或护理区域。

关于何时终止接触隔离目前还没有定论。

3、手卫生是标准预防和接触隔离的重要环节，需要在接触患者前，无菌操作前，接触患者后，接触患者体液、分泌物后，接触患者环境后洗手，当接触体液、血液、分泌物、黏膜时应戴手套。

应定期监测手卫生依从性，并反馈到个人。

4、接触隔离时应尽可能做到医疗设备和物品专用，如无法做到专用，应在使用后进行消毒。

环境清洁消毒

清洁和消毒可能被病原体污染的环境和物品及设备表面，尤其注意紧邻患者的物体表面(如床栏杆、床头桌)、患者诊疗环境中经常接触的表面(如门把手、病房中卫生间及周围的表面)和直接邻近患者的设备。

二、强化措施(第二层措施)

执行条件：在以下情况，应从强化措施中选取额外的控制措施。①当常规措施执行后多重耐药菌的传播尚未被控。②当有重要的流行病学意义的多重耐药菌的首个病例在院内出现。③有多重耐药菌暴发时。

如果执行了附加的干预措施后，多重耐药菌流行的情况仍未被控制则需要执行更多的强化措施(IB).

管理措施

1、进行院内外专家咨询,全面评估面临的多重耐药菌问题,重新设计、执行适当的控制措施,并评价成效。

2、存在的问题和所选择的干预措施应及时向医院管理者报告,寻求必要的支持。

3、评估在多重耐药菌出现、未或控制或暴发时的系统原因,包括:工作人员的水平、工作负荷、人力配置、物品供应、教育培训、感控措施的依从性等。

教育培训

综合监测数据,强化对多重耐药菌未获控制区域的工作人员的教育培训。

抗菌药物使用管理

强化抗菌药物使用的管理,特别关注万古霉素、第三代头孢菌素、抗厌氧菌药物、喹诺酮类和碳青霉烯类。

监测和筛选

1、开展对高危人群目标多重耐药菌的主动监测,包括培养或使用PCR快速检测,高危人群:ICU、烧伤、骨髓(干细胞)移植和肿瘤病房患者,由多重耐药菌流行率高的病房中转入的患者,与定植(感染)者同病房患者,以及曾经感染或定植多重耐药菌的患者等。

可以从皮肤破损处和引流伤口取标本进行主动监测。此外,还可以根据多重耐药菌种类选取特定部位进行主动监测,①MRSA:前鼻孔采样即可。其他部位采样可能会增加阳性率。②VRE和产ESBLs肠杆菌科细菌:可以选择粪便、直肠或直肠周围的样本。③其他多重耐药的革兰氏阴性杆菌:选择可能的定植(感染)部位,多个部位采样送检可提高阳性率。如果怀疑为呼吸道定植(感染),选择气管内插管抽吸物或痰。

应特别关注与已知多重耐药菌定植(感染)者的同病房者以评估多重耐药菌的传播。

2、当有流行病学证据提示工作人员可能为传染源时,应对工作人员采集标本进行多重耐药菌培养或PCR快速检测。

预防传播措施

1、强化接触隔离措施

对主动监测发现的多重耐药菌定植(感染)者也全部执行接触隔离。

工作人员和探视者进入病房前戴手套和穿隔离衣,但不推荐对非隔离者普遍使用手套和隔离衣。

尽可能对多重耐药菌定植(感染)者进行专人护理。

2、执行强化控制措施后多重耐药菌仍在继续时,该机构或病区应停止接收新患者。

环境措施

1、物品、医疗设备、装置专人专用或使用一次性用品。

2、对多重耐药菌未获控制区域工作的环境清洁人员强化培训,并监督其清洁消毒工作过程和清洁消毒措施的依从性,尽可能做到由专人负责清洁消毒。

3、有流行病学证据提示多重耐药菌的传播与环境来源相关时,对环境(例如:物体表面、公用设备)进行采样培养。

4、如果去除环境中的目标多重耐药菌失败,则应腾空病房进行彻底的环境消毒,腾空消毒或终末消毒时可考虑使用过氧化氢蒸气进行封闭消毒。

去除定植

1、不推荐对多重耐药菌定植患者进行常规去定植，仅在多重耐药菌采取了第一层措施未获控制时可以考虑。

如果皮肤定植有多重耐药菌，可采用含氯已定制剂进行擦浴。如果鼻腔定植有 MRSA，可考虑使用黏膜用药莫匹罗星，对于其他部位，尚无有效去定植措施。

2、对于有多重耐药菌定植的工作人员，仅在有流行病学显示其为传染源时才应用去定植。如果无法去除定植而且多重耐药菌在持续传播，则考虑重新分配该工作人员的工作。

专家推荐手术部位感染防控措施

一、循证措施

1、落实以下 5 项措施：①围手术期血糖控制；②手术衣及铺单应选择一次性产品；③落实术中保温；④减少不必要的输血；⑤加强区域性监测。

2、医院感染管理人员应了解手术过程的各个环节，及时完成知识更新。

3、外科医生在内科治疗方面知识欠缺，限制了一些感控措施的落实，因此应改变外科医生的传统观念，加强外科医生的教育。

4、通过对日常监测数据的分析，发现现象与本质之间的联系，将结果反馈给临床医生，帮助他们发现问题，解决问题。

5、注重课题的研究。

6、增加资金的投入，保证干预措施的落实，保障患者安全。

7、循序渐进地落实干预，干预组合(bundle)是一系列措施的组合，并不是所有措施的集中，制定好干预组合后，按照 PDCA 管理原则逐步落实，分析、整改、提高质量，最终形成螺旋上升的改进。

二、关键点

1、建立相关完善的监测系统，按照统一格式上报数据。

2、做好出院后 SSI 的监测。

3、做好手术器械的消毒与灭菌，尤其是基层卫生单位。

4、鼓励吸烟患者至少术前 4 周开始戒烟。

5、术前的措施中主张术前一日至少进行一次沐浴，减少体表皮肤细菌负荷。

6、尽可能在手术当日进行皮肤准备，只有在必要情况下再进行剪毛。

7、对于特殊手术，可以考虑对鼻前庭的定植菌的去定植。

8、对糖尿病及高血糖症患者进行严格血糖控制(血糖$<$10.08mmol/L)。

9、保持手术室环境的清洁，限制手术室内人员数量和流动，以减少对环境的干扰。

10、根据指南要求预防性使用抗菌药物。

11、使用防渗透的手术衣及铺单。

12、进行高危手术时手术人员戴双层手套。

13、术者和患者均使用乙醇和氯已定(或其他有效产品如乙醇和聚维酮碘)进行皮肤消毒。

14、手术部位使用与皮肤贴合良好的抗菌或含碘手术薄膜。

15、尽量选用具有抗感染功能的单股合成缝线。

16、保持患者围手术期核心体温≥36.5℃.

17、吸入足够浓度的氧气,维持皮下氧浓度约为100mmHg,血氧浓度>96。

18、大量输血可以增加术后感染率,应严格掌握输血指征。

19、轻柔处理组织,尽量减少对组织的创伤,去除所有失活组织。尽可能消灭死腔。

20、尽可能采用闭式引流,但引流不能降低感染风险,应尽早拔出引流。

21、采用适当的皮肤闭合方法。

22、术后应48～72h更换敷料。

23、清洁伤口应使用温热的生理盐水,尽管部分研究显示二期创面中饮用水与生理盐水的效果无差别。

专家推荐中国手卫生实践建议

一、建议

1、政策支持。医疗卫生机构领导的支持可以使手卫生工作取得强大的制度保障,因此开发和引导医院管理者参与手卫生是重要且不可少的一项工作。

2、手卫生知识培训。培训是改善手卫生的基石,对于提高医务工作者的手卫生依从性非常重要,对医务人员的教育是提高手卫生实践必要且不可分割的宣传策略。通过宣传培训,可以增强医务人员对于手卫生知识的认知和患者护理中手卫生时机的把握,改变医务人员的观念。

3、完善设施。完善的手卫生设施可以让手卫生变得可能、容易、便捷。是提高手卫生依从性关键的干预措施。酒精类消毒剂很好地解决了这一问题。

4、合理选择手卫生产品。如果向酒精溶液中加入氯已定、季铵化合物、三氯生等可以使其具有更持久的效力和更持久的抗菌活力。需要注意的是,肥皂洗手与酒精擦手不可同时进行。选择刺激性小的手卫生产品,洗手后使用润肤产品护肤。

5、加强依从性监测,及时反馈。信息反馈被证实是改善手卫生的一项重要策略,可通过多种方式如书面告知、OA办公系统等将监测数据反馈给相关医务人员,以做到及时反馈,及时改进。

二、关键事项

1、在临床操作时,当接触体液或排泄物、黏膜、非完整皮肤或伤口敷料后,使用ABHR作为首选常规手消毒剂。

2、请勿向部分充满分配器中添加皂液或肥皂。

3、培训医务人员,使之掌握降低接触性皮炎发生风险的正确手卫生方法;为最大限度降低与手消毒或洗手有关刺激性皮炎的发生率,应向医务人员提供含护肤成分的洗手液或护手霜。

4、接触患者时请勿佩戴假指甲等类似物件。

5、手卫生促进必须多层面、多模式进行教育,包括培训、强有力的行政支持。

6、在医务人员对患者进行医疗操作时提供充足有效的手消产品。

7、监测医务人员手卫生的依从性,并向他们反馈执行情况。

专家推荐中国物表清洁消毒循证措施

关键措施

1、医院感染管理委员会应将环境卫生质量的控制策略与规划列入议事日程，并纳入年度医院感染预防与控制计划。

2、患者出院、转出、死亡后应对环境物表实施终末清洁与终末消毒。

3、医疗设备使用后立即清洁。接触隔离患者的低度危险设备专人专用。重复使用的低度危险设备，在患者使用后另一个患者使用前，应实施清洁或消毒。

4、不推荐常规环境卫生学监测。有流行病学特征(如感染暴发)时，开展环境监测。

5、一旦感染暴发控制失败，应关闭病区，实施强化的清洁与消毒措施。

6、对于手高频接触的物体表面(如床栏、病房门把手、灯开关和厕所的环境表面)应更频繁地进行清洁和消毒。尤其是临近患者诊疗区域手高频接触的表面，推荐开展清洁质量监测，以确保环境控制持续有效。

7、实施环境表面清洁单元化，湿式打扫。

①清洁剂与消毒剂及时更换，普通病房每3间更换，处于接触隔离的患者一用一更换。

②清洁用具(拖把、抹布、水桶等)普通病房每3间更换，处于接触隔离的患者一用一更换。

③清洁用具与拖把头和抹布等清洁用具应及时清洁或消毒，预防交叉感染。推荐采用热力消毒，干燥备用。

8、避免在重点区域，如烧伤病房、免疫缺陷患者病房、手术室、ICU和实验室使用地垫，一旦发生血液、体液等污染时，不易清洁与消毒。

9、收集待清洗的患者与医务人员的织物时，避免抖动，防止环境污染，相关人员应佩戴PPE。

10、环境物体表面有血液与其他潜在的感染性物质喷溅时，应立即清洁与消毒，如污染物量较大，应先使用一次性的可吸收材料进行清洁，使用后按医疗废物处置。血液推荐醇类消毒剂，呕吐物、排泄物推荐含氯消毒剂。

11、对硬质平整的低度危险地面，推荐采用经国家卫生部门注册的消毒剂，并严格遵守产品说明书的使用浓度与作用时间。

12、不要使用高效消毒剂或灭菌剂对环境进行消毒。不得在患者诊疗区域常规采用消毒剂进行环境喷雾消毒。

13、当婴儿摇篮车与保温箱有患儿使用时，不得使用消毒剂清洁。采用消毒剂对婴儿摇篮车与保温箱进行终末消毒后，清水彻底冲净，干燥备用。

14、推荐对部分低度危险性医疗设备表面采取屏障保护，包括：①患者诊疗过程中，被戴手套的手频繁触摸的部位；②可能被血液或体液污染的表面；③很难清洗的表面如电脑键盘。

15、对环境清洁人员开展上岗培训与教育干预，并将环境清洁质量考核结果及时反馈，确保医院环境卫生质量持续改进。

专家推荐中国空气净化感控建议

1、规范使用通风技术

在医院基建设计阶段关注整体的空气净化工程，尽可能参照WHO《医疗机构感染控制的自然通风(2009)》和美国国家标准委员会ANSI/ASHRAE/ASHE 170－2008《医疗机构通风标准》要求，在诊室和病房配置相应要求的通风工程设施，实现可控的换气次数、换气效率、相邻房间的静压差。

2、合理使用紫外线消毒技术

充分利用空气过滤技术和紫外线消毒装置的联合作用，实现对管道内送风空气和外排空气的消毒，限制紫外线灯在各类诊室和病房的随意安装；制定正确的紫外线灯使用、维护、更换操作规程，确保紫外线灯使用安全和消毒质量。

3、规范医院手术部建设

医院手术部应分一般手术部和洁净手术部；建立洁净手术部建设的论证制度，医院感染控制专业人员应提前介入洁净手术室的设计、施工和验收。规范洁净手术室的使用和维护，并配置专业工程人员进行日常管理，确保洁净系统正常运行。

4、推广一般手术部的建设

医院普通手术室可以采用末端过滤器不低于高中效过滤器的空调系统或全新风通风系统；室内保持正压，换气次数不得低于6次/h；适用普通外科、妇产科等手术，肛肠外科及污染类手术。

5、严格空气消毒器的使用和管理

严格按照器械供应商的产品说明书，在规定的使用空间、使用条件下进行安装、使用，建立日常维护和主要元器件的更换流程，定期验证空气消毒器的实际使用效果。

6、不建议常规在诊疗场所进行化学消毒液、中草药的喷雾或熏蒸消毒，特殊污染空间的终末消毒应先考虑环境、物表的清洁与消毒。

7、消除空调通风系统的污染

医院使用的空调机组尽量做到不积尘、不积水，易清洗，无法避免积尘的空气过滤器和盘管要通过机组的设计确保其易更换、易清洗。

（王常芳）

第十二篇　医院感染应急演练篇

目　录

×××医院感染暴发应急处置演练脚本

一、演练时间：××××年×月×日 16:00—17:20

二、演练地点：ICU

三、领导小组：总指挥：×××院长，副总指挥：×××副院长

主持人：××× 副院长

四、参加演练的部门：院感科，ICU，医务科，护理部，药剂科，微生物室，疾病预防控制管理科、总务科、设备科、宣传科及临床科室（呼吸科、肾病消化科、神经外科）。

五、演练要求：参加人员要严肃认真，统一听从指挥，按照规范要求做好工作。参加科室要积极配合，做到定人、定岗、定责，落实措施，圆满完成本次演练工作。

六、演练目的：根据《医院感染管理办法》、《医院感染暴发报告及处置管理规范》、《医院感染监测规范》要求，为提高对医院感染暴发组织指挥、快速响应及处置能力，加强各部门之间协调配合，明确相关科室和人员的职责任务，依法、科学、规范、有序处置医院感染事件，最大限度地降低医院感染对患者造成的危害，完善应急机制，保障医疗安全。

七、职责分工

1、ICU：管床医师发现疑似医院感染暴发，立即报告科主任，科主任是科室医院感染暴发报告的第一责任人。

2、院感科：负责开展现场流行病学调查、环境卫生学检测以及有关的标本采集等工作；指导对现场采取消毒隔离措施，对相关人员采取医学隔离措施，指导医务人员做好职业防护，提出进一步的防控建议；负责感染病例信息的收集、整理和上报工作，撰写医院感染暴发评估报告。

3、医务科：协助开展医院感染暴发调查与控制，负责调配医疗人员对医院感染病例实施医疗救治，包括诊断、治疗、病人转运、监护，并与病人沟通，稳定病人情绪。

4、护理部：协助开展医院感染暴发调查与控制，根据需要调配护理人员落实消毒隔离措施及感染病人的各项护理工作。

5、微生物室：负责现场标本的采集及检测，及时准确地做好医院感染病例的病原学检查工作。

6、药剂科、设备科、总务科：负责药品、设备、器材、病房设施、防护用品、消毒药械贮备等保障工作。

7、宣传科：负责录像或图片资料。

八、人员分组：分为诊断救治组、消毒技术指导组、疫情信息组、后勤保障组（名单见后）。

九、人员培训

演练前，组织参加演练人员学习演练方案，根据职责分工，各部门人员模拟实景进行预演，进一步磨合机制，完善方案。

九、物资准备

准备演练所需要的防护用品、采样物品、消毒药械贮备等。

十、应急队伍通讯录及应急用品目录见后

具体演练步骤

演练共分四个部分：事件报告、应急响应、现场处置、后续处理。本次演练模拟ICU病房一周内发生3例下呼吸道铜绿假单胞菌感染，疑似感染暴发病例，院感科接到报告后立即奔赴现场，调查后报告院领导，召集专家组，院长发出指令，宣布启动医院感染暴发应急处置预案。

××××年×月×日15:40演练人员准时到综合楼523会议室集合，ICU人员在科室等待指令。

院长：(讲话)宣布医院感染暴发应急处置演练开始！

场景一(第一部分　事件报告)

16:05主持人：院感科接到电话。

ICU主任："你好，院感科，我是ICU，我科9月10日～17日一周内相继发生4例肺部感染病例，3例痰培养均为铜绿假单胞菌，疑似医院感染暴发"。

院感科："好，我们马上到病房来"。

16:10场景二：(第二部分　应急响应)

院感科3名专职人员立即赶赴到ICU医生办公室，向ICU主任详细了解情况：我科近一周发生4例肺部感染病例，原发病是2例脑出血术后，1例心肌梗塞，1例肺心病，4例都出现下呼吸道感染症状和体征，刚刚接到检验科报告，又有一例痰培养为铜绿假单胞菌，总共3例痰培养均为铜绿假单胞菌。

初步调查：根据病原学判断疑似医院感染暴发，院感科立即电话上报分管院长，分管院长向院长汇报。

16:20启动预案：院长指示立即通知医务科、护理部、微生物室对本起事件进一步调查。

16:30场景三：(第三部分，现场处置，ICU病房)

查找感染源：院感科专职人员进行环境卫生学采样，以明确感染源和感染途径，专职人员(穿隔离衣，戴帽子、口罩、手套)对ICU工作人员手及鼻前庭、卫生员手、病房空气、呼吸机管道，心电监护仪、湿化罐、电话、计算机键盘、床护栏、水龙头等环境物体表面等环节进行采样。

16:40采取控制措施：采样后对环境物体表面进行彻底消毒处理，加强病房通风，进行空气消毒，将病人转至隔离间，在病床、病历夹贴隔离标识，医生下"接触隔离"长期医嘱，安排专人护理，医务人员穿戴合适的防护用品，加强手卫生，严格遵守无菌技术操作规程，血压计、体温表等用物固定使用，用后及时清洁消毒，所有垃圾均作为医疗废物处理，必要时暂停收治新病人。

医务科负责电话调集院内专家进行会诊，专家们赶往ICU办公室，对疑似病例进行讨论，研究治疗方案，积极救治病人。

呼吸科X主任第一个赶到ICU，穿上隔离衣，做好个人防护，手消毒后进入病房为病人做肺部听诊检查，离开病房时脱去隔离衣，洗手并卫生手消毒。

17:00讨论：来到现场的其他专家在ICU办公室对本起事件进一步调查分析，首先由ICU主任介绍情况：(查找感染源)首例感染病人是5床，因高血压脑出血入科治疗，×月×日，痰培养为铜绿假单胞菌，随后发生3例病人均接受相同操作，呼吸机辅助呼吸。2例气管插管，1例气管切开，痰培养均为铜绿假单胞菌，药敏结果基本一致。

医务科：(危险因素调查)对感染源和感染途径做初步假设，医院感染暴发的特点呈外源性感染引起，首先我们考虑：医护人员手卫生、患者使用的呼吸机管路，环境物体表面清洁消毒不到位，是造成感染暴发的可能原因。

护理部：有轮转的医生和护士刚刚进入ICU，ICU护理人员工作量大，手卫生和消毒隔离意识不足，也可能是导致外源性感染的重要原因之一。

呼吸科：查体发现肺部感染体征较明显，考虑肺部感染存在。

院感科：我们已经对使用中的器械、设备，环境物表、医务人员手进行采样，等结果出来基本确定感染源和感染途径。

ICU主任：感染源应该是5床病人，发热，肺部体征明显，痰培养结果支持。

结论：经过紧张激烈的讨论，专家们达成共识，基本考虑是一起医院感染暴发，ICU医生立即填写《医院感染病房报告表》，分管院长立即将讨论结果向院长汇报，院长指示：上报市卫生局和市疾病控制中心。

主持人：两天后，微生物室报告结果：

1、呼吸机管道等监测培养无铜绿假单胞菌生长。

2、空气培养符合标准，无铜绿假单胞菌生长，排除由空气传播引起的感染。

3、1床护栏表面和轮转医生手均培养出铜绿假单胞菌生长，血清学证实与痰标本是同源。也就是确诊为医院感染暴发。

本次为铜绿假单胞菌引起的医院感染暴发，环境污染和手接触传播是造成感染暴发的主要原因。由于ICU及时上报，院领导高度重视，及时启动感染暴发应急预案，及时组织专家进行会诊，采取积极有效的防控措施，感染很快得到控制，无新发病例，未引起严重后果。院长决定按照报告规范上报市卫生局和疾病预防控制中心。

之后，总指挥、主持人对本次演练进行点评。院感科负责形成书面材料，详细记录调查内容，写出调查报告，分析总结此次演练存在的经验与不足。

17:20 院长宣布：演练到此结束。

七天后，再次采样，培养结果阴性。

院感科通过OA将医院感染暴发信息向全院预警发布。

附件1 应急队伍分组名单及通讯录

附件2 应急用品目录

院感科

×年×月×日

附件 1 应急队伍分组名单及通讯录

		姓名	所在科室	院内电话	手机号码
诊断救治组	组长		医务科		
	组员		ICU		
			呼吸科		
			肾病消化科		
			神经外科		
			护理部		
			ICU		
			院感科		
消毒技术指导组	组长		院感科		
	组员		微生物室		
			院感科		
疫情信息组	组长		疾病预防控制		
后勤保障组	组长		设备科		
	组员		总务科		
			药剂科		
			宣传科		

附件 2 应急用品目录

物品名称	数量	准备科室	物品名称	数量	准备科室
医用防护口罩	4 个	设备科	碘伏	2 瓶	ICU
一次性无纺布口罩	20 个	ICU	含氯消毒片	1 瓶	ICU
一次性帽子	20 个	ICU	酒精灯	1 个	院感科
一次性隔离衣	10 件	ICU	火机	1 个	院感科
检查或无菌手套	10 副	ICU	培养皿、试管	数个	院感科
鞋套	1 包	ICU			
棉签	4 包	ICU			
核对人员签名：		时间：			

×××医院职业暴露应急演练脚本

一、总则

根据《医院感染管理办法》、《血源性病原体职业暴露应急预案》，提高医务人员对职业暴露应急处理措施和流程的知晓率，增强医务人员自我防护意识，最大限度地降低职业暴露后感染风险，根据三级综合医院评审细则要求，组织×××医院手术室职业暴露应急处置演练。

二、目的

1、通过演练，加强职业暴露科室、医院感染管理科、感染性疾病科、皮肤科、检验科、健康管理科、质控科等科室之间的协作。

2、掌握职业暴露后的局部处理、上报、预防用药及随访追踪流程。

三、演练时间及地点

××××年×月×日，×××医院手术室 8 号手术间。

四、演练具体步骤

1.×月×日×:00，巡回护士×××在手术间处理污染物品时，不慎被针头刺伤左手食指，造成左手食指第一指背明显见血。

2.护士在发生锐器伤后，迅速用健侧手脱去患侧手套，由近心段向远心端轻轻挤出血液，用流动水冲洗伤口约 5 分钟。

3.用 0.5%碘伏反复消毒伤口。

4.初步处理后，护士报告护士长×××，追踪手术病人病历档案，查看该患者感染九项检查结果有无异常。

4.手术科室反馈汇报病人为梅毒抗体 TP－Ab 阳性。

5.护士到皮肤科门诊就诊，医师开具处方和化验单，并指导预防用药。

6.护士到检验科采血进行血液检测，了解自身暴露时的本底资料。

7、护士到药房取药，遵医嘱预防用药，青霉素皮试(－)，苄星青霉素 240 万 u 肌肉注射，每周一次，每次左右臀部各肌肉注射 240 万 u，连用三周。

8、护士填写《×××医院职业暴露个案登记表》，护士长确认情况属实，报告院感科。

9、护士同时通过“医疗安全不良事件上报软件”报告质控科。

10、院感科对职业暴露情况进行评估、确认及随访，分别于暴露后 2W、6W、3 个月进行梅毒 RPR 检测(至少检测 2 次)，或者在职工的当年度体检时告知健康管理科为暴露人员增加梅毒血清学检测，并保存好相关票据，于年底交回院感科。院感科按照医院《职业暴露发生后相关费用报销规定》报销暴露人员的检查及治疗费用，并着重对发生职业暴露人员进行一对一培训指导。

五、演练总结

院感科

×年×月×日

×××医院医疗废物泄漏应急演练脚本

一、演练时间:××××年×月×日×:00—×:00

二、演练地点:呼吸内科楼前

三、领导小组:指挥:×××院长

四、参加演练部门:院感科,物业公司,安保科

五、演练要求:参加人员要严肃认真,听从指挥,积极配合,明确职责,圆满完成本次演练工作。

六、演练目的:为提高我院对医疗废物泄漏的应急处置能力,进一步规范医疗废物管理,避免因医疗废物泄漏事件导致人身伤害和社会危险,在发生医疗废物泄漏时,能迅速采取应急控制措施,做到早报告、早处理,防止和减少污染扩散,验证应急预案的实用性和可操作性。

七、职责分工及联系电话

1.院感科:判断污染范围及消毒范围、方法,消毒液配制浓度,指导消毒人员的防护用品使用。负责拍照保留图片。电话:6625

2.物业公司:负责泄漏的感染性废物的处理及污染区域的消毒工作,备足防护服或隔离衣、口罩、帽子、防护镜、手套、胶靴、鞋套、医疗废物袋、喷雾器、含氯消毒片、纸板、扫把等。电话:6643

3.安保科:负责设置警戒线,防止无关人员进入污染区域。电话:6951

八、具体演练步骤如下:

××××年×月×日下午×:00,医疗废物专职人员因医疗废物装载过满,在运送医疗废物途中于呼吸内科楼前发生两袋医疗废物坠地,包装袋破损,有感染性医疗废物泄漏。

1.运送人员立即给院感科×××主任打电话报告此事,并留在原地守候。

2.×××主任接到电话后立即报告分管领导×××院长,启动应急预案。

3.现场判断泄漏的医疗废物危险程度一般。

4.电话通知安保科准备警戒线等物品进行现场封锁。

5.物业公司穿戴合适的防护用品,准备用物,配制消毒液。

6.将医疗废物收集装入袋中。

7.用喷雾器进行污染地面及其周围的含氯消毒液消毒。

8.将用具放入黄色医疗废物袋中,之后进行清洁消毒处理。

9.×××主任对现场清洁消毒进行评估。

10.符合要求后解除封锁现场。

11.调查事件起因,查找演练中存在的不足,写出书面总结,防范类似事件发生。

院感科

×年×月×日

(刘玉芳)

第十三篇　医院感染管理常用表格篇

目　录

医院感染督导考核记录表

督导日期	科室	考核内容：消毒隔离、手卫生、医疗废物、感染病例、感控职责、在职教育、自查记录、MDRO、职业防护等	扣分	科室签名

考核人员签字：1、____________ 2、____________ 3、____________

医疗废物管理督导考核记录表

	考 核 内 容	扣分	科室签名
督查日期 科室：	医疗废物分类：　正确□　错误□ 医疗废物桶：　加盖□　未加盖□ 医疗废物外溢：　有□　无□ 装载量超过 3/4：　是□　否□ 医疗废物包装：　规范□　不规范□ 标签位置：　规范□　不规范□　封口有效□ 交接记录：　完整□　不完整□ 利器盒放置：　合适□　过高□　过低□ 利器盒过期使用：　是□　否□ 利器盒底盖分离：　是□　否□ 医疗废物放置：　规范□　不规范□ 地面有无医疗废物：　有□　无□		
督查日期 科室：	医疗废物分类：　正确□　错误□ 医疗废物桶：　加盖□　未加盖□ 医疗废物外溢：　有□　无□ 装载量超过 3/4：　是□　否□ 医疗废物包装：　规范□　不规范□ 标签位置：　规范□　不规范□　封口有效□ 交接记录：　完整□　不完整□ 利器盒放置：　合适□　过高□　过低□ 利器盒过期使用：　是□　否□ 利器盒底盖分离：　是□　否□ 医疗废物放置：　规范□　不规范□ 地面有无医疗废物：　有□　无□		
督查日期 科室：	医疗废物分类：　正确□　错误□ 医疗废物桶：　加盖□　未加盖□ 医疗废物外溢：　有□　无□ 装载量超过 3/4：　是□　否□ 医疗废物包装：　规范□　不规范□ 标签位置：　规范□　不规范□　封口有效□ 交接记录：　完整□　不完整□ 利器盒放置：　合适□　过高□　过低□ 利器盒过期使用：　是□　否□ 利器盒底盖分离：　是□　否□ 医疗废物放置：　规范□　不规范□ 地面有无医疗废物：　有□　无□		

考核人员签字：1、____________　2、____________　3、____________

______科室医疗废物交接回收登记表

时间：　　年

月	日	感染性废物（kg）	损伤性废物（kg）	病理性废物（kg）	化学性废物（kg）	废物产生科室签字	废物回收人员签字
月合计							

暂存处医疗废物交接回收登记表

时间：　年　月　日

来源 科室名称	感染性废物 (kg)	损伤性废物 (kg)	病理性废物 (kg)	化学性废物 (kg)	日废物重量 合计(kg)	废物产生 科室签字	废物回收 人员签字

危险废物转移联单

（医疗废物专用）

医疗卫生机构名称：　　　　　　　　　　　　　　　　　　时间：　　年　月　日

医疗废物运输单位：

日期	感染性废物		损伤性废物		病理性废物		化学性废物	医疗机构交接人员签名	废物运送人员签名	交接时间
	体积 箱	重量 kg	体积 箱	重量 kg	体积 箱	重量 kg	重量 kg			
合计										

第一联：医疗废物产生单位存

多重耐药菌监测督导考核记录表

<table>
<tr><th></th><th>考核内容</th><th>扣分</th><th>科室签名</th></tr>
<tr><td>日期
科别
姓名
住院号
耐药菌名称</td><td>病人隔离：否□　是□(单间　床旁)
隔离标识：有□　无□
接触隔离医嘱：有□　无□
个人防护：到位□　不到位□
手卫生执行：到位□　部分到位□　不到位□
可复用物品(血压计、体温表)专用：否□　是□　部分是□
病人床边黄色垃圾袋：有□　无□
病房环境、物品每天消毒：是□　否□
病人床边备快速手消剂：有□　无□
对病人及家属的宣教：有□　无□
科内沟通、交接班情况：否□　是□　部分是□</td><td></td><td></td></tr>
<tr><td>日期
科别
姓名
住院号
耐药菌名称</td><td>病人隔离：否□　是□(单间　床旁)
隔离标识：有□　无□
接触隔离医嘱：有□　无□
个人防护：到位□　不到位□
手卫生执行：到位□　部分到位□　不到位□
可复用物品(血压计、体温表)专用：否□　是□　部分是□
病人床边黄色垃圾袋：有□　无□
病房环境、物品每天消毒：是□　否□
病人床边备快速手消剂：有□　无□
对病人及家属的宣教：有□　无□
科内沟通、交接班情况：否□　是□　部分是□</td><td></td><td></td></tr>
<tr><td>日期
科别
姓名
住院号
耐药菌名称</td><td>病人隔离：否□　是□(单间　床旁)
隔离标识：有□　无□
接触隔离医嘱：有□　无□
个人防护：到位□　不到位□
手卫生执行：到位□　部分到位□　不到位□
可复用物品(血压计、体温表)专用：否□　是□　部分是□
病人床边黄色垃圾袋：有□　无□
病房环境、物品每天消毒：是□　否□
病人床边备快速手消剂：有□　无□
对病人及家属的宣教：有□　无□
科内沟通、交接班情况：否□　是□　部分是□</td><td></td><td></td></tr>
</table>

考核人员签字：1、______________　2、______________　3、______________

ICU 病房 VAP 观察评估表

年　月　日

床号：　姓名：　住院号：　性别：　年龄：

入 ICU 时间：　出 ICU 时间：　诊断：

观察内容		备　注
体温(正常,升高)		
WBC(正常,升高)		
CRP(正常,升高)		
是否严格执行手卫生		
启用、停用呼吸机时间		
有无用呼吸机指征		
人工气道(气管插管时间、气管切开时间)		
体位(30 度－45 度,小于 30 度)		
EN 途径(鼻/胃,鼻/空肠)		
口腔护理方式,次数/日		
翻身叩背膨肺(多少时间执行 1 次)		
清除声门下分泌物		
倾倒冷凝水,保持最低位		
呼吸机管路每周更换 1－2 次		
咳嗽咳痰、肺部啰音(有,无)		
痰液性状		

备注：

科室签字：　院感科签字：

ICU 病房 CR—BSI 观察评估表

年　月　日

床号：　姓名：　住院号：　性别：　年龄：
入 ICU 时间：　出 ICU 时间：　诊断：

观察内容			备注
部位			
导管类型			
插管日期			
拔管日期			
穿刺处皮肤情况			
穿隔离衣、手套、最大无菌屏障			
透明覆盖膜每周更换 2 次			
肝素帽每周更换 2 次			
拔管指征	恢复静脉注射		
	导管阻塞或破裂		
	感染		

备注：

科室签字：　院感科签字：

ICU 病房 CA－UTI 观察评估表

年　月　日

床号：　姓名：　住院号：　性别：　年龄：

入 ICU 时间：　出 ICU 时间：　诊断：

观察内容			备注
固定导尿管，防止滑动			
导尿管与集尿袋接口不要脱开			
集尿袋低于膀胱水平，不接触地面			
避免膀胱冲洗，除非防止或解除阻塞			
会阴护理每天两次			
尿液性质正常或其它			
尿道口分泌物有或无			
拔管指征	插管日期		
	拔管日期		
	自主排尿		
	导管阻塞或破裂		
	感染		

备注：

科室签字：　院感科签字：

一次性医疗用品证件审核登记表

<table>
<tr><td rowspan="10">生产企业</td><td>公司名称</td><td></td></tr>
<tr><td>地址</td><td></td></tr>
<tr><td>法人</td><td></td></tr>
<tr><td>电话/传真</td><td></td></tr>
<tr><td>营业执照</td><td></td></tr>
<tr><td>有效期</td><td></td></tr>
<tr><td>医疗器械生产企业许可证</td><td></td></tr>
<tr><td>有效期</td><td></td></tr>
<tr><td>医疗器械注册证</td><td></td></tr>
<tr><td>有效期</td><td></td></tr>
<tr><td rowspan="9">经营企业</td><td>公司名称</td><td></td></tr>
<tr><td>地址</td><td></td></tr>
<tr><td>法人</td><td></td></tr>
<tr><td>电话/传真</td><td></td></tr>
<tr><td>营业执照期限</td><td></td></tr>
<tr><td>医疗器械经营企业许可证</td><td></td></tr>
<tr><td>有效期</td><td></td></tr>
<tr><td>销售人员</td><td></td></tr>
<tr><td>身份证号码</td><td></td></tr>
<tr><td rowspan="2">授权委托书有效期</td><td>生产企业对经营企业</td><td></td></tr>
<tr><td>经营企业对个人</td><td></td></tr>
<tr><td rowspan="2">企业年度检验情况</td><td>生产企业</td><td></td></tr>
<tr><td>经营企业</td><td></td></tr>
<tr><td>审验时间</td><td></td><td>审验者</td></tr>
<tr><td>审验结果</td><td colspan="2">医院感染管理科</td></tr>
<tr><td>设备科签收</td><td colspan="2"></td></tr>
<tr><td>药剂科签收</td><td colspan="2"></td></tr>
</table>

消毒剂、消毒器械证件审核登记表

生产企业	公司名称	
	地址	
	法人	
	电话/传真	
	营业执照	
	有效期	
	医疗器械生产企业许可证	
	有效期	
	医疗器械注册证	
	有效期	
	卫生许可证	
	有效期	
	CDC 检测报告	发文号:(有效期 1 年)
经营企业	公司名称	
	地址	
	法人	
	电话/传真	
	营业执照	
	有效期	
	医疗器械经营企业许可证	
	有效期	
	销售人员	
	身份证号码	
授权委托书有效期	生产企业对经营企业	
	经营企业对个人	
企业年度检验情况	生产企业	
	经营企业	
审验时间		审验者
审验结果		医院感染管理科
设备科签收		
药剂科签收		

医院职业暴露个案登记表

一、医务人员基本情况　　　　记录编号：

姓名：　　性别：　　年龄：　　职业：　　参加工作时间：

所在科室：　　发生职业暴露时间：　年　月　日　时　电话：

职业暴露后检验日期					
项目	暴露前	暴露时	随访 1	随访 2	随访 3
HBsAg					
HbsAb					
HBeAg					
HBeAb					
HBcAb					
抗－－HCV					
抗－－HIV					
RPR					
TPPA					

接受乙肝疫苗注射：　□是(次数)，□否
接受乙肝免疫球蛋白注射：　□是，□否
接受苄星青霉素注射：　□是，□否
接受其它抗病毒治疗：　□是，□否

备注：检验结果描述：请填写阳性(＋)，阴性(－)或(未知)
预防用药如乙肝免疫球蛋白为推荐性，HIV 的抗病毒治疗遵循知情同意的原则。

有发热情况时采血液培养，结果：

二、病人情况

姓名：　　性别：　　年龄：　　住院号：　　科室

检验结果：病人如无结果，请立即检验
HbsAg(　)，HbsAb(　)，HbeAg(　)，HbeAb(　)，HbcAb(　)，抗—HCV(　)，抗—HIV(　)，RPR(　)，TPPA(　)
暴露源不明□是

三、职业暴露事件描述

职业暴露发生地点：　　发生部位：
暴露类型：□锐器伤　□喷溅　□其它(请说明)

暴露源物品种类：□一般丢弃注射针　□缝针　□头皮针　□真空采血针　□留置针　□外科器械手术刀等　□血液、体液、分泌物　□玻璃物品　□其它(请说明)

续表

<table>
<tr><td>职业暴露时的操作：□拔针　□采血　□注射/静脉注射　□手术　□测血糖　□配液　□放置导管等
□整理或清洗器械/器具/物品　□诊查/治疗　□其它(请说明)</td></tr>
<tr><td>职业暴露时的动作：□打开针头套　□未对准或戳破　□加药时　套回针头套
□分开针头及针筒弯曲或折断针头　□他人之意外扎伤
□分合器械如装上或取下刀片　□整理或清理物品　□尖锐物品穿出收集盒
□尖锐物品隐藏于其它物品中　□使用时破碎物　□其它(请说明)</td></tr>
<tr><td>职业暴露物品被血液及体液污染：□是　□否　□未知</td></tr>
<tr><td>职业暴露时是否有防护：□是(单层手套)　□是(双层手套)　□是(防护眼罩)　□是(防护面罩)
□否</td></tr>
<tr><td>受伤次数：□首次受伤　□曾经受伤，总共次数　次</td></tr>
<tr><td>暴露后处理：□挤血　□水冲洗(　min)　□生理盐水冲洗(　min)　□消毒(药物：　)　□病人抽血检查
□门诊挂号检查　□咨询医院感染管理科</td></tr>
<tr><td>以上填写内容属实，如有隐瞒责任自负！

当事人签字：
年　月　日</td></tr>
<tr><td>科室负责人意见：

主任/护士长签字：
年　月　日</td></tr>
<tr><td>医院感染管理科意见：

签字：
年　月　日</td></tr>
</table>

请务必遵照职业暴露发生后处理流程，本单填妥后交医院感染管理科保存(电话 6625)

医院污水消毒处理及设备运行记录表

<table>
<tr><td rowspan="2">日期</td><td colspan="3">药品使用情况</td><td colspan="2">水质监测</td><td rowspan="2">操作人员签字</td></tr>
<tr><td></td><td>加药时间</td><td>数量(kg)</td><td>pH 值</td><td>活氧浓度(mg/L)</td></tr>
<tr><td rowspan="2"></td><td>上午</td><td></td><td></td><td></td><td></td><td></td></tr>
<tr><td>下午</td><td></td><td></td><td></td><td></td><td></td></tr>
<tr><td rowspan="2"></td><td>上午</td><td></td><td></td><td></td><td></td><td></td></tr>
<tr><td>下午</td><td></td><td></td><td></td><td></td><td></td></tr>
<tr><td rowspan="2"></td><td>上午</td><td></td><td></td><td></td><td></td><td></td></tr>
<tr><td>下午</td><td></td><td></td><td></td><td></td><td></td></tr>
<tr><td rowspan="2"></td><td>上午</td><td></td><td></td><td></td><td></td><td></td></tr>
<tr><td>下午</td><td></td><td></td><td></td><td></td><td></td></tr>
<tr><td rowspan="2"></td><td>上午</td><td></td><td></td><td></td><td></td><td></td></tr>
<tr><td>下午</td><td></td><td></td><td></td><td></td><td></td></tr>
<tr><td rowspan="2"></td><td>上午</td><td></td><td></td><td></td><td></td><td></td></tr>
<tr><td>下午</td><td></td><td></td><td></td><td></td><td></td></tr>
<tr><td rowspan="2"></td><td>上午</td><td></td><td></td><td></td><td></td><td></td></tr>
<tr><td>下午</td><td></td><td></td><td></td><td></td><td></td></tr>
<tr><td rowspan="2"></td><td>上午</td><td></td><td></td><td></td><td></td><td></td></tr>
<tr><td>下午</td><td></td><td></td><td></td><td></td><td></td></tr>
<tr><td rowspan="2"></td><td>上午</td><td></td><td></td><td></td><td></td><td></td></tr>
<tr><td>下午</td><td></td><td></td><td></td><td></td><td></td></tr>
<tr><td>合计</td><td colspan="2">加药总量(kg)</td><td></td><td colspan="2"></td><td></td></tr>
<tr><td>备注</td><td colspan="6">设备为 24 小时连续运行，平均日处理水量 250m³，加药名称为“洁王子”牌消毒粉，主要成分：过一硫酸氢钾复盐和氯化钠。</td></tr>
<tr><td colspan="2">设备维修记录</td><td colspan="5">年　月　日</td></tr>
<tr><td colspan="2">监管科室签字</td><td colspan="5">年　月　日</td></tr>
</table>

新生儿病房日志

监测月份：　年　月

日期	BW≤1000g				BW1001g～1500g				BW1501g～2500g				BW>2500g			
	新入院新生儿数a	已住新生儿数b	脐/中心静脉插管数c	使用呼吸机数d	新入院新生儿数a	已住新生儿数b	脐/中心静脉插管数c	使用呼吸机数d	新入院新生儿数a	已住新生儿数b	脐/中心静脉插管数c	使用呼吸机数d	新入院新生儿数a	已住新生儿数b	脐/中心静脉插管数c	使用呼吸机数d
1																
2																
3																
4																
5																
6																
7																
8																
9																
10																
11																
12																
13																
14																
15																
16																
17																
18																
19																
20																
21																
22																
23																
24																

续表

25																
26																
27																
28																
29																
30																
31																
合计																

说明：a：指当日新住进新生儿病房或新生儿重症监护室的新生儿数。

b：指当日住在新生儿病房或新生儿重症监护室的新生儿数，包括新住进和已住进新生儿病房或新生儿重症监护室的新生儿。

c：指当日应用该器械的新生儿数。若患者既置脐导管又置中心静脉导管，只记数一次。

d：指当日应用该器械的新生儿数。

新生儿病房月报表

监测时间：　　年　　月

体重组别(g)	新住进新生儿数	已经住在新生儿数	脐或中心静脉导管使用日数	使用呼吸机日数
≤1000				
1001～1500				
1501～2500				
>2500				

新生儿医院感染病例调查表

1、基本情况

感染新生儿编号________　　入院日期________年____月____日

住院号________　　出院日期________年____月____日

姓名________　　住院天数________天

性别　□男　□女　　诊断 1.____________

年龄________天　　2.____________

出生体重：□≤1000g　□1001g－1500g　□1501g－2500g　□>2500g

预后：□治愈　□好转　□无变化　□恶化　□死亡

2、医院感染情况

医院感染日期： 感染部位： 侵袭性操作：

(1)______年___月___日(1)________________(1)□脐/中心静脉置管，□使用呼吸机

(2)______年___月___日(2)________________(2)□脐/中心静脉置管，□使用呼吸机

(3)______年___月___日(3)________________(3)□脐/中心静脉置管，□使用呼吸机

3、病原学检查

(1)标本________ 送检日期 ______年___月___日 ______________病原体

敏感药物____

耐药药物____

(2)标本________ 送检日期 ______年___月___日 ______________病原体

敏感药物____

耐药药物____

(3)标本________ 送检日期 ______年___月___日 ______________病原体

敏感药物____

耐药药物____

调查者 登记日期 年 月 日

外科手术部位感染监测调查表

患者联系电话____________________

调查日期______________ 院内科别__________________ 调查者__________________

患者基本情况：

住院号________ 姓 名________ 性别 男 女 年龄________岁 床号________

诊断：1 ______________ 2 ______________ 3 ______________ 4 ______________

入院日期：________ 年____月____日 出院日期：________年____月____日

疾病转归：治愈 好转 无变化 恶化 死亡(与死亡关系：直接 间接 无关)

____

____

手术相关情况：

手术名称：________；

手术开始时间：________年____月____日____时____分；手术结束时间：____时____分；

手术医师：________； 手术类型：择期急诊创伤；切口个数：________；

切口类型：清洁 清洁污染 污染 感染切口； 内镜使用：否 是； 植入物：无 有；

ASA 评分：Ⅰ Ⅱ Ⅲ Ⅳ Ⅴ； 麻醉方法：全麻复合麻醉 硬膜外麻醉 局麻 其它 无；

失血：无 有(失血量______ml)；输血：无 有(输血量________ml)

愈合情况：甲 乙 丙；术前白细胞数：__________；

术前口服抗生素肠道准备：无 有；

切口感染：否 是(感染部位：表浅切口 深部切口 器官/腔隙)；

感染日期：________年____月____日；

术后并发症：引流、穿孔、瘘管、切口裂开、脂肪液化、深静脉血栓

感染有关因素：

易感因素：

糖尿病、免疫抑制剂、激素、化疗、放疗、癌症、肝硬化、营养不良、新生儿、血液病、肾病、免疫功能低下、透析、器官移植、切口延迟缝合、昏迷、长期卧床、其它

侵袭性操作：

泌尿道插管、动静脉插管、人工呼吸机、内镜、气管插管、气管切开、血液透析、心脏起搏器、引流、异物植入、静脉高营养、备皮、胃肠道置管、胸腹腔穿刺、透析、腰穿、心包穿刺、介入治疗、其它

其他感染部位：________________　感染日期______年____月____日

病原学检验：否　是

标本类型：____________；感染部位：____________；送检日期：________年____月____日；

手术风险评估表

日期：＿＿＿＿＿＿　　　　　　　　　　　　　　科别：＿＿＿＿＿＿

姓名：＿＿＿＿＿　性别：＿＿＿　住院号：＿＿＿＿＿　手术名称：＿＿＿＿＿

1.手术切口清洁程度		2.麻醉分级（ASA 分级）		3.手术持续时间	
Ⅰ类手术切口（清洁切口）	0	P1：正常的患者；除局部病变外，无系统性疾病	0	T1：手术在3小时内完成	0
手术未进入感染炎症区，未进入呼吸道、消化道、泌尿生殖道及口咽部位。		P2：患者有轻微的临床症状；有轻度或中度系统性疾病	0	T2：完成手术，超过3小时	1
Ⅱ类手术切口（清洁－污染切口）	0	P3：有严重系统性疾病，日常活动受限，但未丧失工作能力	1		
手术进入呼吸道、消化道、泌尿生殖道及口咽部位，但不伴有明显污染。		P4：有严重系统性疾病，已丧失工作能力，威胁生命安全。	1	随访：切口愈合与感染情况 切口甲级愈合□	
Ⅲ类手术切口（污染切口）	1	P5：病情危重，生命难以维持的濒死病人。	1	切口感染：浅层感染　□ 深层感染　□ 器官感染　□ 腔隙感染　□	
手术进入急性炎症但未化脓区域；开放性创伤手术；胃肠道、尿路、胆道内容物及体液有大量溢出污染；术中有明显污染（如开胸心脏按压）。		P6：脑死亡的患者	1	在与评价项目相应的框内“□”打钩“√”后，分值相加即可完成！	
		4.手术类别			
Ⅳ类手术切口（感染切口）	1	1）浅层组织手术	□		
		2）深部组织手术	□		
有失活组织的陈旧创伤手术；已有临床感染或脏器穿孔的手术。		3）器官手术	□		
		4）腔隙手术	□	急诊手术	□
手术医生签名：		麻醉医生签名：		巡回护士签名：	

手术风险评估：

手术切口清洁程度（　分）＋麻醉 ASA 分级（　分）＋手术持续时间（　分）＝＿＿＿＿分

NNIS 分级：0－□　1－□　2－□　3－□

医院感染应急演练评估表

<table>
<tr><td>演练项目</td><td colspan="2"></td></tr>
<tr><td>演练类别</td><td colspan="2">□综合演练　□专项演练　□现场演练　□桌面演练</td></tr>
<tr><td>演练时间</td><td colspan="2">年　月　日(星期　)　时　分至　时　分</td></tr>
<tr><td>演练地点</td><td colspan="2"></td></tr>
<tr><td>组织科室</td><td colspan="2"></td></tr>
<tr><td>参加科室</td><td colspan="2"></td></tr>
<tr><td>演练过程描述</td><td colspan="2"></td></tr>
<tr><td rowspan="6">演练评估</td><td>预案评估</td><td>操作性:□全部能够执行　□执行过程不够顺利　□明显不适宜
适宜性:□能满足应急要求　□基本满足　□不充分,必须修改</td></tr>
<tr><td>演练评估</td><td>参演人员:□迅速准确、按时到位　□个别人员不到位
□重点部门人员不到位
现场物资:□充分、有效　□不充分　□严重缺乏
个人防护:□防护到位　□部分防护不到位　□防护不到位</td></tr>
<tr><td>指挥评估</td><td>整体组织指挥:　□好□　较好　□基本到位　□不到位</td></tr>
<tr><td>协作评估</td><td>信息报告:□报告及时　□基本到位　□报告不及时
各配合部门:□按要求协作　□基本到位　□行动迟缓</td></tr>
<tr><td>实战效果评估</td><td>□达到预期目标　□基本达到目标,部分环节有待改进
□没有达到目标,需重新演练</td></tr>
<tr><td>总体评价</td><td>□优秀　□良好　□基本合格　□不合格</td></tr>
<tr><td>存在问题</td><td colspan="2"></td></tr>
<tr><td>改进建议</td><td colspan="2"></td></tr>
<tr><td>签　名</td><td colspan="2">评估人:　　　　　　　　职务:</td></tr>
<tr><td>说　明</td><td colspan="2">1、此表由演练牵头科室填写,连同总结评估报告一并于7日内报送医院应急办。
2、根据演练情况,选择表内适合的项目,在□中打√。
3、此表下载后,微机填写,表内空格不够填写时,可编辑拉长增页。</td></tr>
</table>

各种标签：医疗废物标签

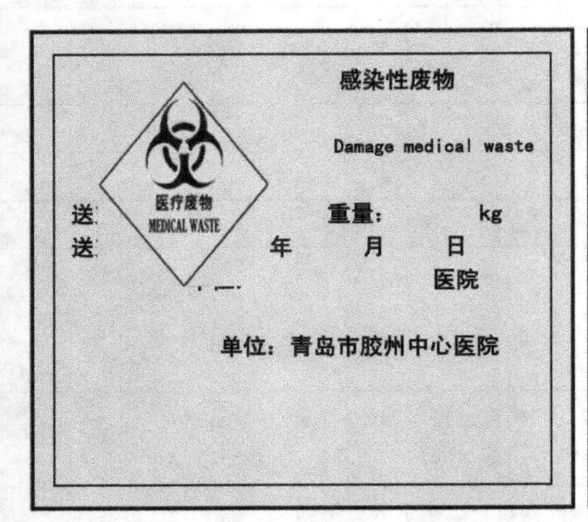
感染性废物
医疗废物
MEDICAL WASTE
Damage medical waste
送
重量：　kg
送
年　月　日
医院
单位：青岛市胶州中心医院

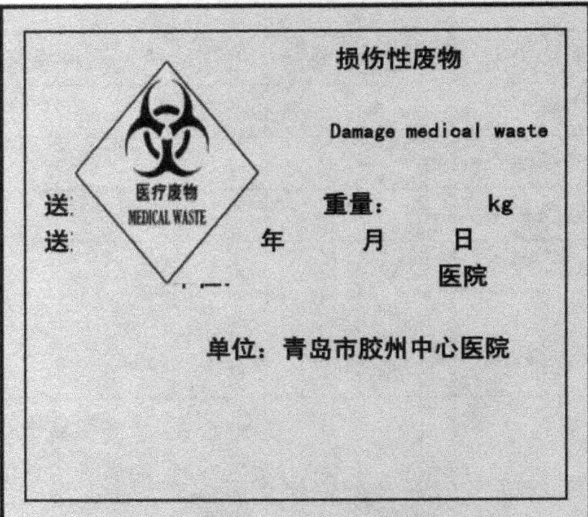
损伤性废物
医疗废物
MEDICAL WASTE
Damage medical waste
送
重量：　kg
送
年　月　日
医院
单位：青岛市胶州中心医院

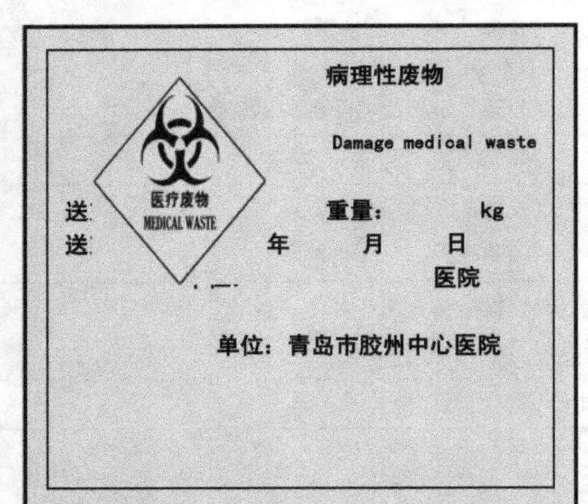
病理性废物
医疗废物
MEDICAL WASTE
Damage medical waste
送
重量：　kg
送
年　月　日
医院
单位：青岛市胶州中心医院

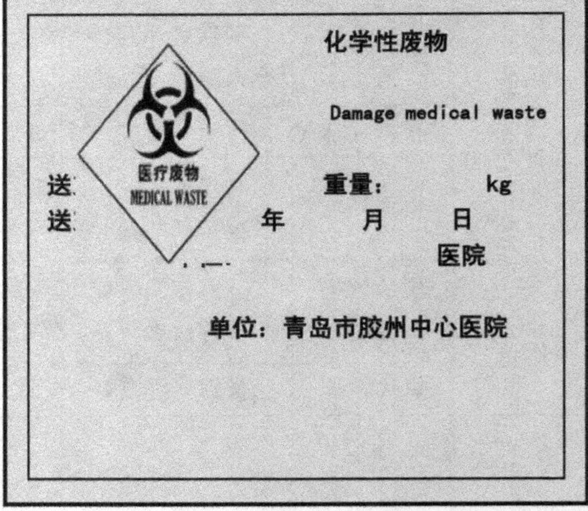
化学性废物
医疗废物
MEDICAL WASTE
Damage medical waste
送
重量：　kg
送
年　月　日
医院
单位：青岛市胶州中心医院

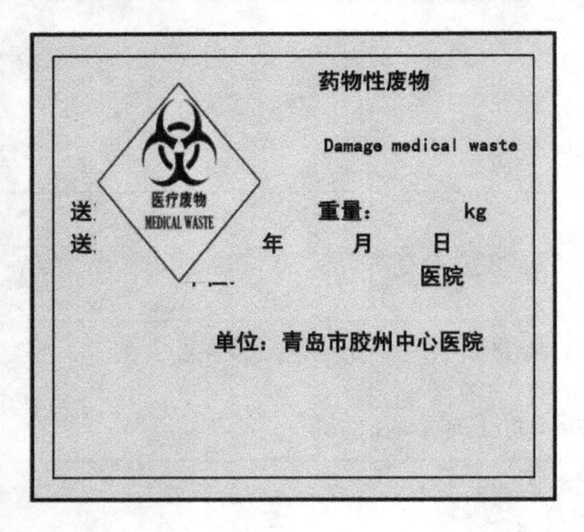
药物性废物
医疗废物
MEDICAL WASTE
Damage medical waste
送
重量：　kg
送
年　月　日
医院
单位：青岛市胶州中心医院

配制消毒液标签

碘伏溶液使用说明	
有效碘浓度	%
配制时间	年　月　日　时
消毒用途	会阴擦洗
稀释方法	灭菌注射用水　ml+0.5%碘伏　ml(稀释　倍)
注意事项	1、外用,切忌口服;对金属有腐蚀性; 2、对本品过敏者禁用,过敏体质者慎用; 3、溶液现用现配,有效时间为4小时; 4、溶液性状发生改变时禁止使用。

碘伏溶液使用说明	
有效碘浓度	%
配制时间	年　月　日　时
消毒用途	伤口冲洗
稀释方法	灭菌注射用水　ml+0.5%碘伏　ml(稀释　倍)
注意事项	1、外用,切忌口服;对金属有腐蚀性; 2、对本品过敏者禁用,过敏体质者慎用; 3、溶液现用现配,有效时间为4小时; 4、溶液性状发生改变时禁止使用。

25*25MM

25*25MM

25*25MM

20*20MM

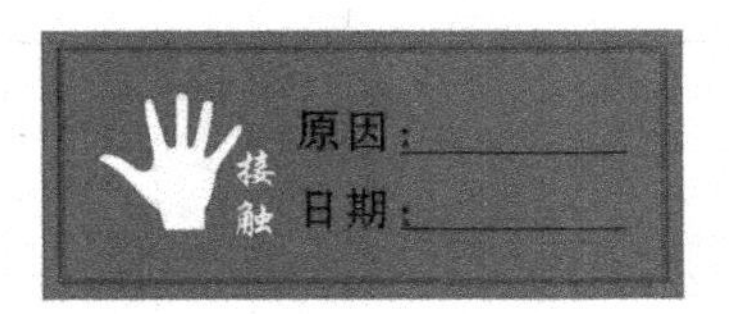

50*20MM

医院感染现患率调查表（手工） 调查科室 应调查人数 实际调查人数 调查者 时间 年 月 日 0:00—24:00

床号	姓名	住院号	年龄、性别	疾病诊断	切口类型	使用抗菌药物				感染日期 感染部位	侵袭性操作 易感因素	病原学送检日期 病原体名称
						预防	治疗	预防＋治疗	联合(? ＋? ＋?)			

手卫生执行情况督导考核表

日期	科室	配备手消毒液	洗手或手消毒方法				手卫生知识知晓情况					依从性			
			人数	正确	不正确	正确率%	人数	好	一般	不好	知晓率%	人数	好	不好	依从率%

手术间温度湿度趋势记录表

手术间			2017	年	7	月	温度标准	21－25(℃)	湿度标准	30%～60%	白天检查记录时间		夜间检查记录时间																			
日期		1	2	3	4	5	6	7	8	9	10	11	12	13	14	15	16	17	18	19	20	21	22	23	24	25	26	27	28	29	30	31
温度值(℃)																																
湿度值(%)																																
点检人																																
温度(℃)	31																															
	30																															
	29																															
	28																															
	27																															
	26																															
	25																															
	24																															
	23																															
	22																															
	21																															
	20																															
	19																															
	18																															
	17																															
	16																															

续表

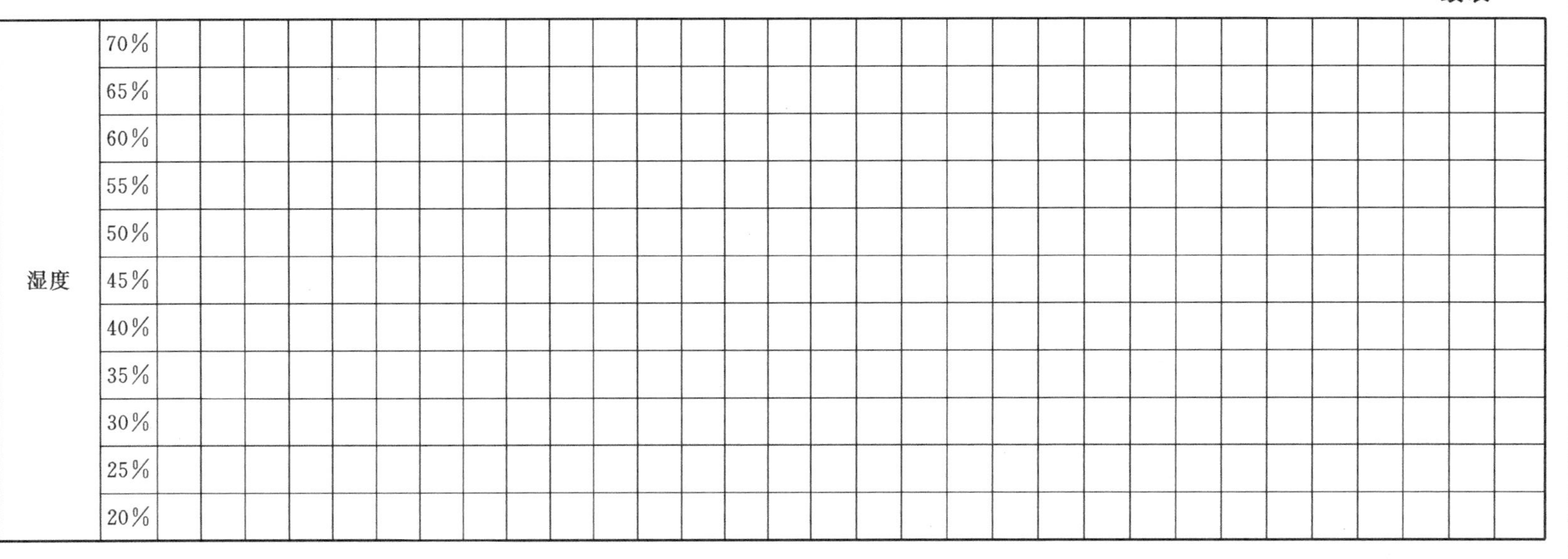

湿度	70%																															
	65%																															
	60%																															
	55%																															
	50%																															
	45%																															
	40%																															
	35%																															
	30%																															
	25%																															
	20%																															

（巩汉香）